中国医学科技发展报告2019

The 2019 Annual Report of Medical Science and Technology Development in China

中国医学科学院 编著

科学出版社
北京

内 容 简 介

《中国医学科技发展报告 2019》是该系列报告的第十本。延续往年内容，在报告中对我国 2019 年医学科技发展环境、医学科技投入产出进行了系统阐述，邀请专业领域内的院士、教授级专家对 2019 年我国在肿瘤、心血管、呼吸、精神卫生、妇产等疾病领域和药物、医药生物技术、公共卫生等领域所取得的研究进展和主要成果进行了总结与分析，并首次增加了由中国医学科学院组织领域专家与情报研究团队共同评选的 39 项"2019 年度中国医学重大进展"的解读。同时增加"特别关注"章节，对新型冠状病毒肺炎（COVID-19）疫情从疫情防控经验、危重症患者的临床治疗、疫苗研制的进展、医院感染防控实践等进行了介绍。

本书具有权威性、全面性和客观性，可供所有想要了解中国医学科技发展情况的读者，特别是各级行政人员、政策和管理研究人员、科技工作者参考。

图书在版编目(CIP)数据

中国医学科技发展报告 2019/中国医学科学院编著. —北京：科学出版社, 2020.12
ISBN 978-7-03-067080-9

Ⅰ. ①中… Ⅱ. ①中… Ⅲ. ①医学–技术发展–研究报告–中国–2019
Ⅳ. ①R-12

中国版本图书馆 CIP 数据核字(2020)第 241546 号

责任编辑：李 悦 刘 晶 / 责任校对：郑金红
责任印制：吴兆东 / 封面设计：陈 敬

科 学 出 版 社 出版
北京东黄城根北街 16 号
邮政编码：100717
http://www.sciencep.com

北京建宏印刷有限公司 印刷
科学出版社发行 各地新华书店经销

*

2020 年 12 月第 一 版 开本：787×1092 1/16
2020 年 12 月第一次印刷 印张：14 1/4
字数：347 000
定价：168.00 元
（如有印装质量问题，我社负责调换）

《中国医学科技发展报告2019》编委会

主　编　王　辰　吴沛新

副主编　李　青　王健伟　池　慧

编委会（按姓氏汉语拼音排序）

毕　楠	曹　彬	陈文慧	代华平	杜冠华	杜　君	高禹舜
郭红燕	郭映秋	赫　捷	侯　刚	胡盛寿	黄　勋	李春辉
李兰娟	李立明	李琦涵	李　蓉	李　烨	陆　林	吕　扬
乔　杰	阚建宇	任　南	盛丰年	苏　楠	王　波	王　利
王守宝	王志杰	吴安华	肖　丹	徐凯进	徐小微	闫　薇
杨　萌	杨　汀	翟振国	张晓雷	赵扬玉	郑　昕	朱梦飞

编写组（按姓氏汉语拼音排序）

安新颖	蔡　荣	杜然然	范少萍	付玉伟	高东平	宫小翠
李　玲	李美婷	李宜霏	李　勇	林炜炜	刘雅茹	倪　萍
齐　燕	秦　奕	单连慧	申喜凤	孙晓北	魏晓瑶	徐　畅
杨　渊	殷　环	袁子焰	张　舟	钟　华		

目　录

第一章　中国医学科技发展环境

一、医学科技发展政策环境

孙晓北　池　慧　林炜炜

中国医学科学院医学信息研究所

（一）弘扬科学家精神，加强作风和学风建设

为激励和引导广大科技工作者追求真理、勇攀高峰，树立科技界广泛认可、共同遵循的价值理念，加快培育促进科技事业健康发展的强大精神动力，在全社会营造尊重科学、尊重人才的良好氛围，2019 年 6 月，中共中央办公厅、国务院办公厅印发《关于进一步弘扬科学家精神加强作风和学风建设的意见》（以下简称《意见》），要求各地区各部门结合实际认真贯彻落实。

优良的作风和学风是做好科技工作的"生命线"，是建设创新型国家和世界科技强国的根基，决定科技事业的成败。党中央、国务院始终高度重视科研作风学风建设。此次出台的《意见》，是指导科研作风学风建设的纲领性文件。《意见》以习近平新时代中国特色社会主义思想为指导，坚持正向引领，突出问题导向，着眼长效机制，主要目标为力争一年内转变作风改进学风的各项治理措施得到全面实施，三年内取得作风学风实质性改观，科技创新生态不断优化，学术道德建设得到显著加强，新时代科学家精神得到大力弘扬，在全社会形成尊重知识、崇尚创新、尊重人才、热爱科学、献身科学的浓厚氛围。

《意见》对新时代加强科研作风学风建设作出全面部署，提出了一系列措施，坚持激励与约束并重，态度鲜明、措施务实。加强作风和学风建设，营造风清气正的科研环境，必须坚持科学规律，反对主观臆断；坚持严谨求实，反对虚浮夸大；坚持诚信为本，反对弄虚作假；坚持敬业报国，反对功利主义。

在加快转变政府职能，构建良好科研生态方面，政府部门要深化科技管理体制机制改革，树立宏观思维，倡导专业精神，减少对科研活动的微观管理和直接干预，切实把工作重点转到制定政策、创造环境、为科研人员和企业提供优质高效服务上；正确发挥评价引导作用，改革科技项目申请制度，优化科研项目评审管理机制，让最合适的单位和人员承担科研任务。实行科研机构中长期绩效评价制度，加大对优秀科技工作者和创新团队稳定支持力度，反对盲目追求机构和学科排名；解决表格多、报销繁、牌子乱、"帽子"重复、检查频繁等突出问题，大力减轻科研人员负担，加快国家科技管理信息系统建设，实现在线申报、信息共享。

（二）实施健康中国行动，提高全民健康水平

人民健康是民族昌盛和国家富强的重要标志，预防是最经济、最有效的健康策略。党中央、国务院发布《"健康中国 2030"规划纲要》，提出了健康中国建设的目标和任务。党的十九大作出实施健康中国战略的重大决策部署，强调坚持预防为主，倡导健康文明生活方式，预防控制重大疾病。为加快推动从以治病为中心转变为以人民健康为中心，动员全社会落实预防为主方针，实施健康中国行动，提高全民健康水平，2019 年 7 月，健康中国行动推进委员会印发《健康中国行动（2019—2030 年）》，国务院发布了《国务院关于实施健康中国行动的意见》。

《健康中国行动（2019—2030 年）》（以下简称《行动》）以习近平新时代中国特色社会主义思想为指导，全面贯彻党的十九大和十九届二中、三中全会精神，坚持以人民为中心的发展思想，坚持改革创新，贯彻新时代卫生与健康工作方针，强化政府、社会、个人责任，加快推动卫生健康工作理念、服务方式从以治病为中心转变为以人民健康为中心，建立健全健康教育体系，普及健康知识，引导群众建立正确健康观，加强早期干预，形成有利于健康的生活方式、生态环境和社会环境，延长健康寿命，为全方位全周期保障人民健康、建设健康中国奠定坚实基础。《行动》以普及知识、提升素养；自主自律、健康生活；早期干预、完善服务；全民参与、共建共享为基本原则。明确了到 2022 年，健康促进政策体系基本建立，全民健康素养水平稳步提高，健康生活方式加快推广，重大慢性病发病率上升趋势得到遏制，重点传染病、严重精神障碍、地方病、职业病得到有效防控，致残和死亡风险逐步降低，重点人群健康状况显著改善；到 2030 年，全民健康素养水平大幅提升，健康生活方式基本普及，居民主要健康影响因素得到有效控制，因重大慢性病导致的过早死亡率明显降低，人均健康预期寿命得到较大提高，居民主要健康指标水平进入高收入国家行列，健康公平基本实现的总体目标。

《行动》明确了全方位干预健康影响因素、维护全生命周期健康、防控重大疾病三大方向的主要任务，涉及 15 项具体行动，包括实施健康知识普及行动、实施合理膳食行动、实施全民健身行动、实施控烟行动、实施心理健康促进行动、实施健康环境促进行动、实施妇幼健康促进行动、实施中小学健康促进行动、实施职业健康保护行动、实施老年健康促进行动、实施心脑血管疾病防治行动、实施癌症防治行动、实施慢性呼吸系统疾病防治行动、实施糖尿病防治行动、实施传染病及地方病防控行动。通过加强组织领导、动员各方广泛参与、健全支撑体系、注重宣传引导加以组织实施。

（三）《健康中国行动——癌症防治实施方案（2019—2022 年）》

癌症防治工作是健康中国行动的重要组成部分。为贯彻党中央、国务院决策部署，落实《国务院关于实施健康中国行动的意见》要求，深入开展癌症防治工作。经国务院同意，2019 年 9 月，国家卫生健康委、国家发展改革委、教育部、科技部、财政部、生态环境部、国家医保局、国家中医药局、国家药监局、国务院扶贫办等 10 部门联合印发了《健康中国行动——癌症防治实施方案（2019—2022 年）》。

此文件坚持目标导向和问题导向，聚焦当前癌症防治工作中亟待解决的主要问题和

短板，结合新的防控形势、任务和要求，突出了前瞻性、针对性和可操作性，具有以下三个特点：一是强调癌症防治全方位整体推进；二是强化了预防为主、防治结合；三是目标明确可操作。基于当前癌症防治现状和工作要求，提出"到 2022 年，癌症发病率、死亡率上升趋势得到遏制，总体癌症 5 年生存率比 2015 年提高 3 个百分点"的总体目标及 5 个可量化的工作目标，同时围绕目标要求提出 8 项主要行动。

一是危险因素控制行动。一方面强调健康知识普及和健康行为形成，倡导居民养成健康文明的生活方式；另一方面强调健康支持性环境建设，为居民提供健康安全的生活、工作环境。

二是癌症防治能力提升行动。以促进防治资源均衡布局为目标，建设完善国家癌症中心、区域癌症中心和省级癌症中心，强化各级癌症防治机构职责，整体带动区域内癌症防治水平提升。

三是癌症信息化行动。借力信息化，推进肿瘤登记工作的扩面提标，促进信息资源的共享利用，推进癌症大数据应用研究，为循证决策提供依据。

四是早诊早治推广行动。以制定推广技术指南、扩大覆盖面及受益人群，健全筛查长效机制为重点，推进癌症筛查与早诊早治工作向纵深发展。

五是癌症诊疗规范化行动。加强诊疗规范化管理，做好患者康复指导、疼痛管理、长期护理和营养、心理支持，完善诊疗质控体系，优化诊疗模式。

六是中西医结合行动。加快构建癌症中医药防治网络，提升癌症中医药防治能力，特别要发挥中医"治未病"作用，强化癌症中医药预防及早期干预。

七是保障救助救治行动。采取综合医疗保障措施，鼓励商业保险及公益慈善组织参与，畅通临床急需抗癌药的进口渠道及注册审批，完善医保药品目录动态调整机制，切实提高抗癌药物可及性，减轻群众就医负担。

八是重大科技攻关行动。加强癌症相关学科建设，聚焦高发癌症发病机制、防治技术等关键领域，强化基础前沿研究、诊治技术和应用示范的全链条部署，同时加强科研成果转化和推广应用，打造以癌症防治为核心的健康产业集群。

（四）《遏制艾滋病传播实施方案（2019—2022 年）》

2019 年 10 月 11 日，经国务院批准，国家卫生健康委、中央宣传部、中央政法委、中央网信办、教育部等 10 部门联合发布《遏制艾滋病传播实施方案（2019—2022 年）》（以下简称《实施方案》）。

《实施方案》提出以人民健康为中心，坚持新时代卫生与健康工作方针，强化政府主体责任，明确部门职责，调动全社会力量，在巩固现有防控成效的基础上，聚焦艾滋病性传播，树立每个人是自己健康第一责任人的理念，突出重点地区、重点人群和重点环节，注重疾病防控、社会治理双策并举，创新防治策略，精准实施防控工程，遏制艾滋病流行，保障人民群众身体健康的指导思想。

《实施方案》还明确提出增强艾滋病防治意识，避免和减少不安全性行为，最大限度发现和治疗艾滋病感染者，遏制艾滋病性传播上升势头，推进消除母婴传播进程，将艾滋病疫情持续控制在低流行水平的总体目标以及 16 个可量化的工作指标，围绕目标实施"预防艾滋病宣传教育工程"、"艾滋病综合干预工程"、"艾滋病扩大检测治疗工程"、"预防艾滋病社会综合治理工程"、"消除艾滋病母婴传播工程"、"学生预防艾滋病教育工程"共六大工程。

（五）《遏制结核病行动计划（2019—2022 年）》

2019 年 6 月 13 日，国家卫生健康委、财政部、国家医保局等 8 部门共同印发《遏制结核病行动计划（2019—2022 年）》（以下简称《行动计划》）。

《行动计划》提出了到 2022 年，全国肺结核发病率从 2018 年的 59.3/10 万降至 55/10 万，死亡率维持在 3/10 万以下的目标。提出全民结核病防治健康促进行动、结核病诊疗服务质量提升行动、重点人群结核病防治强化行动、重点地区结核病扶贫攻坚行动、遏制耐药结核病防治行动、结核病科学研究和防治能力提升行动共六项行动。通过强化各级各类医疗机构医务人员对肺结核可疑症状者的认知和识别意识，落实首诊医生负责制；建立结核病临床诊疗质控制度；加强重点人群的主动筛查，开展结核病高风险儿童预防性治疗试点；重点提升基层防治能力；提高耐药结核病实验室诊断能力；加大科研和科技创新力度，加快结核病防治信息化建设，健全服务网络等措施力争如期实现《行动计划》目标。

（六）全面提升我国口腔健康水平，助力健康中国建设

为贯彻落实《"健康中国 2030"规划纲要》和《中国防治慢性病中长期规划（2017—2025 年）》，进一步加强健康口腔工作，提升群众口腔健康意识和行为能力，国家卫生健康委组织制定了《健康口腔行动方案（2019—2025 年）》（以下简称《行动方案》），并于 2019 年 2 月公布。

《行动方案》坚持预防为主、防治结合、突出重点、统筹资源，以提高群众口腔健康水平为根本，以健康知识普及和健康技能培养为基础，以口腔疾病防治适宜技术推广为手段，以完善口腔卫生服务体系为支撑。目标为到 2020 年，口腔卫生服务体系基本健全，口腔卫生服务能力整体提升，儿童、老年人等重点人群口腔保健水平稳步提高。到 2025 年，健康口腔社会支持性环境基本形成，人群口腔健康素养水平和健康行为形成率大幅提升，口腔健康服务覆盖全人群、全生命周期，更好满足人民群众健康需求（表 1）。

表 1　健康口腔行动工作指标

主要指标	基线（2016 年）	2020 年	2025 年	属性
12 岁儿童龋患率	34.5%	控制在 32% 以内	控制在 30% 以内	预期性
12 岁儿童龋齿充填治疗比	16.5%	20%	24%	预期性
儿童窝沟封闭服务覆盖率	19.4%	22%	28%	预期性
成人每天 2 次刷牙率	36.1%	40%	45%	倡导性
65～74 岁老年人存留牙数	22.5 颗	23 颗	24 颗	预期性

其中，口腔健康能力提升行动强调了完善服务体系建设、加强人力资源建设、建立监测评价机制三个方面。在监测评价工作方面，将口腔健康内容纳入现有慢性病与

营养监测体系，逐步建立覆盖全国、互联互通的口腔健康监测网络。定期开展口腔疾病防治信息的收集和调查，加强数据分析利用，有效评价防治措施效果和成本效益。建立口腔健康信息网络报告机制，逐步实现居民口腔健康基本状况和防治信息的定期更新与发布。

在口腔健康产业发展行动中，强调了引领口腔健康服务业优质发展与推动口腔健康制造业创新升级并重。聚焦口腔科技发展和临床重大需求，加强口腔疾病防治应用研究和转化医学研究，加快种植体、生物 3D 打印等口腔高端器械材料国产化进程，压缩口腔高值耗材价格空间。推动前沿口腔防治技术发展，突破关键技术，加快适宜技术和创新产品遴选、转化和应用。

（七）医院智慧服务分级评估标准体系开展试行

为落实《关于印发进一步改善医疗服务行动计划（2018—2020 年）的通知》有关要求，指导医疗机构科学、规范开展智慧医院建设，逐步建立适合国情的医疗机构智慧服务分级评估体系，国家卫生健康委组织制定了《医院智慧服务分级评估标准体系（试行）》，并于 2019 年 3 月印发全国，以便各省市（地区）推进智慧医院建设和改善医疗服务参考。建立医院智慧服务分级评估标准体系（Smart Service Scoring System，4S），旨在指导医院以问题和需求为导向持续加强信息化建设、提供智慧服务，为进一步建立智慧医院奠定基础。电子病历、医院运营、教学、科研等信息化建设情况不在此次评估范围内。此次评估的对象为应用信息系统提供智慧服务的二级及以上医院，将从医院应用信息化为患者提供智慧服务的功能和患者感受到的效果两个方面进行评估，分为 0 级至 5 级。

（八）全面开展药品使用监测，扎实推进药品临床综合评价

为贯彻落实党中央、国务院关于健全药品供应保障制度的决策部署，及时准确掌握药品使用情况，不断提高药品规范科学使用管理水平，更高质量保障人民健康，国家卫生健康委 2019 年 4 月印发《关于开展药品使用监测和临床综合评价工作的通知》。要求各级卫生健康行政部门要坚持以人民健康为中心，坚持新发展理念，以药品临床价值为导向，不断增强药政管理领域补短板、强弱项的紧迫感和责任感，加快建立健全药品使用监测与临床综合评价标准规范和工作机制，不断完善国家药物政策，提升药品供应保障能力，促进科学、合理、安全用药。

通过建立健全药品使用监测系统，依托全民健康保障信息化工程和区域全民健康信息平台，建立国家、省两级药品使用监测平台和国家、省、地市、县 4 级药品使用监测网络，实现药品使用信息采集、统计分析、信息共享等功能，覆盖各级公立医疗卫生机构；统筹开展药品使用监测工作；分析应用药品使用监测数据全面开展药品使用监测。与此同时，扎实推进药品临床综合评价。加强药品临床综合评价组织管理，加强统筹规划，有效整合资源，充分发挥国家和省级医疗机构、科研院所、行业学协会等机构的作用，稳妥有序推进药品临床综合评价工作；充分运用卫生技术评估方法及药品常规监测工具，融合循证医学、流行病学、临床医学、临床药学、循证药学、药物经济学、卫生

技术评估等知识体系，综合利用药品上市准入、大规模多中心临床试验结果、不良反应监测、医疗卫生机构药品使用监测、药品临床实践"真实世界"数据以及国内外文献等资料，围绕药品的安全性、有效性、经济性、创新性、适宜性、可及性等进行定性、定量数据整合分析，科学开展药品临床综合评价；建立评价结果应用关联机制。

通过做好药品使用监测和临床综合评价工作，促进药品回归临床价值，巩固完善基本药物制度，助力健全药品供应保障制度。

（九）第四批国家临床医学研究中心认定公布

为加强医学科技创新体系建设，优化临床医学研究组织模式，加快推进卫生与健康领域技术创新和成果转化，科技部、国家卫生健康委、中央军委后勤保障部和国家药监局组织完成了第四批国家临床医学研究中心的评审工作，并于 2019 年 5 月发布《第四批国家临床医学研究中心依托单位名单》。第四批国家临床医学研究中心依托浙江大学医学院附属第一医院、中国人民解放军总医院、复旦大学附属中山医院等 16 家临床机构，围绕感染性疾病、儿童健康与疾病、骨科与运动康复、眼耳鼻喉疾病、皮肤与免疫疾病、血液系统疾病、中医、医学检验、放射与治疗 9 大领域建立。

（十）国家卫生健康委印发国家创伤医学中心及国家创伤区域医疗中心设置标准

为贯彻落实《国务院办公厅关于推进分级诊疗制度建设的指导意见》，根据《"十三五"国家医学中心及国家区域医疗中心设置规划》及《国家医学中心和国家区域医疗中心设置实施方案》，进一步完善创伤医疗服务体系顶层设计，优化创伤医疗资源区域布局，国家卫生健康委组织制定了《国家创伤医学中心设置标准》及《国家创伤区域医疗中心设置标准》，并于 2019 年 9 月印发各省、自治区、直辖市及新疆生产建设兵团卫生健康委。

《国家创伤医学中心设置标准》中提到国家创伤医学中心应当满足以下基本条件：①创伤中心实体化，规模满足功能定位，具备独立的创伤复苏单元、创伤病房、创伤重症监护病房，有完善的组织架构和相关专业固定的医务人员，医院每年向创伤中心投入一定的建设发展经费。②建立创伤综合救治团队，由核心科室（专业）和支撑科室（专业）的固定人员组成，规定了核心科室和支撑科室涵盖的专业范围；在医疗服务能力方面，国家创伤医学中心应具有独立设置的创伤中心以及普通外科、神经外科、骨科、泌尿外科、胸外科、心脏大血管外科、烧伤科、整形外科、妇产科、儿科、眼科、耳鼻喉科、口腔科、精神科、急诊医学科、康复医学科、麻醉科、重症医学科、医学检验科、输血科、医学影像科、介入放射科、中医科。③中心所在城市为航空医疗急救试点城市，医院应当为国家航空医疗急救试点医院，能够承担国家级创伤规范化救治培训任务。④核心科室（专业）中获得国家临床重点专科建设项目≥5 个，教育部重点学科≥2 个。文中还提出，建立院前急救与院内救治信息联动系统。具有院前急救与院内救治之间的信息交换与预警联动系统，在创伤患者经急救中心（站）救护车转运到达医院前，能够完成患者基本信息及医疗信息传输，并根据创伤的严重程度启动相对应的预警级别和准备工作。

（十一）国家卫生健康委印发国家癌症区域医疗中心设置标准

为贯彻落实国务院办公厅《关于推进分级诊疗制度建设的指导意见》，根据《"十三五"国家医学中心及国家区域医疗中心设置规划》要求，进一步完善癌症医疗服务体系顶层设计，优化癌症医疗资源区域布局，推动提升区域癌症医疗服务保障能力，助力实现区域分开，国家卫生健康委组织制定了《国家癌症区域医疗中心设置标准》（以下简称《设置标准》），并于 2019 年 9 月印发各省、自治区、直辖市及新疆生产建设兵团卫生健康委。

《设置标准》提出，成为国家癌症区域医疗中心应当满足 6 个基本要求：三级甲等肿瘤专科医院或具备相应肿瘤专科能力的三级甲等综合医院；近 3 年年均收治癌症患者 ≥5 万人次，其中疑难危重病例数 ≥60%，肿瘤三级、四级手术病例占比 ≥85%；肿瘤放射治疗年总人次 ≥5000 人次，直线加速器 ≥5 台，并有后装近距离治疗设备；年均病理会诊量 ≥1.5 万次；重症监护室床位数占医院床位总数 ≥1%；须获得肿瘤科国家临床重点专科建设项目。

《设置标准》对国家癌症区域医疗中心承担公共卫生任务情况进行了明确，如负责建立区域内和以医院为基础的肿瘤登记工作，拥有长期连续的肿瘤发病死亡监测数据积累，数据连续入选国家肿瘤登记年报或国家癌症研究机构（International Agency for Research on Cancer，IARC）发布的《五大洲癌症发病率》。同时，配合国家癌症中心开展重点癌症的筛查和早诊早治工作，承担项目管理、技术培训和指导，区域重点癌症早诊率 ≥60%。

二、医学科研投入情况

孙晓北　李　玲　杜然然
中国医学科学院医学信息研究所

科技计划（专项、基金等）是政府支持科技创新活动的重要方式。改革开放以来，我国先后设立了一批科技计划（专项、基金等），对增强国家科技实力、提高综合竞争力、支撑引领经济社会发展发挥了重要作用。但由于顶层设计、统筹协调、分类资助方式还不够完善，原有科技计划（专项、基金等）存在着重复、分散、封闭、低效等现象，多头申报项目、资源配置"碎片化"等问题突出。

"十三五"初期，国务院出台《关于深化中央财政科技计划（专项、基金等）管理改革的方案》，遵循科技创新规律和经济社会发展需求，将原有国家科技计划部署优化形成新的五大类科技计划（专项、基金等）布局体系，包括：①面向基础研究和科学前沿探索，部署国家自然科学基金；②聚焦国家重大战略产品和产业化目标，部署国家科技重大专项；③针对事关国计民生的重大社会公益性研究，以及事关产业核心竞争力、整体自主创新能力和国家安全的重大科学技术问题，部署国家重点研发计划；④发挥财政资金杠杆作用，安排技术创新引导专项（基金），促进科技成果转移转化和资本化、产业化；⑤安排基地和人才专项，提高我国科技创新的条件保障能力。

2019 年度，国家科技计划在医学科研领域的持续投入主要体现在国家自然科学基金、国家科技重大专项（新药创制重大专项和传染病防治重大专项）、国家重点研发技术，以及国家临床医学研究中心等基地人才专项方面，充分支持并激活了我国的医学科技创新，推动我国医学研究能力和水平不断迈上新台阶。

（一）国家自然科学基金

2019 年国家自然科学基金委医学科学部共收到各类项目申请 73 715 项，通过初审，正式受理项目 72 534 项，截止到 2019 年 11 月底，医学科学部共资助项目 10 379 项，资助金额达 506 273.59 万元，其中资助面上项目 4584 项，合计 252 120 万元；资助青年基金项目 4325 项，合计 88 680 万元；资助地区基金 917 项，合计 31 200 万元。本年度医学科学部面上项目、青年基金、地区基金合计资助总经费占医学科学部总经费的 73.48%[1]。

2019 年度，医学科学部继续安排专门经费用于鼓励研究人员关注人体各系统罕见病的发病机制和防治基础研究，同时关注重大疾病中的罕见病例研究，旨在以罕见病例为突破口推动对重大疾病发病机制的认识，为重大疾病的诊疗新策略提供理论基础。本年度共建议资助 28 项，资助经费 1680 万元。

医学科学部重点项目共受理 40 个立项领域申请和部分"非立项领域申请"，正式受理申请项目 730 项，经项目答辩、专家评审，最终建议资助项目 125 项，资助金额 37 170 万元，平均资助强度 297.36 万元/项。

重大项目方面，2019 年度医学科学部共发布 5 个领域的项目指南，即"牙周稳态维持与重塑机制"、"影响疫苗效应的关键因素及其调控"、"细菌耐药性的形成及传播机制"、"骨源性因子在机体稳态维持中的作用及机制研究"和"海洋药源分子的发现及形成机制"，分别获得资助直接经费 1793.40 万元、1781.80 万元、1800 万元、1800 万元、1800 万元。合计资助总经费占医学科学部总经费的 1.77%。

重大研究计划方面，"血管稳态与重构的调控机制"、"组织器官区域免疫特性与疾病"、"器官衰老与器官退行性变化的机制"、"肿瘤演进与诊疗的分子功能可视化研究" 4 项重大研究计划，共建议资助项目 108 项，资助经费合计约 13 688 万元。

此外，2019 年度国家杰出青年科学基金项目，受理资助 37 项，资助经费共 14 800 万元；优秀青年科学基金项目，受理资助 76 项，资助直接经费 9420 万元；创新研究群体科学基金，建议资助 6 项，资助总经费 6050 万元。

国际合作资助方面，重点国际（地区）合作研究项目最终建议资助 33 项，资助经费 8180 万元，平均资助强度 247.88 万元。海外及港澳学者合作研究基金，经评审最终支持 4 项，经费 720 万元。

2019 年度国家自然科学基金对医学科学研究的资助从多方面落实"激励原始创新"的要求，强调研究的创新型。结合前期调研，瞄准了医学研究的关键科学问题，优化了拟前瞻布局的重点研究领域，如加强了对癌症等重大疾病的攻关力度，支持了"健康中国"战略的实施。

（二）国家科技重大专项

国务院 2006 年颁布《国家中长期科学和技术发展规划纲要（2006—2020 年）》，部署"重大新药创制"等 16 个国家科技重大专项。重大专项实施十余年来，通过聚焦目标、集中攻关，产生出一批重大标志性成果，提升我国自主创新能力。其中"重大新药创制"科技重大专项自 2008 年启动实施至 2019 年年初，共立项 1900 余项，中央财政已累计投入近 200 亿元，引导地方财政、企业等其他来源的资金投入近 2000 亿元。在专项的大力支持下，截至 2019 年 7 月，累计有 139 个品种获得新药证书，其中 1 类新药 44 个，这一数量是专项实施前的 8 倍。据不完全统计，2019 年度"重大新药创制"专项立项 152 项，中央财政投入 14.56 亿元。

"艾滋病和病毒性肝炎等重大传染病防治"科技重大专项，以全面提高我国重大传染病的预防、诊断、治疗和控制水平，完善国家传染病综合防控、应急处置和科学研究三大技术支撑体系为目标。2019 年度没有新增立项，继续集中精力执行前期已立项项目。

（三）国家重点研发计划

2019 年度，国家重点研发计划继续支持"干细胞及转化研究"、"中医药现代化研究"、"重大慢性非传染性疾病防控研究"、"生物医用材料研发与组织器官修复替代"、"主动健康和老龄化科技应对"、"生殖健康及重大出生缺陷防控研究"等重点专项。其中"干细胞及转化研究"重点专项立项 22 个项目，中央财政经费投入 3.67 亿元；"中医药现代化研究"重点专项立项 43 个项目，中央财政经费投入 4.27 亿元；"生物医用材料研发与组织器官修复替代"重点专项 11 个项目；"主动健康和老龄化科技应对"重点专项立项 33 个项目；"生殖健康及重大出生缺陷防控研究"重点专项立项 2 个项目。

主要参考文献

[1] 霍名赫, 朱元贵, 张凤珠, 等. 2019 年度医学科学部基金项目评审工作综述. 中国科学基金. 2020. 34(1). 93-100.

三、医药卫生领域科技创新基地建设情况

殷　环　袁子焰　魏晓瑶
中国医学科学院医学信息研究所

国家科技创新基地是围绕国家目标，根据科学前沿发展、国家战略需求，以及产业创新发展需要，开展基础研究、行业产业共性关键技术研发、科技成果转化及产业化、科技资源共享服务等科技创新活动的重要载体。国家科技创新基地作为国家创新体系的重要组成部分，近年来受到了政府部门的很大关注，也得到了大力发展。

作为国家科技创新基地的补充，各部委也加强了对科技创新基地的布局和建设。医药卫生领域主要以国家卫生健康委员会、国家药品监督管理局、国家中医药管理局为主牵头建设，教育部、工信部等其他部委也有所涉及。

（一）国家级科技基础设施建设情况

2017 年和 2018 年的《中国医学科技发展报告》已对医药卫生领域国家级科技基础设施平台布局进行了梳理；2019 年部分基地信息有所更新或数量有所改变，如省部共建国家重点实验室、军民共建国家重点实验室、国家重点实验室港澳伙伴实验室、国家工程研究中心、国家工程技术研究中心等；同时，增加了国家中药现代化科技产业基地和国家大型科学仪器中心 2 类，分别属于技术创新与成果转化类和基础支撑与条件保证类科技基础设施平台。

据不完全统计，截至 2019 年年底，我国三类国家级科技创新基地设施平台中医药卫生领域共有 228 家，约占总数的 17.4%，较 2017 年的 14.0% 有所增长，见表 1。

表 1　医药卫生领域国家级科技基础设施平台分布（截至 2019 年年底）

基地类型	整合后基地名称	整合前基地名称	总数/个	医药卫生领域的数量/个	百分比/%
科学与工程研究类	国家实验室	国家实验室	1	0	0.0
	国家重点实验室		**518**	**79**	**15.3**
	国家研究中心	试点国家实验室	6	0	0.0
	学科国家重点实验室	学科国家重点实验室	255[1]	44	17.3
	企业国家重点实验室	企业国家重点实验室	179	17	9.5
	省部共建国家重点实验室	省部共建国家重点实验室	41	9	22.0
	军民共建国家重点实验室	军民共建国家重点实验室	17	1	5.9
	国家重点实验室港澳伙伴实验室	国家重点实验室港澳伙伴实验室	20	8	40.0
技术创新与成果转化类	国家工程研究中心	国家工程研究中心	131[2]	19	14.5
		国家工程实验室	167	18	10.8
	国家技术创新中心	国家工程技术研究中心	347	33	9.5
	国家临床医学研究中心	国家临床医学研究中心	50	50	100.0
	国家中药现代化科技产业（种植）基地		25	25	100.0
基础支撑与条件保障类	国家科技资源共享服务平台	国家科技基础条件平台	28	4	14.3
	国家野外科学观测研究站	国家野外科学观测研究站	27	0	0.0
	国家大型科学仪器中心		17	—	—
		小计	1311	228	17.4

注：因国家大型科学仪器中心的科学仪器未按领域进行分类，故无法进行拆分，详细见正文

1. 省部共建国家重点实验室

截至 2019 年年底，省部共建国家重点实验室增加至 41 家，其中医药卫生领域增加至 9 家，详细名单见表 2。

表 2　医药卫生领域省部共建国家重点实验室名单（截至 2019 年年底）

批准时间	实验室名称	依托单位	主管部门
2018 年 10 月	省部共建食管癌防治国家重点实验室	郑州大学	河南省科技厅
2018 年 9 月	省部共建放射医学与辐射防护国家重点实验室	苏州大学	江苏省科技厅
2018 年 1 月	省部共建肿瘤化学基因组学国家重点实验室	北京大学深圳研究生院、清华大学深圳研究生院	广东省科技厅、深圳市科技创新委员会
2017 年 7 月	省部共建中亚高发病成因与防治国家重点实验室	新疆医科大学	新疆维吾尔自治区科技厅
2017 年 3 月	省部共建眼视光学和视觉科学国家重点实验室	温州医科大学	浙江省科技厅
2017 年 1 月	省部共建药用植物功效与利用国家重点实验室	贵州医科大学	贵州省科技厅
2016 年 3 月	省部共建药用资源化学与药物分子工程国家重点实验室	广西师范大学	广西壮族自治区科技厅
2013 年 12 月	省部共建分子疫苗学和分子诊断学国家重点实验室	厦门大学	福建省科技厅
2013 年 11 月	省部共建器官衰竭防治国家重点实验室	南方医科大学	广东省科技厅

2. 军民共建国家重点实验室

截至 2019 年年底共建有 17 家军民共建国家重点实验室[3]，已知依托空军军医大学（第四军医大学）建立的军民共建军事口腔医学国家重点实验室属于医药卫生领域。

3. 国家重点实验室港澳伙伴实验室

2005 年起，科技部推进国家重点实验室港澳伙伴实验室建设工作，截至 2019 年年底，共建设 16 个国家重点实验室香港伙伴实验室[4]和 4 个国家重点实验室澳门伙伴实验室，其中医药卫生领域共有 8 个。2018 年 9 月 20 日，科技部与香港特别行政区政府签署了《内地与香港关于加强创新科技合作的安排》文件，香港现有的 16 所国家重点实验室伙伴实验室正式更名为国家重点实验室，拥有更大的自主性。

4. 国家工程研究中心

目前的国家工程研究中心包括原"国家工程研究中心"和原"国家工程实验室"。结合国家工程研究中心第五次评价结果及《2019 中国生物技术基地平台报告》中国家工程研究中心目录，梳理出医药卫生领域共 19 家原"国家工程研究中心"，见表 3。原"国家工程实验室"目录未更新。

5. 国家工程技术研究中心

截至 2019 年年底，我国共有国家工程技术研究中心 347 个、分中心 13 个[5]。2017 年医药卫生领域国家工程技术研究中心共 34 个，2018 年 35 个，较 2017 年增加了 1 个——国家微检测工程技术研究中心。根据《2019 中国生物技术基地平台报告》目录进行调整和更新，因国家单糖化学合成工程技术研究中心和国家母婴乳品健康工程技术研究中心属于食品科学领域，此次统计排除在外，故剩 33 家。其中国家生化工程技术研究中心依托单位有 4 家，实为独立运行的中心，但为避免混淆，表 4 中合并为 1 条。

表 3　医药卫生领域国家工程研究中心名单（截至 **2019** 年年底）

序号	名称
1	微生物药物国家工程研究中心
2	超声医疗国家工程研究中心
3	生物芯片北京国家工程研究中心
4	药物制剂国家工程研究中心
5	中药复方新药开发国家工程研究中心
6	中药固体制剂制造技术国家工程研究中心
7	中药制药工艺技术国家工程研究中心
8	中药提取分离过程现代化国家工程研究中心
9	生物芯片上海国家工程研究中心
10	病毒生物技术国家工程研究中心
11	新型疫苗国家工程研究中心
12	蛋白质药物国家工程研究中心
13	手性药物国家工程研究中心
14	基因工程药物国家工程研究中心
15	人类干细胞国家工程研究中心
16	组织工程国家工程研究中心
17	抗体药物国家工程研究中心
18	纳米技术及应用国家工程研究中心
19	细胞产品国家工程研究中心

表 4　医药卫生领域国家工程技术研究中心名单（截至 **2019** 年年底）

序号	名称
1	国家生化工程技术研究中心
2	国家数字化医学影像设备工程技术研究中心
3	国家医疗保健器具工程技术研究中心
4	国家人体组织功能重建工程技术研究中心
5	国家生物防护装备工程技术研究中心
6	国家心脏病植介入诊疗器械及设备工程技术研究中心
7	国家辅助生殖与优生工程技术研究中心
8	国家医用诊断仪器工程技术研究中心
9	国家眼科诊断与治疗设备工程技术研究中心
10	国家生物医学材料工程技术研究中心
11	国家大容量注射剂工程技术研究中心
12	国家干细胞工程技术研究中心
13	国家卫生信息共享技术及应用工程技术研究中心
14	国家眼视光工程技术研究中心
15	国家苗药工程技术研究中心
16	国家药用辅料工程技术研究中心
17	国家纳米药物工程技术研究中心

序号	名称
18	国家靶向药物工程技术研究中心
19	国家应急防控药物工程技术研究中心
20	国家中成药工程技术研究中心
21	国家手性制药工程技术研究中心
22	国家传染病诊断试剂与疫苗工程技术研究中心
23	国家胶类中药工程技术研究中心
24	国家抗艾滋病病毒药物工程技术研究中心
25	国家中药制药工程技术研究中心
26	国家联合疫苗工程技术研究中心
27	国家化学原料药合成工程技术研究中心
28	国家海洋药物工程技术研究中心
29	国家天然药物工程技术研究中心
30	国家免疫生物制品工程技术研究中心
31	国家新药开发工程技术研究中心
32	国家中药现代化工程技术研究中心
33	国家微检测系统工程技术研究中心

6. 国家中药现代化科技产业（种植）基地

1996 年国家科技部会同国家中医药管理局等部门明确提出了中药现代化发展的整体战略构想，1997 年启动了中药现代化科技产业行动，以省、自治区、直辖市为单位建立国家中药现代化科技产业（种植）基地。2005 年，贵州基地通过科技部验收正式挂牌，成为全国首家达标的国家中药现代化科技产业基地。目前共建立了 21 个中药现代化科技产业基地和 4 个中药材规范化种植基地[6]。据不完全统计，25 个基地分布在四川、宁夏、吉林、贵州、河南、江苏、广西、浙江、云南、重庆、内蒙古、山东、山西、甘肃、海南、安徽、湖北、广东、江西等省（市、自治区）。

7. 国家大型科学仪器中心

国家大型科学仪器中心平台是通过跨地区、跨领域、跨部门网络式联合构建的大型科学仪器中心，目前共建有 17 个国家大型科学仪器中心[7]，分别设在北京、上海、广州、长春、西安、武汉、绵阳等地，仪器分布在全国 29 个省（市、自治区）。根据《2013年大型科学仪器设备开放共享目录》的统计，我国拥有 20 333 台（套）原值 50 万以上的对外提供共享服务的大型科研仪器设备，其中医学诊断仪器 600 台（套），占总量的2.95%；原值越高，医学诊断仪器所占的比例越大（表5）。

（二）部委级科技基础设施建设情况

在国家大力布局建设科技创新基地的同时，各部委也纷纷筹建了多种类型的科技创新基地。涉及医药卫生领域的主要包括国家卫生健康委员会重点科研基地、国家医学中心和国家区域医疗中心、高级别生物安全实验室、国家药品监督管理局重点实验室、国家中医药管理局重点研究室、国家中医药管理局中医药防治传染病重点研究室、教育部重点实验室、教育部前沿科学中心，以及工业和信息化部重点实验室等（表6）。

表5　国家大型科学仪器设备中医学诊断仪器的占比情况（截至 2019 年年底）

仪器价值分级	总数/台（套）	医学诊断仪器					
		影像诊断仪器/台（套）	电子诊察仪器/台（套）	临床检验分析仪器/台（套）	其他/台（套）	小计/台（套）	占比/%
原值 50 万以上	20 333	256	166	110	68	600	2.95
原值 200 万以上	3196	92	5	9	6	112	3.50
原值 500 万以上	535	35	0	2	1	38	7.10

表6　医药卫生领域部委级科技基础设施平台建设情况（截至 2019 年年底）

序号	名称	组建部委	数量/个
1	国家卫生健康委员会重点科研基地	国家卫生健康委员会	88
2	国家医学中心和国家区域医疗中心	国家卫生健康委员会	5
3	高级别生物安全实验室	科技部等	128
4	国家药品监督管理局重点实验室	国家药品监督管理局	45
5	国家中医药管理局重点研究室	国家中医药管理局	144
6	国家中医药管理局中医药防治传染病重点研究室	国家中医药管理局	41
7	教育部重点实验室	教育部	78
8	教育部前沿科学中心	教育部	1
9	工业和信息化部重点实验室	工信部	6
	小计		536

1. 国家卫生健康委员会重点科研基地

国家卫生健康委员会重点科研基地（以下简称"委级重点科研基地"）由国家卫生健康委员会开展建设，是面向卫生与健康领域行业需求，以临床应用为导向，以医疗机构为主体，开展基础前沿、转化应用、技术研发、政策应用、人才培养、协同创新、学术交流的基础前沿、技术创新与成果转化的综合性的国家卫生健康委员会科技创新基地，是为促进卫生和健康行业发展提供科研基础条件支撑和资源保障的重要开放性基地和平台，是国家级科研基地的重要补充与后备力量，是卫生与健康行业实现创新基地平台和能力建设任务的重要环节，是我国卫生与健康科技创新体系的重要组成部分。委级重点科研基地主要包括重点实验室、工程技术研究中心。

为进一步加强卫生健康科技创新体系建设，推动委级重点科研基地规范发展，根据国家卫生健康事业发展新要求，2018 年国家卫生健康委员会对《卫生部重点实验室管理办法》《卫生部重点实验室评估规则》和《国家人口和计划生育委员会重点实验室管理办法》进行了修订，制定了《国家卫生健康委员会重点实验室管理办法》和《国家卫生健康委员会重点实验室评估规则》。

2016 年 6 月，国家卫生和计划生育委员会（现国家卫生健康委员会）启动了重点科研基地评估工作,包括重点实验室(含未验收重点实验室)和工程技术研究中心等。2017年12月,公布了92个委级重点实验室的评估结果,其中有19个评估结果为优秀,65个良好,5个待整改,3个未通过评估。2018年9月,5个待整改实验室中3个通过整改验收、2个未通过整改验收退出委级重点科研基地序列,分别为依托天津市第三中心医院建设的"人工细胞工程技术研究中心"和依托中国医学科学院微循环研究所建设的"微循环重点实验室"。

2019年7月,国家卫生健康委员会在西藏自治区建立了西藏地区第一个国家重点实验室——国家卫生健康委员会包虫病防治研究重点实验室。截至2019年年底共有88家委级重点科研基地。

2. 国家医学中心和国家区域医疗中心

2017年,国家卫生健康委员会启动国家医学中心规划设置工作,并先后发布了《"十三五"国家医学中心及国家区域医疗中心设置规划》和《国家医学中心和国家区域医疗中心设置实施方案》等政策文件。文件提出的工作目标为:在2019年完成神经、呼吸和创伤专业类别的国家医学中心及儿科、心血管、肿瘤、神经、呼吸和创伤专业类别的国家区域医疗中心设置;2020年,完成妇产、骨科、传染病、口腔、精神专业类别的国家医学中心和妇产、骨科、传染病、老年医学、口腔、精神专业类别的国家区域医疗中心设置。截至2019年年底[8],共依托7家医院建立了5个国家医学中心(表7)。

表7　国家医学中心名单(截至2019年年底)

序号	国家医学中心名称	依托单位
1	国家心血管病中心	中国医学科学院阜外医院
2	国家癌症中心	中国医学科学院肿瘤医院
3	国家老年医学中心	北京医院
4	国家儿童医学中心	首都医科大学附属北京儿童医院、上海交通大学医学院附属上海儿童医学中心、复旦大学附属儿科医院
5	国家创伤医学中心	北京大学人民医院

2019年年底新型冠状病毒肺炎疫情(简称新冠肺炎疫情)暴发,为进一步提升医疗服务体系应对重大公共卫生事件能力,高效率、高水平开展医疗救治工作,国家卫生健康委员会在原有设置类别的基础上,增设国家重大公共卫生事件医学中心,提高新发突发传染病处置能力,强化科研攻关力量,培养骨干人才梯队,全面提升我国重大公共卫生事件应对能力。2020年4月,考虑到华中科技大学同济医学院附属同济医院在新冠肺炎疫情应对过程中的突出表现,以及该院建设发展的实际情况、医疗服务水平、人才培养能力和临床科研转化水平,决定以该院为主体设置国家重大公共卫生事件医学中心,落实相关职责任务,带动提升全国重大公共卫生事件应对能力和医疗救治水平。

3. 高级别生物安全实验室

生物安全实验室一般分为细胞研究实验室和感染动物实验研究实验室,国际上通常分别用BSL和ABSL表示。高级别生物安全实验室是指生物安全防护级别为三级和四级的生物安全实验室，通常表示为 BSL-3、ABSL-3、BSL-4 和 ABSL-4，是一个国家开展高致病性病原微生物研究和国家生物安全防护研究必须具备的基础技术支撑平台。

2016 年 11 月，国家发展和改革委员会、科技部印发《高级别生物安全实验室体系建设规划（2016—2025 年）》，提出到 2025 年按照区域分布、功能齐备、特色突出的原则，形成 5～7 个四级实验室建设布局。在充分利用现有三级实验室的基础上，新建一批三级实验室（含移动三级实验室），实现每个省份至少设有一家三级实验室的目标。2020 年 5 月 20 日，国家发展和改革委员会、国家卫生健康委员会、国家中医药管理局联合印发了《公共卫生防控救治能力建设方案》，提出全面改善疾控机构设施设备条件，再次提到"每省至少有一个达到生物安全三级（P3）水平的实验室"的建设目标。

4. 国家药品监督管理局重点实验室

2019 年 6 月，国家药品监督管理局公布了首批 45 家重点实验室名单[9]。为规范国家药品监督管理局重点实验室的申请与评审、运行与管理、考核与评估等管理工作，提升药品监管科技发展能力和水平，2019 年 12 月，国家药品监督管理局组织制定的《国家药品监督管理局重点实验室管理办法》提出，重点实验室建设坚持围绕急需、分类实施、区域统筹、合理布局原则，推进药品监管科学发展、科技成果转移转化、高端人才培养，提升药品监管科技发展能力和水平。重点实验室的主要任务是面向药品科技前沿，围绕药品创新发展和监管科学的战略需求，在药品监管技术支撑领域开展原创性研究与科技攻关，解决基础性、关键性、前沿性、战略性的技术问题，为加快推进我国药品监管的科学化、法治化、国际化和现代化发挥重要作用。

5. 国家中医药管理局重点研究室

2007 年，国家中医药管理局发布了《关于实施国家中医药管理局重点研究室建设项目的通知》[10]，随后 2009 年公布了第一批 103 家拟建重点研究室建设项目名单，2010年公布了 41 家中医药防治传染病重点研究室名单，2012 年新增了 6 家重点研究室。2012年对第一批重点实验室建设项目进行了验收，2016 年启动第二次验收工作，根据验收通知[11]，目前共有 185 家国家中医药管理局重点研究室建设单位，其中 144 家国家中医药管理局重点研究室，41 家国家中医药管理局中医药防治传染病重点研究室。

6. 教育部重点实验室

教育部重点实验室是国家科技创新体系的重要组成部分，是高等学校创新性人才的培养基地，在高校学科建设、科技创新、人才培养和培育国家级科研基地中发挥着越来越重要的作用。2015 年 5 月，根据《国务院关于取消非行政许可审批事项的决定》，教育部重点实验室审批资格已被取消。2016 年，教育部对生命科学领域的 156 家重点实验室进行了五年定期评估。公告显示，26 个实验室评估结果为优秀，116 个实验室评估结果为良好，其余 14 个实验室未通过定期评估[12]。通过评估的 142 家实验室中，医药卫生领域共有 78 家。

7. 教育部前沿科学中心

2019 年 8 月，教育部印发了《前沿科学中心建设管理办法》，并于 2020 年 1 月公布了 2019 年度前沿科学中心立项建设名单，共 7 家，其中 1 家属于医药卫生领域，即依托武汉大学建立的免疫与代谢前沿科学中心。

8. 工业和信息化部重点实验室

2015 年 7 月，工业和信息化部公布了首批重点实验室名单，至今已连续 5 年开展工业和信息化部重点实验室认定工作，共公布了 134 家，其中 6 家属于医药卫生领域（表 8）。

表 8 医药卫生领域工业和信息化部重点实验室名单（截至 2019 年年底）

序号	重点实验室名称	依托单位	批准时间
1	融合医工系统与健康工程工业和信息化部重点实验室	北京理工大学	2015 年
2	生物医学工程与转化医学工业和信息化部重点实验室	中国人民解放军总医院、北京航空航天大学	2016 年
3	分子医学与生物诊疗工业和信息化部重点实验室	北京理工大学	2018 年
4	大数据精准医疗实验室	北京航空航天大学	2019 年
5	医学人工智能研究与验证实验室	首都医科大学附属北京同仁医院、中国信息通信研究院、清华大学	2019 年
6	视听认知健康与智能影像分析评价实验室	杭州电子科技大学、中国电子技术标准化研究院	2019 年

主要参考文献

[1] 对十二届全国人大五次会议第 4637 号建议的答复. [2020-11-12]. http://www.most.gov.cn/xxgk/xinxifenlei/fdzdgknr/jyta/2 01709/t20170918_134963.html.

[2] 科技部 国家发展改革委 财政部 关于印发《"十三五"国家科技创新基地与条件保障能力建设专项规划》的通知. [2020-11-12]. http://www.most.gov.cn/xxgk/xinxifenlei/fdzdgknr/fgzc/gfxwj/gfxwj2017/201710/t20171026_135754.html.

[3] 侯建国副部长在 2015 年地方基础研究工作会议上的讲话. [2020-11-12]. http://www.most.gov.cn/kjbgz/201508/t20150805_121021.htm.

[4] 中华人民共和国科技部基础技术司. 国家工程技术研究中心 2016 年度报告.[2020-11-12]. http://www.most. gov. cn/mostinfo/xinxifenlei/zfwzndbb/201805/P020180521579923434724.pdf.

[5] 《国家工程技术研究中心 2016 年度报告》[2018-5-21]. http://www.most.gov.cn/mostinfo/xinxifenlei/zfwzndbb/201805/ P020180521579923434724.pdf

[6] 2016中药现代化科技产业基地工作会在贵州召开. [2020-11-12]. http://www.most.gov.cn/kjbgz/201606/t201606 03_125947.htm.

[7] 国家科技基础条件平台简介和资源目录.[2014-7-3].http://www.most.gov.cn/ztzl/kjzykfgx/kjzygjjctjpt/kjzyptml/201407/t20140716_114276.htm

[8] 国家卫生健康委办公厅关于加快推进国家医学中心和国家区域医疗中心设置工作的通知. [2020-11-12]. http://www.nhc.gov.cn/yzygj/s3594q/202005/2be4a1f2707645489f30681e735057b4.shtml.

[9] 国家药品监督管理局关于对首批重点实验室名单进行公示的通知. [2020-11-12].http://www.gov.cn/xinwen/2019-06/18/content_5401201.htm.

[10]国家中医药管理局关于实施国家中医药管理局重点研究室建设项目的通知. http://kjs.satcm.gov.cn/gongzuodongtai/2018-03-24/3478.html.

[11]国家中医药管理局科技司关于做好国家中医药管理局重点研究室建设项目阶段评估工作的通知. [2020-11-12]. http://kjs.satcm.gov.cn/zhengcewenjian/2018-03-24/3522.html.

[12]教育部关于公示 2016 年度教育部重点实验室评估结果的通知. [2020-11-12]. http://www.moe.gov.cn/s78/A16/s8213/A16_sjhj/201612/t20161212_291687.html.

第二章 中国医学科技产出

一、医学文献分析

宫小翠 范少萍 李宜霏 李 勇

中国医学科学院医学信息研究所

近年来，我国持续加大医学科技创新投入，先后颁布实施一系列政策与措施，陆续发布科技创新领域专项规划，加快推动科技创新发展步伐，努力把科技创新放在卫生与健康事业的核心位置。由此，我国医学科技产出总量呈上升趋势，质量不断提升，在一些前沿热点领域，逐渐崭露头角，形成中国特色。在引领国际医学科技发展，进一步提升我国医学研究的国际前瞻性，增强科技创新对提高公众健康水平和促进健康产业发展等方面发挥支撑引领作用。本文就2009～2019年我国医学科技论文的产出数量与质量[①]和主要研究布局[②]等进行分析，基于文献计量，展现我国医学科技水平在国际上的地位、优势与差距，为合理布局医学科技发展提供借鉴与参考。

（一）医学科技论文数量与质量分析

本文将医学领域划分为临床医学、生物学与生物化学、分子生物学与遗传学、神经科学与行为学、免疫学、精神病与心理学、微生物学及药理学与毒理学共8个学科领域[③]，对上述领域进行总体和分学科领域科技论文数统计分析与比较。

1. 中国医学科技论文数量与质量分析

2009～2019年，中国共发表相关医学科技论文74.07万篇，占中国科技论文总量（287.62万篇）的25.75%，且医学科技论文总量呈逐年上升态势。中国医学科技论文共被引用1044.91万次，占科技论文总被引频次的24.15%，历年数据如表1所示。

表1 2009～2019年中国科技论文及医学科技论文总体情况

项目	2009～2019年	2009年	2010年	2011年	2012年	2013年
科技论文总数/篇	2 876 213	119 897	132 307	154 728	181 322	214 993
科技论文总被引频次/次	43 272 242	3 164 502	3 512 964	3 878 710	4 354 023	4 683 522
医学科技论文总数/篇	740 701	23 949	28 878	35 577	45 919	55 763
医学科技论文占科技论文总量比例/%	25.75	19.97	21.83	22.99	25.32	25.94

---

① 数据来源于InCites数据库收录的论文数据，检索日期：2020-10-11，检索时间范围：2009～2019年。
② 由于InCites数据库中一篇文献可能分在几个不同的学科领域或分布在不同的国家中，因此，存在文献被重复统计的情况，数据仅具有一定参考意义，余同。
③ 领域划分依据参考ESI数据库的22个学科分类。

续表

项目	2009~2019 年	2009 年	2010 年	2011 年	2012 年	2013 年
医学科技论文总被引频次/次	10 449 145	744 473	858 347	945 086	1 142 573	1 208 001
医学科技论文总被引频次占科技论文总被引频次比例/%	24.15	23.53	24.43	24.37	26.24	25.79

项目	2014 年	2015 年	2016 年	2017 年	2018 年	2019 年
科技论文总数/篇	249 234	280 458	309 656	345 782	398 347	489 489
科技论文总被引频次/次	494 024	5 001 061	4 567 598	4 145 430	3 256 429	1 713 979
医学科技论文总数/篇	66 236	77 996	85 915	93 772	102 190	124 506
医学科技论文占科技论文总量比例/%	26.58	27.81	27.75	27.12	25.65	25.44
医学科技论文总被引频次/次	1 253 973	1 234 667	1 093 370	945 141	683 244	340 270
医学科技论文总被引频次占科技论文总被引频次比例/%	25.11	24.69	23.94	22.80	20.98	19.85

表 2 列出了中国医学科技领域主要学科论文产出及引用情况，其中，临床医学领域论文占医学科技论文总量的 41.54%。临床医学和生物学与生物化学论文数量在 8 个学科中位列前两位。分子生物学与遗传学领域论文篇均被引频次为 17.73 次，在 8 个学科中最高。

表 2　2009~2019 年中国医学科技领域主要学科论文情况

学科	论文数/篇	占医学科技论文总量比例/%	被引频次/次	篇均被引频次/次
临床医学	307 675	41.54	3 882 079	12.62
生物学与生物化学	131 386	17.74	2 002 175	15.24
分子生物学与遗传学	99 370	13.42	1 761 748	17.73
药理学与毒理学	78 687	10.62	1 023 129	13.00
神经科学与行为学	50 639	6.84	776 819	15.34
微生物学	31 556	4.26	405 581	12.85
免疫学	26 399	3.56	421 706	15.97
精神病与心理学	14 989	2.02	175 908	11.74

2. 国际医学科技论文数量与质量分析

2009~2019 年，世界范围内发表相关医学科技论文 624.53 万篇，占科技论文总量的 37.97%，中国医学科技论文所占世界医学科技论文总量的比例逐年增加，从 2009 年的 5.26% 提升到 2019 年的 17.97%，总体情况如表 3 所示。

2009~2019 年世界医学科技领域主要学科论文情况如表 4 所示。其中，临床医学领域的论文数量、总被引频次均最高，论文总量占世界医学领域论文总量的 47.94%，分子生物学与遗传学领域论文篇均被引频次最高，达 29.91 次。中国各学科领域论文占世界医学科技论文总量比例中，分子生物学与遗传学比例最高，为 19.47%，精神病与心理学所占比例较低，仅为 3.31%。

表 3　2009～2019 年世界科技论文及医学科技论文总体情况

项目	2009～2019 年	2009 年	2010 年	2011 年	2012 年	2013 年
科技论文总量/篇	16 446 512	1 174 863	1 215 151	1 290 630	1 364 679	1 440 765
科技论文总被引频次/次	282 415 329	36 928 926	36 277 313	34 756 793	33 23 124	31 493 655
医学科技论文总数/篇	6 245 329	455 029	476 603	501 641	538 549	562 313
中国医学科技论文占医学科技论文总量比例/%	11.86	5.26	6.06	7.09	8.53	9.92
医学科技论文总被引频次/次	124 763 559	17 524 325	17 061 739	15 933 178	15 253 594	14 102 113
项目	2014 年	2015 年	2016 年	2017 年	2018 年	2019 年
科技论文总量/篇	1 483 459	1 540 705	1 599 543	1 658 115	1 738 996	1 939 606
科技论文总被引频次/次	28 841 420	25 636 196	21 242 460	16 919 282	11 524 423	5 471 737
医学科技论文总数/篇	571 840	589 522	6 05 906	618 318	632 804	692 804
中国医学科技论文占医学科技论文总量比例/%	11.58	13.23	14.18	15.17	16.15	17.97
医学科技论文总被引频次/次	12 505 516	10 801 760	8 695 050	6 669 298	4 281 323	1 935 663

表 4　2009～2019 年世界医学科技领域主要学科论文情况

学科	论文数/篇	占世界医学科技论文总量比例/%	被引频次/次	篇均被引频次/次	中国各领域医学论文占世界各领域医学论文总量比例/%
临床医学	2 994 106	47.94	52 378 499	17.49	10.28
生物学与生物化学	789 403	12.64	17 461 796	22.12	16.64
神经科学与行为学	554 118	8.87	13 058 394	23.57	9.14
分子生物学与遗传学	510 349	8.17	15 265 761	29.91	19.47
药理学与毒理学	440 565	7.05	7 400 079	16.80	17.86
精神病与心理学	452 904	7.25	8 015 986	17.70	3.31
免疫学	278 753	4.46	6 690 936	24.00	9.47
微生物学	225 131	3.60	4 492 108	19.95	14.02

3. 中国与国际主要国家医学科技论文比较分析

（1）医学科技论文数量与质量比较分析

以美国、英国、德国、日本、法国、加拿大、意大利、荷兰、澳大利亚、西班牙、韩国、巴西、印度和俄罗斯作为参照，2009～2019 年中国医学科技论文的数量与质量情况如表 5 所示。 2009～2019 年世界范围内发表的医学科技论文共 624.53 万篇，其中美国、中国、英国、德国和日本医学科技论文数排在前 5 位，占世界医学科技论文的 67.26%。美国、英国、德国、中国和加拿大总被引频次居世界前 5 位。

中国医学科技论文数量 74.07 万篇，占世界医学科技论文的 11.86%。从被引频次上看，中国医学科技论文总被引频次排在世界第 4 位，有所提高，篇均被引频次 14.11 次，相对较低。

（2）医学科技重点领域比较

临床医学：中国论文数量居世界第 2 位，总被引频次居第 6 位。

2009～2019 年，临床医学科技论文数量排名前 5 位的分别为美国、中国、英国、德国和日本，5 个国家临床医学科技论文占世界同领域的 63.99%，中国临床医学科技论文数量占世界的 10.28%，如表 6 所示。总被引频次排名前 5 位的分别为美国、英国、德国、加拿大和意大利，中国临床医学科技论文质量较发达国家落后，总被引频次居第 6 位，篇均被引频次仅为 12.62 次。

表 5 2009～2019 年世界部分国家医学科技论文比较

国家	论文数量/篇	所占比例/%	论文数量排名	总被引频次/次	总被引频次排名	篇均被引频次/次
美国	2 066 744	33.09	1	58 071 389	1	28.10
中国	740 701	11.86	2	10 449 145	4	14.11
英国	537 263	8.60	3	16 531 081	2	30.77
德国	480 239	7.69	4	12 697 979	3	26.44
日本	376 114	6.02	5	6 884 864	9	18.31
加拿大	315 997	5.06	6	9 109 327	5	28.83
意大利	314 581	5.04	7	8 115 948	7	25.80
法国	293 272	4.70	8	8 185 390	6	27.91
澳大利亚	257 816	4.13	9	6 859 979	10	26.61
荷兰	221 588	3.55	10	7 152 938	8	32.28
西班牙	211 898	3.39	11	5 273 497	11	24.89
韩国	211 363	3.38	12	3 431 485	14	16.24
巴西	176 049	2.82	13	2 722 608	17	15.47
印度	165 864	2.66	14	2 495 198	18	15.04
俄罗斯	55 372	0.89	25	838 649	33	15.15

表 6 2009～2019 年主要国家及地区临床医学科技论文情况

国家	论文数量/篇	论文数量排名	所占比例/%	总被引频次/次	总被引频次排名	篇均被引频次/次
美国	949 626	1	31.72	23 527 079	1	24.78
中国	307 675	2	10.28	3 882 079	6	12.62
英国	251 444	3	8.40	7 367 476	2	29.30
德国	217 428	4	7.26	5 277 112	3	24.27
日本	189 508	5	6.33	3 067 404	10	16.19
意大利	162 843	6	5.44	4 336 180	5	26.63
加拿大	148 609	7	4.96	4 467 778	4	30.06
法国	136 499	8	4.56	3 795 134	7	27.80
澳大利亚	129 065	9	4.31	3 371 425	9	26.12
韩国	111 747	10	3.73	1 673 268	15	14.97
荷兰	111 050	11	3.71	3 569 878	8	32.15
西班牙	96 032	12	3.21	2 450 739	11	25.52
巴西	87 637	13	2.93	1 352 657	17	15.43
印度	59 412	17	1.98	910 147	19	15.32
俄罗斯	16 774	32	0.56	351 905	33	20.98

生物学与生物化学：中国论文数量居世界第 2 位，总被引频次居第 2 位。

2009～2019 年，生物学与生物化学科技论文数量排名前三位的分别为美国、中国和德国。中国生物学与生物化学科技论文数量为 13.14 万篇，如表 7 所示，占世界同领域科技论文的 16.64%，篇均被引频次为 15.24 次，仅略高于印度、巴西和俄罗斯。

表 7　2009～2019 年主要国家及地区生物学与生物化学科技论文情况

国家	论文数量/篇	论文数量排名	所占比例/%	总被引频次/次	总被引频次排名	篇均被引频次/次
美国	232 704	1	29.48	7 401 716	1	31.81
中国	131 386	2	16.64	2 002 175	2	15.24
德国	60 219	3	7.63	1 724 502	4	28.64
日本	57 361	4	7.27	1 040 223	5	18.13
英国	57 061	5	7.23	1 863 883	3	32.66
印度	37 893	6	4.80	576 153	11	15.20
法国	35 996	7	4.56	982 025	6	27.28
加拿大	33 957	8	4.30	946 301	7	27.87
意大利	33 032	9	4.18	738 948	8	22.37
韩国	28 817	10	3.65	521 917	14	18.11
西班牙	24 830	11	3.15	612 580	10	24.67
澳大利亚	23 445	12	2.97	680 651	9	29.03
巴西	21 735	13	2.75	321 347	17	14.78
荷兰	17 210	14	2.18	527 486	13	30.65
俄罗斯	13 761	17	1.74	166 179	24	12.08

神经科学与行为学：中国论文数量居世界第 4 位，总被引频次居第 7 位。

2009～2019 年，神经科学与行为学科技论文数量排名前 5 位的分别为美国、德国、英国、中国和加拿大，5 个国家神经科学与行为学科技论文占世界同领域的 74.46%，如表 8 所示，总被引频次居前 5 位的分别为美国、英国、德国、加拿大和意大利。中国神经科学与行为学科技论文数量为 5.06 万篇，占世界同领域科技论文的 9.14%，居世界第 4 位，总被引频次 77.68 万次，居世界第 7 位，篇均被引频次 15.34 次，仅比印度和俄罗斯略高。

表 8　2009～2019 年主要国家及地区神经科学与行为学科技论文情况

国家	论文数量/篇	论文数量排名	所占比例/%	总被引频次/次	总被引频次排名	篇均被引频次/次
美国	215 058	1	38.81	6 634 015	1	30.85
德国	56 812	2	10.25	1 584 356	3	27.89
英国	51 975	3	9.38	1 775 962	2	34.17
中国	50 639	4	9.14	776 819	7	15.34
加拿大	38 096	5	6.88	1 068 036	4	28.04
意大利	33 599	6	6.06	879 372	5	26.17
日本	33 269	7	6.00	631 927	10	18.99

国家	论文数量/篇	论文数量排名	所占比例/%	总被引频次/次	总被引频次排名	篇均被引频次/次
法国	29 267	8	5.28	798 900	6	27.30
澳大利亚	24 395	9	4.40	653 962	9	26.81
荷兰	23 368	10	4.22	772 019	8	33.04
西班牙	20 467	11	3.69	503 677	12	24.61
韩国	14 205	13	2.56	246 483	15	17.35
巴西	13 669	14	2.47	240 945	16	17.63
印度	8 227	18	1.48	115 777	23	14.07
俄罗斯	5 155	24	0.93	48 223	35	9.35

分子生物学与遗传学：中国论文数量居世界第2位，总被引频次居第4位。

2009~2019年，分子生物学与遗传学科技论文数量排名前5位的分别为美国、中国、英国、德国和日本，5个国家分子生物学与遗传学科技论文占世界同领域科技论文的81.37%，如表9所示。中国分子生物学与遗传学科技论文数量占世界同领域的19.47%，居世界第2位，总被引频次176.17万次，居世界第4位，篇均被引频次17.73次，与美国、英国等发达国家相比差距较大。

表9 2009~2019年主要国家及地区分子生物学与遗传学科技论文情况

国家	论文数量/篇	论文数量排名	所占比例/%	总被引频次/次	总被引频次排名	篇均被引频次/次
美国	191 895	1	37.60	8 544 988	1	44.53
中国	99 370	2	19.47	1 761 748	4	17.73
英国	46 307	3	9.07	2 194 383	2	47.39
德国	45 605	4	8.94	1 837 424	3	40.29
日本	32 115	5	6.29	1 085 553	6	33.80
法国	28 129	6	5.51	1 153 023	5	40.99
加拿大	26 078	7	5.11	1 037 226	7	39.77
意大利	23 415	8	4.59	869 973	8	37.15
澳大利亚	17 875	9	3.50	741 963	10	41.51
西班牙	17 520	10	3.43	720 011	11	41.10
韩国	16 402	11	3.21	376 982	15	22.98
荷兰	16 110	12	3.16	861 079	9	53.45
印度	12 855	13	2.52	216 347	22	16.83
巴西	11 453	15	2.24	206 049	23	17.99
俄罗斯	8 619	17	1.69	147 896	25	17.16

精神病与心理学：中国论文数量居世界第9位，总被引频次居第12位。

2009~2019年，精神病与心理学科技论文数量排名前5位的分别为美国、英国、德国、加拿大和澳大利亚，5个国家精神病与心理学科技论文占世界同领域科技论文的79.91%，如表10所示。中国精神病与心理学科技论文数量为14 989篇，仅占世界同领域科技论文的3.31%，居世界第9位，总被引频次17.59万次，居世界第12位，篇均被引频次11.74次。

表10　2009～2019年主要国家及地区精神病与心理学科技论文情况

国家	论文数量/篇	论文数量排名	所占比例/%	总被引频次/次	总被引频次排名	篇均被引频次/次
美国	201 555	1	44.50	4 358 138	1	21.62
英国	57 060	2	12.60	1 246 141	2	21.84
德国	37 905	3	8.37	669 293	4	17.66
加拿大	34 416	4	7.60	718 672	3	20.88
澳大利亚	30 978	5	6.84	573 984	6	18.53
荷兰	25 040	6	5.53	598 331	5	23.90
西班牙	18 670	7	4.12	260 823	8	13.97
意大利	15 599	8	3.44	280 327	7	17.97
中国	14 989	9	3.31	175 908	12	11.74
法国	13 515	10	2.98	204 141	11	15.10
日本	8 417	14	1.86	105 258	16	12.51
巴西	6 638	16	1.47	94 597	18	14.25
韩国	6 141	18	1.36	81 723	21	13.31
印度	3 151	28	0.70	40 177	29	12.75
俄罗斯	2 352	30	0.52	14 845	41	6.31

药理学与毒理学：中国论文数量居世界第2位，总被引频次居第2位。

2009～2019年，药理学与毒理学科技论文数量排名前5位的分别为美国、中国、日本、英国和印度，5个国家药理学与毒理学科技论文占世界同领域科技论文的59.98%，如表11所示，总被引频次排名前5位的国家分别为美国、中国、英国、德国和意大利。

表11　2009～2019年主要国家及地区药理学与毒理学科技论文情况

国家	论文数量/篇	论文数量排名	所占比例/%	总被引频次/次	总被引频次排名	篇均被引频次/次
美国	103 802	1	23.56	2 317 471	1	22.33
中国	78 687	2	17.86	1 023 129	2	13.00
日本	28 923	3	6.56	380 657	7	13.16
英国	26 462	4	6.01	637 088	3	24.08
印度	26 369	5	5.99	381 422	6	14.46
意大利	24 317	6	5.52	458 926	5	18.87
德国	23 193	7	5.26	490 235	4	21.14
韩国	18 106	8	4.11	286 631	9	15.83
法国	16 211	9	3.68	335 849	8	20.72
巴西	14 717	10	3.34	187 241	15	12.72
西班牙	14 232	11	3.23	259 152	11	18.21
加拿大	12 489	12	2.83	265 669	10	21.27
澳大利亚	11 456	13	2.60	248 646	12	21.70
荷兰	10 164	15	2.31	234 222	13	23.04
俄罗斯	3 789	28	0.86	38 088	40	10.05

中国药理学与毒理学科技论文数量为 7.87 万篇，占世界同领域科技论文的 17.86%，居世界第 2 位，总被引频次 102.31 万次，居世界第 2 位，论文数量和总被引频次排名相对较高，但篇均被引频次相对略低。

微生物学：中国论文数量居世界第 2 位，总被引频次居第 4 位。

2009～2019 年，微生物学科技论文数量排名前 5 位的分别为美国、中国、德国、英国和法国，5 个国家微生物学科技论文占世界同领域科技论文的 66.17%，如表 12 所示，总被引频次排名前 5 位的分别为美国、英国、德国、中国和法国。中国微生物学科技论文数量为 3.16 万篇，占世界同领域科技论文的 14.02%，居世界第 2 位，总被引频次 40.56 万次，居世界第 4 位，篇均被引频次 12.85 次。

表 12 2009～2019 年主要国家及地区微生物学科技论文情况

国家	论文数量/篇	论文数量排名	所占比例/%	总被引频次/次	总被引频次排名	篇均被引频次/次
美国	66 551	1	29.56	1 918 619	1	28.83
中国	31 556	2	14.02	405 581	4	12.85
德国	18 125	3	8.05	462 903	3	25.54
英国	17 978	4	7.99	525 808	2	29.25
法国	14 740	5	6.55	373 589	5	25.35
日本	12 661	6	5.62	214 403	7	16.93
巴西	10 354	7	4.60	143 212	13	13.83
印度	9 878	8	4.39	129 610	14	13.12
韩国	9 349	9	4.15	122 533	15	13.11
加拿大	9 241	10	4.10	241 869	6	26.17
西班牙	8 690	11	3.86	192 889	10	22.20
澳大利亚	7 997	12	3.55	201 679	9	25.22
意大利	7 442	13	3.31	150 491	11	20.22
荷兰	6 372	14	2.83	204 045	8	32.02
俄罗斯	3 554	19	1.58	43 465	27	12.23

免疫学：中国论文数量居世界第 3 位，总被引频次居第 5 位。

2009～2019 年，免疫学科技论文数量排名前 5 位的国家分别为美国、英国、中国、德国和法国，5 个国家免疫学科技论文占世界同领域科技论文的 72.04%，如表 13 所示。中国免疫学科技论文数量为 26 399 篇，占世界同领域科技论文的 9.47%，居世界第 3 位，总被引频次 42.17 万次，居世界第 5 位，篇均被引频次 15.97 次。

在上述 8 个学科中，论文数量方面，中国居世界前三位的领域包括临床医学（第 2 位）、生物学与生物化学（第 2 位）、分子生物学与遗传学（第 2 位）、药理学与毒理学（第 2 位）、微生物学（第 2 位）及免疫学（第 3 位）；居世界第 4～7 位的有神经科学与行为学（第 4 位）；精神病与心理学位居世界第 9 位。

表 13　2009～2019 年主要国家及地区免疫学科技论文情况

国别	论文数量/篇	论文数量排名	所占比例/%	总被引频次/次	总被引频次排名	篇均被引频次/次
美国	105 553	1	37.87	3 369 363	1	31.92
英国	28 976	2	10.39	920 340	2	31.76
中国	26 399	3	9.47	421 706	5	15.97
德国	20 952	4	7.52	652 154	3	31.13
法国	18 915	5	6.79	542 729	4	28.69
意大利	14 334	6	5.14	401 731	6	28.03
日本	13 860	7	4.97	359 439	11	25.93
加拿大	13 111	8	4.70	363 776	9	27.75
澳大利亚	12 605	9	4.52	387 669	7	30.76
荷兰	12 274	10	4.40	385 878	8	31.44
西班牙	11 457	11	4.11	273 626	12	23.88
巴西	9 846	13	3.53	176 560	15	17.93
印度	8 079	14	2.90	125 565	18	15.54
韩国	6 596	16	2.37	121 948	19	18.49
俄罗斯	1 368	40	0.49	28 048	40	20.50

8 个学科中，在论文引用方面，中国总被引频次位居世界前 5 位的学科领域为药理学与毒理学（第 2 位）、生物学与生物化学（第 2 位）、微生物学（第 4 位）、分子生物与遗传学（第 4 位）和免疫学（第 5 位）；居世界排名第 6～10 位的学科有临床医学（第 6 位）和神经科学与行为学（第 7 位）；精神病与心理学的被引频次位居第 12 位。

从总体看，中国医学科技论文数量继续呈上升态势，在世界范围内排位多为上升或持平；与上一年度统计结果相比，中国医学科技论文质量仍有缓慢提高趋势，各学科总被引频次排名有所提升，但篇均被引频次仍落后于世界平均水平。综上，中国医学科技论文总体水平与国际领先国家相比较仍存在差距，需继续大力支持医学科技创新，引导产出更多高质量医学科技研究成果。

（二）医学科技论文研究主题分析

为揭示国际医学科技领域研究现状与趋势，发现重要研究主题，明确中国医学科技发展现状与重点，本文选取临床医学、生物学与生物化学、分子生物学与遗传学、神经科学与行为学、免疫学、精神病与心理学、微生物学，以及药理学与毒理学 8 个学科领域[①]，对中国、美国与国际医学领域 2015～2019 年高被引文献进行研究主题分析，以期通过近 5 年研究主题分析与对比，进而了解我国医学科技研究重点与国际研究重点的差异与优势。

2015～2019 年 8 个医学相关领域国际文献总量、中国文献量与美国文献量如表 14

---

① 数据来源于 ESI 数据库收录的领域高被引论文数据，检索时间范围：2015～2019 年。虽然 2019 年论文数据还未全部覆盖，但为能够揭示一些较新的研究主题，时间范围选择近 5 年。领域划分依据参考 ESI 数据库的 22 个学科分类，检索时间：2020 年 1 月 14 日。

所示。中国在各领域的高被引文献数量较少,约占国际各领域高被引文献的 3%～18%,与 2014～2018 年高被引论文占比相比,中国占国际各领域高被引文献的比例略有上升。8 个学科领域中,生物学与生物化学占国际总量比例较高,而精神病与心理学所占比例较低。美国由于文献数量较多,8 个学科领域占国际总量的平均比例达 59%,特别是分子生物学与遗传学所占比例最高,而药理学与毒理学所占比例最低。

表 14 2015～2019 年医学相关领域高被引文献总量统计表

序号	领域	国际总量/篇	中国发文量/篇	美国发文量/篇
1	临床医学	13 891	1 232	8 805
2	生物学与生物化学	3 636	652	1 928
3	分子生物学与遗传学	2 483	388	1 756
4	神经科学与行为学	2 489	190	1 650
5	免疫学	1 326	93	860
6	精神病与心理学	2 311	80	1 371
7	微生物学	1 069	117	622
8	药理学与毒理学	2 163	348	808

1. 临床医学

2015～2019 年中国在临床医学研究领域重点关注:①癌症机制研究;②人群健康流行病学及临床研究;③肿瘤微环境研究;④癌症不同治疗方案的预后效果研究;⑤癌症治疗的临床研究。我国临床医学领域研究的重点疾病为癌症,包括癌症的机制研究、流行病学研究和临床研究。

通过图 1～图 3 及表 15 类团内的主要关键词可以看出,全球各国在临床医学领域重点关注包括胃癌、肝癌、胰腺癌、乳腺癌、前列腺癌等,主要研究方法包括以基因和微环境为主的机制研究,以人群为基础的流行病学研究,以随机对照方法为主的临床试验研究等。其中,癌症的发病、治疗及预后是我国临床医学领域关注的重点。国际和美国除关注癌症相关研究外,在肠道菌群、炎症反应、心血管疾病和肝病等领域也开展了重点研究。今后我国应在癌症研究的基础上拓展重点关注领域,加强对代谢性疾病、心血管疾病、炎性反应等带来严重疾病负担的慢性疾病研究,关注肠道菌群对健康的影响等。

2. 生物学与生物化学

2015～2019 年中国在生物学与生物化学研究领域重点关注:①污水处理方法研究;②基因挖掘及生物信息学预测;③癌症与生物标志物关联性研究;④细胞凋亡和信号通路的机制研究;⑤基于生物信息学对蛋白质亚细胞的研究等。其中,基因挖掘与蛋白质相互作用机制相关研究成为我国生物学与生物化学研究的重点。

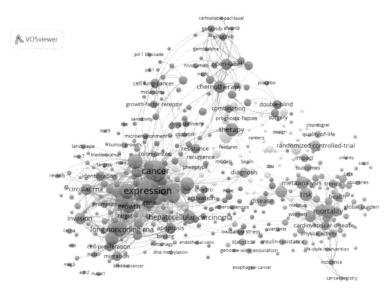

图 1　2015～2019 年临床医学领域中国 ESI 高被引文献关键词共现聚类分析图（彩图请扫封底二维码）

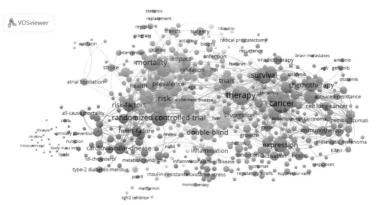

图 2　2015～2019 年临床医学领域美国 ESI 高被引文献关键词共现聚类分析图（彩图请扫封底二维码）

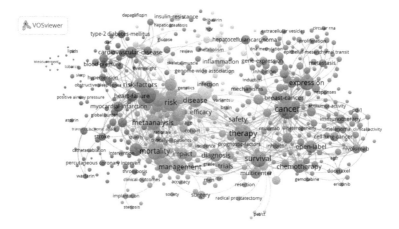

图 3　2015～2019 年临床医学领域 ESI 高被引文献关键词共现聚类分析图（彩图请扫封底二维码）

表15 2015～2019年临床医学领域主要国家关键词聚类得到的主要研究内容表

中国类团名称	中国主要关键词	美国类团名称	美国主要关键词	国际类团名称	国际主要关键词
1.癌症机制研究	表达、癌症、转移、生物标志物、长链非编码RNA、胃癌、肝细胞癌、进展、乳腺癌、增殖、生长、大肠癌、肺癌、环状RNA、入侵、基因、预后不良、microRNA、通路、细胞增殖等	1.癌症机制和临床研究	癌症、治疗、生存、表达、化疗、开放式临床试验、乳腺癌、变异、多中心、炎症、肺癌、免疫疗法、纳武单抗、激活、前列腺癌、抵抗性、放疗、T细胞等	1.癌症机制和临床研究	癌症、治疗、生存、表达、化疗、开放式临床研究、乳腺癌、多中心、变异、生物标志物、免疫疗法、进展、肺癌、大肠癌、激活、纳武单抗、基因表达、T细胞等
2.人群健康流行病学与临床研究	死亡、风险、荟萃分析、关联性、流行病学、随机对照试验、风险因素、诊断、患病率、心血管疾病、趋势、健康、影响、预防、血压、肥胖等	2.人群健康流行病学及临床研究	风险、死亡、生活质量、荟萃分析、试验、患病率、诊断、治疗指南、随访、健康、预防、手术、趋势、卒中等	2.人群健康流行病学及临床研究	风险、死亡、荟萃分析、生活质量、风险因素、诊断、试验、美国、患病率、影响、流行病学、健康、手术、预后、分类等
3.肿瘤微环境研究	细胞、凋亡、激活、机制、外泌体、血管生成、前列腺癌、干细胞、体外、氧化应激、体内、抑制、心肌梗死、药物输送、炎症、肿瘤微环境、胰腺癌、纳米粒子、内皮生长因子等	3.心血管疾病的临床研究	随机对照试验、风险因素、心血管疾病、心脏衰竭、心肌梗塞、冠状动脉心脏疾病、肥胖、身体质量指数、安慰剂对照试验、血压、糖尿病、高血压、动脉粥样硬化、体力活动、慢性肾病、2型糖尿病、全因死亡率、C反应蛋白、单克隆抗体、代谢综合征等	3.心血管疾病的临床研究	随机对照试验、指南、心血管疾病、心脏衰竭、心肌梗塞、预防、冠状动脉心脏疾病、身体质量指数、血压、糖尿病、2型糖尿病、卒中、冠状动脉疾病、急性心肌梗塞、心房颤动、体力活动、高血压、动脉粥样硬化、慢性肾病、全因死亡率等
4.癌症不同治疗方案的预后效果研究	生存、管理、预后、变异、试验、指南、基因表达、手术、分类、验证、放疗、复发、模型、肝癌、表型、抗体、鼻咽癌、预后因素等	4.肠道菌群与炎症反应的关联性研究	全基因组关联、肠道菌群、代谢、炎症性肠病、类风湿关节炎、对照试验、克罗恩病、高风险、微生物群、溃疡性结肠炎、遗传学、维持疗法、易感性、肿瘤坏死因子、缓解等	4.炎症反应的临床与机制研究	双盲、安全性、临床试验、炎症、肥胖、安慰剂对照试验、胰岛素抵抗、氧化应激、肠道菌群、炎症性肠病、血糖控制、C反应蛋白、全基因组关联、代谢、单克隆抗体、类风湿关节炎等
5.癌症治疗的临床研究	治疗、化疗、开放试验、抵抗性、肺癌、双盲、免疫疗法、多中心、安全、腺癌、功效、生长因子受体、抑制剂、临床试验、厄洛替尼、吉非替尼、多西他赛、T细胞等	5.肝病研究	流行病学、感染、肝细胞癌、胰岛素抵抗、纤维化、丙型肝炎病毒、肝硬化、干扰素、复发、发生率、发病、非酒精性脂肪肝炎、脂肪性肝病、利巴韦林、长期、监测等	5.肝病研究	肝细胞癌、感染、代谢综合征、纤维化、肝硬化、丙型肝炎病毒、非酒精性脂肪性肝炎、干扰素、长期、脂肪性肝炎、肝、脂肪肝变性、脂肪性肝炎、肝癌、利巴韦林、索非布韦、病毒感染、持续病毒学应答等
-	-	6.代谢性疾病研究	双盲、安全、功效、临床试验、血糖控制、安慰剂、绝经后妇女、骨密度、单一疗法、合并分析、葡萄糖、肾脏疾病、二甲双胍、药代动力学、回顾性研究、胰岛素、钙等	6.前列腺癌研究	前列腺癌、放疗、复发、正电子发射计算机断层显像PET-CT、前列腺癌根治术、生化复发、前列腺特异性膜抗原（PSMA）等

　　通过图4～图6及表16类团内的主要关键词可以看出，美国对基因编辑技术和细胞凋亡作用机制研究方面稍有侧重，国际对纳米粒子的生物合成及应用、合成生物学技术及阿尔茨海默病研究也较多。今后我国可进一步着重研究生物合成方法，以降低合成成本；重视阿尔茨海默病和帕金森病等影响人类健康的神经退行性疾病，进一步了解此类疾病的生物学机制，为新药研发提供参考。

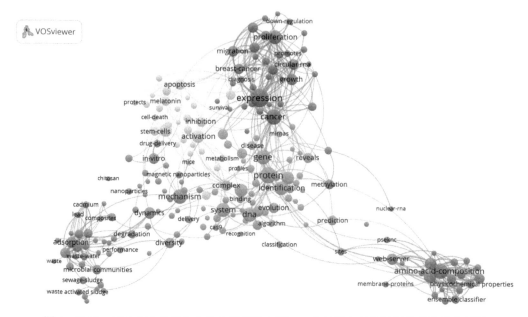

图 4　2015～2019 年生物学与生物化学领域中国 ESI 高被引文献关键词共现聚类分析图
（彩图请扫封底二维码）

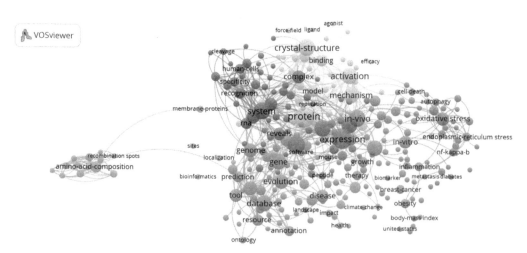

图 5　2015～2019 年生物学与生物化学领域美国 ESI 高被引文献关键词共现聚类分析图
（彩图请扫封底二维码）

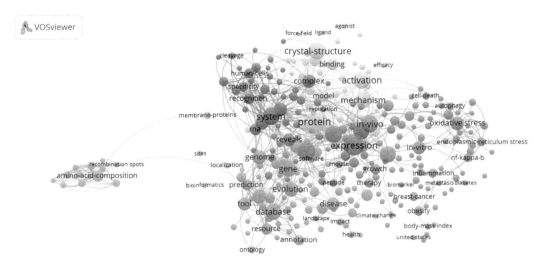

图 6 2015～2019 年生物学与生物化学领域 ESI 高被引文献关键词共现聚类分析图
（彩图请扫封底二维码）

表 16 2015～2019 年生物学与生物化学领域主要国家关键词聚类得到的主要研究内容表

中国类团名称	中国主要关键词	美国类团名称	美国主要关键词	国际类团名称	国际主要关键词
1.污水处理方法研究	机制、动力学、体外、吸附、水溶液、生物炭、多样性、微生物群落、重金属、清除、降解、纳米复合材料、药物输送、机械性能、热解、污水污泥、运输、磁性纳米粒子、废水等	1.细胞凋亡作用机制研究	体内、癌症、氧化应激、体外、抑制、生长、阿尔茨海默病、线粒体、干细胞、肥胖、治疗、内质网应激、乳腺癌、炎症、NF-κB、信使 RAN、模型、T 细胞、细胞外基质等	1.细胞凋亡作用机制研究	表达、癌症、体内、氧化应激、代谢、生长、线粒体、抑制、炎症、信使 RNA、乳腺癌、NF-κB、干细胞、肥胖、内质网应激、活性氧、增殖、凋亡、抗氧化剂、胰岛素抵抗等
2.基因挖掘及生物信息学预测	蛋白、DNA、基因、鉴定、系统、晶体结构、数据库、复合体、基因表达、序列、演化、预测、RNA、抵抗性、基因组等	2.基因挖掘及生物信息学预测	数据库、基因、演化、序列、基因组、工具、代谢、预测、多样性、通路、矫正、分类、肠道菌群、生物学等	2.基因挖掘及生物信息学预测	鉴定、基因、数据库、基因表达、序列、演化、基因组、预测、多样性、肠道菌群、分类、抵抗性等
3.癌症与生物标志物关联性研究	表达、癌症、增殖、环状 RNA、乳腺癌、转移、侵入、生物标志物、肝细胞癌、长非编码序列、生物发生、胃癌、信使 RNA、细胞增殖、诊断等	3.基因编辑技术研究	细胞、DNA、复合体、大肠杆菌、RNA、cas9、特异性、核酸内切酶、抵抗性、酿酒酵母、转录、生物合成、染色质、肽等	3.蛋白质结构与功能研究	蛋白质、晶体结构、机制、激活、复合体、结构基础、解析度、变异、显微镜检查、验证、低温、域、活细胞等
4.细胞凋亡和信号通路的机制研究	激活、氧化应激、凋亡、抑制、通路、褪黑激素、模型、干细胞、线粒体、体内、受体、自噬、间充质干细胞、NF-κB、结构基础、细胞凋亡、炎症等	4.蛋白质结构与功能研究	蛋白质、晶体结构、激活、机制、模型、结构基础、受体、变异、显微镜检查、解析度、可视化、酵素、降解、电子显微镜、蛋白偶联受体等	4.纳米粒子的生物合成及应用研究	体外、纳米粒子、药物输送、生物合成、纯化、抗菌活性、机械性能、抑制剂、间充质干细胞、壳聚糖、金纳米颗粒、碳酸酐酶、药物发现、乙酰胆碱酯酶、释放、天然产物、生物学评估等

续表

中国类团名称	中国主要关键词	美国类团名称	美国主要关键词	国际类团名称	国际主要关键词
5.基于生物信息学对蛋白质亚细胞的研究	氨基酸组、基于序列的预测器、支持向量机、网络服务器、标签学习分类、甲基化、亚细胞定位、元组核苷酸组成、集成分类器、理化性质、功能结构域组成、赖氨酸琥珀酰化位点、蛋白质亚细胞定位、重组点等	5.基因多态性研究	表达、鉴定、动力学、转录因子、差异化、异质性、核糖核酸序列、序列、胚胎干细胞、甲基化、结合蛋白、模型、基因组学、稳定性等	5.污水处理方法研究	动力学、酵素、吸附、降解、性能、水溶液、优化、生物炭、清除、废水、酸、重金属、纳米复合材料、微生物群落、生物质、生物质提炼、木质素、温度、纤维素等
-	-	6.基于生物信息学对蛋白质亚细胞的研究	氨基酸组、基于序列的预测器、网络服务器、支持向量机、标签学习分类、膜蛋白、亚细胞定位、集成分类器、理化性质、元组核苷酸组成、生物信息学、重组点、功能结构域组成、赖氨酸琥珀酰化位点、长非编码序列等	6.合成生物学技术研究	细胞、大肠杆菌、DNA、RNA、酿酒酵母、通路、特异性、cas9、转录、核酸内切酶、哺乳动物细胞、甲基化、酵母、分裂等
-	-	-	-	7.阿尔茨海默病和帕金森病研究	阿尔茨海默病、受体、帕金森病、磷酸化、T细胞、肽、中枢神经系统、神经变性、聚合、α突触核蛋白、肌萎缩侧索硬化、秀丽隐杆线虫、翻译后修饰、激酶、移植、白血病、动态平衡、蛋白质聚集、记忆等
-	-	-	-	8.基于生物信息学对蛋白质亚细胞的研究	氨基酸组、网络服务器、网站、基于序列的预测器、支持向量机、膜蛋白、亚细胞定位、理化性质、标签学习分类、生物信息学、集成分类器、元组核苷酸组成、重组点、赖氨酸琥珀酰化位点、功能结构域组成等

3. 分子生物学与遗传学

2015～2019 年间中国在分子生物学与遗传学研究领域重点关注：①胚胎干细胞中基因组转录、表达研究；②癌症转移及癌细胞扩散的分子生物学机制研究；③细胞凋亡与疾病的关系研究；④非编码 RNA 甲基化研究；⑤针对疾病致病原因展开全基因组关联分析研究；⑥利用数据挖掘方法研究遗传相关物质组成等。

通过图 7～图 9 以及表 17 类团内的主要关键词可以看出，中国、美国及国际在分子生物学与遗传学领域都比较注重胚胎干细胞的基因表达研究、基因与疾病的关联关系研究。此外，从基因角度研究癌症的致病机制、疾病发生过程中细胞相关的生理现象和生化反应研究也是分子生物学和遗传学领域研究的重点。

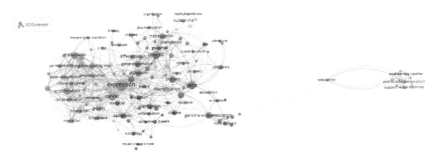

图7 2015～2019年分子生物学与遗传学领域中国ESI高被引文献关键词共现聚类分析图
（彩图请扫封底二维码）

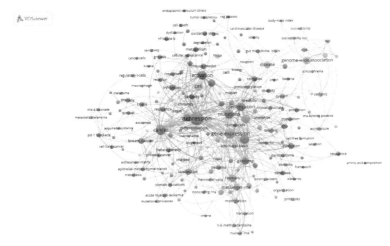

图8 2015～2019年分子生物学与遗传学领域美国ESI高被引文献关键词共现聚类分析图
（彩图请扫封底二维码）

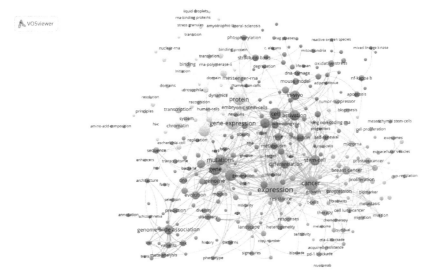

图9 2015～2019年分子生物学与遗传学领域ESI高被引文献关键词共现聚类分析图
（彩图请扫封底二维码）

表 17 2015～2019 年分子生物学与遗传学领域主要国家关键词聚类得到的主要研究内容表

中国类团名称	中国主要关键词	美国类团名称	美国主要关键词	国际类团名称	国际主要关键词
1.胚胎干细胞中基因组转录、表达研究	蛋白质、激活、基因表达、转录、分化、基因组、染色质、胚胎干细胞、RNA序列、进化、鼠、脑、诱导、DNA甲基化、磷酸化、序列对齐、治疗、晶体结构、淋巴细胞、间充质干细胞、转录体等	1.肿瘤发生过程中细胞生理现象及免疫疗法研究	癌症、突变、乳腺癌、抵抗性、T细胞、异质性、DNA甲基化、受体、应答、体细胞突变、pd-1抑制剂、前列腺癌、急性髓性白血病、肺癌、上皮间质转化、转移、免疫疗法、树突状细胞、抑制剂、肺癌、调节性T细胞、靶标等	1.针对基因突变利用全基因组关联分析探究基因与疾病关系的研究	突变、全基因组关联、基因、演化、DNA、序列、变异、数据库、遗传变异、关联、荟萃分析等
2.癌症转移及癌细胞扩散的分子生物学机制研究	癌症、转移、扩散、长链非编码RNA、肝细胞癌、迁移、生物标志物、预后不良、生物成因、细胞增殖、结直肠癌、前列腺癌、上调、乳腺癌、胃癌、c-myc基因、ceRNA、下调、信号通路、膀胱癌、间充质转变、抗药性等	2.胚胎干细胞中基因组转录、表达研究	基因表达、蛋白质、信使RNA、转录、结合、染色质、甲基化、核糖核酸、胚胎干细胞、结构基础、晶体结构、人类基因组、磷酸化、长链非编码RNA、N-6-甲基腺苷、非编码RNA、转录、结合蛋白等	2.肿瘤发生过程中细胞生理现象及免疫疗法研究	癌症、乳腺癌、抵抗性、异质性、前列腺癌、T细胞、上皮间质转化、受体、肺癌、体细胞突变、pd-1抑制剂、树突状细胞、巨噬细胞、信号通路、免疫疗法等
3.细胞凋亡与疾病的关系研究	细胞、突变、细胞凋亡、机制、干细胞、抑制、通路、阿尔茨海默病、自噬、体内、体外、氧化应激、炎症、癌细胞、抑制剂、混合谱系激酶、核因子、受体、抵抗、细胞凋亡等	3.以鼠为模型细胞生理现象、生化现象及特定病理过程研究	激活、体内、抑制、通路、转录因子、鼠模型、新陈代谢、炎症、氧化应激、核因子、酿酒酵母、DNA损伤、骨骼肌、阿尔茨海默病、自噬、细胞衰老、细胞凋亡、细胞死亡、秀丽隐杆线虫等	3.细胞生理现象、生化现象及特定病理过程研究	细胞、激活、体内、抑制、转录因子、氧化应激、新陈代谢、鼠模型、炎症、NF-κB、细胞凋亡、自噬、磷酸化、DNA损伤、阿尔茨海默病、骨骼肌、秀丽隐杆线虫、内质网、细胞衰老、胰岛素抵抗等
4.非编码 RNA 甲基化研究	环状RNA、microRNA、信使RNA、非编码RNA、甲基化、数据库、靶标、转录、N-6-甲基腺苷、甲基转移酶、细胞生长、外显子循环等	4.干细胞代谢机制研究	干细胞、分化、鼠、RNA序列、体外、自我更新、免疫、感染、诱导、巨噬细胞、扩散、祖细胞、神经元等	4.胚胎干细胞中基因组转录、表达研究	基因表达、蛋白质、信使RNA、转录、染色质、胚胎干细胞、DNA甲基化、核糖核酸、人类基因组等
5.针对疾病致病原因展开全基因组关联分析的研究	基因、全基因组关联、转录因子、序列、DNA、荟萃分析、位点、遗传力、预测等	5.肠道微生物基因组的生物信息分析研究	基因、识别、基因组、进化、DNA、关联、数据库、序列、预测、分类、多样性、肠道菌群、转录体、序列对齐、大肠杆菌、网络等	5.以鼠为模型进行干细胞的分化研究	干细胞、分化、RNA序列、鼠、体外、通路、自我更新、急性髓性白血病、感染、脑等
6.利用数据挖掘方法研究遗传相关物质的组成	氨基酸组分、支持向量机、web服务器、集成分类器、多标签分类学习方法、亚细胞定位、k元组、赖氨酸琥珀酰化位点、重组位点、基于序列的预测器、元组核苷酸组分等	6.针对疾病致病原因展开全基因组关联分析的研究	架构、体重指数、脑、心血管疾病、新生突变、全基因组关联、遗传力、荟萃分析、易感基因位点等	6.癌细胞扩散的分子生物学机制研究	表达、生长、扩散、microRNA、长链非编码RNA、转移、环状RNA、结直肠癌、肿瘤抑制蛋白、肝细胞癌、生物标志物、非编码RNA、生物成因、迁移、靶标、入侵、预后不良、上调等

4. 神经科学与行为学

2015～2019 年间中国在神经科学与行为学研究领域重点关注：①基于磁共振成像技术的神经系统功能连接研究；②脑出血后的神经炎症机制研究；③以鼠为模型开展神经损伤机制研究；④中枢神经系统相关疾病研究等。

通过图 10～图 12 以及表 18 类团内的主要关键词可以看出，中国、美国及国际在神经科学与行为学领域都比较注重对大脑皮层结构与功能的研究、对阿尔茨海默病及相关的老年人中枢神经系统疾病的研究、以鼠为模型开展神经性疾病研究，以及肠道菌群与抑郁症相关神经疾病的关系研究。

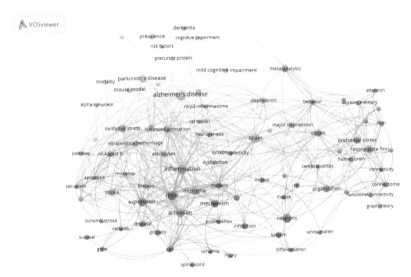

图 10　2015～2019 年神经科学与行为学领域中国 ESI 高被引文献关键词共现聚类分析图
（彩图请扫封底二维码）

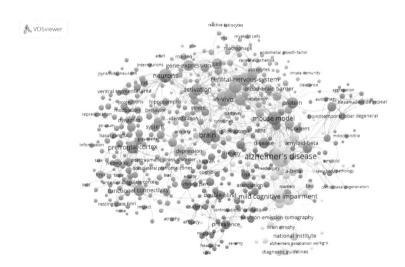

图 11　2015～2019 年神经科学与行为学领域美国 ESI 高被引文献关键词共现聚类分析图
（彩图请扫封底二维码）

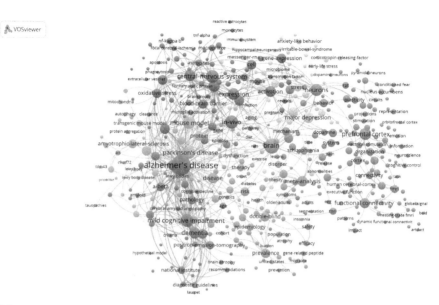

图 12　2015～2019 年神经科学与行为学领域 ESI 高被引文献关键词共现聚类分析图
（彩图请扫封底二维码）

表 18　2015～2019 年神经科学与行为学领域主要国家关键词聚类得到的主要研究内容表

中国类团名称	中国主要关键词	美国类团名称	美国主要关键词	国际类团名称	国际主要关键词
1.基于磁共振成像技术的大脑皮层结构与功能研究	荟萃分析、静息态功能磁共振、皮层、前额叶皮层、连接体、痴呆、模型、受体、行为、功能磁共振成像、功能连接、脑基底神经节、工作记忆、注意力、自闭症谱系障碍、大脑皮层、默认模式网络、图论等	1.基于磁共振成像技术的大脑皮层结构与功能研究	脑、神经元、前额叶皮层、功能连接、皮层、记忆、网络、工作记忆、内侧前额叶皮质、磁共振成像、海马体、视皮层、应答、抑制、基底神经节、多巴胺、决策、脑深部刺激、神经元活动、个体差异、白质等	1.基于磁共振成像技术的大脑皮层结构与功能研究	脑、神经元、前额叶皮层、功能连接、模型、记忆、行为、工作记忆、功能性磁共振成像、大脑皮层、内侧前额叶皮质、认知、视皮层、抑制、应答、自闭症、多巴胺等
2.脑出血后的神经炎症机制研究	神经炎症、激活、小胶质细胞、氧化应激、中风、星形胶质细胞、核因子、血脑屏障、局灶性脑缺血、脑出血、通路、治疗、细胞凋亡、缺血性中风、microRNA 等	2.对与中枢神经系统相关的神经疾病的研究	体内、中枢神经系统、激活、鼠、炎症、小胶质细胞、基因表达、细胞、血脑屏障、神经变性、长期增强、神经炎症、受体、多发性硬化、突触可塑性、氧化应激、中风、星形胶质细胞、RNA 序列、信使 RNA、脊髓损伤、外伤性脑损伤等	2.神经系统疾病的荟萃分析	荟萃分析、双盲、随机对照试验、诊断、精神分裂症、危险因素、认知障碍、关联、分类、流行病学、生活质量、安全、临床试验、多发性硬化、儿童、功能障碍等
3.以鼠为模型开展神经损伤机制研究	鼠模型、神经元、机制、抑制、体内、分化、损伤、缺血、增殖、突触可塑性、白质等	3.神经系统疾病的荟萃分析	荟萃分析、双盲、全基因组关联、随机对照试验、关联、危险因素、治疗、临床试验、分类、流行病学、生活质量等	3.对与中枢神经系统相关的神经疾病的研究	体内、中枢神经系统、表炎症、激活、小胶质细胞、神经变性、鼠、细胞、神经炎症、基因表达、血脑屏障、氧化应激、中风、受体、星形胶质细胞、巨噬细胞、NF-κB、外伤性脑损伤等

续表

中国类团名称	中国主要关键词	美国类团名称	美国主要关键词	国际类团名称	国际主要关键词
4.对阿尔茨海默病及帕金森病等中枢神经系统相关的神经疾病的研究	阿尔茨海默病、帕金森病、轻度认知障碍、鼠模型、淀粉样蛋白-β、α-突触核蛋白、肌萎缩侧索硬化、死亡率、认知障碍、前体蛋白、危险因素等	4.对阿尔茨海默病及相关的老年人中枢神经系统疾病的研究	阿尔茨海默病、轻度认知障碍、痴呆、脑脊液、生物标志物、淀粉样蛋白-β、病理学、载脂蛋白-e、Tau蛋白、正电子放射断层造影、认知障碍、神经纤维原缠结等	4.肠道菌群与抑郁症相关神经疾病的关系研究	抑郁症、突触可塑性、压力、肠道菌群、焦虑、海马体、双相情感障碍、C-反应蛋白、信使RNA等
5.脊髓相关疾病的基因表达研究	基因表达、细胞、疾病、蛋白质、存活率、脊髓等	5.以鼠为模型开展神经性疾病研究	鼠模型、帕金森病、蛋白质病、α-突触核蛋白、肌萎缩侧索硬化、转基因小鼠、突变、诊断、额颞叶痴呆、额颞叶变性、6核苷酸重复序列等	5.对阿尔茨海默病及相关的老年人中枢神经系统疾病的研究	阿尔茨海默病、轻度认知障碍、痴呆、脑脊液、生物标志物、病理学、淀粉样蛋白-β、正电子放射断层造影术、Tau蛋白、载脂蛋白-e、全基因组关联、神经纤维原缠结等
6.肠道菌群与抑郁症相关神经疾病的关系研究	脑、抑郁症、肠道菌群、功能障碍、神经发生、大鼠模型、多样性、nlrp3炎症小体等	6.肠道菌群与抑郁症相关神经疾病的关系研究	抑郁症、行为、压力、精神分裂症、自闭症谱系障碍、创伤后应激障碍、自闭症、肠道菌群等	6.以鼠为模型开展神经性疾病研究	帕金森病、鼠模型、α-突触核蛋白、蛋白质、肌萎缩侧索硬化、转基因鼠、突变、进行性核上性麻痹、额颞叶痴呆、额颞叶变性、转基因鼠模型等

5. 免疫学

2015~2019年间中国在免疫学研究领域重点关注:①先天性免疫在炎症与免疫疾病中作用机制研究;②变态反应性疾病的病理生理机制研究;③肠道菌群通过影响调节性T细胞参与炎症发病的机制研究;④巨噬细胞在炎症发病机制中的作用等。

通过图13~图15以及表19类团内的主要关键词可以看出,美国与国际在免疫学研究领域主要关注点基本一致,我国虽主要聚焦于先天性免疫在炎症与免疫疾病中作用

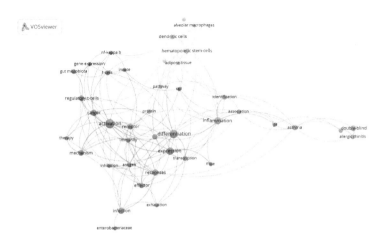

图13　2015~2019年免疫学领域中国ESI高被引文献关键词共现聚类分析图(彩图请扫封底二维码)

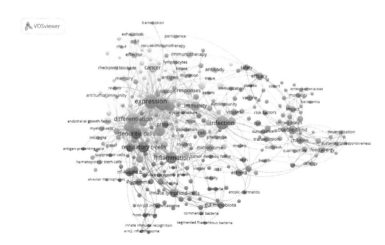

图 14 2015～2019 年免疫学领域美国 ESI 高被引文献关键词共现聚类分析图（彩图请扫封底二维码）

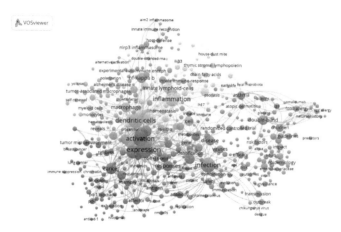

图 15 2015～2019 年免疫学领域 ESI 高被引文献关键词共现聚类分析图（彩图请扫封底二维码）

表 19 2015～2019 年免疫学领域主要国家关键词聚类得到的主要研究内容表

中国类团名称	中国主要关键词	美国类团名称	美国主要关键词	国际类团名称	国际主要关键词
1.先天性免疫在炎症与免疫疾病中作用机制研究	分化、感染、应答、受体、先天性淋巴细胞、免疫、转录、抗原、肠杆菌科、免疫疲劳、抑制等	1.自体免疫性疾病的诊断与治疗研究	感染、双盲、儿童、病毒、安全、美国、食物过敏、随机对照试验、流行病学、疫苗、传输、诊断、死亡率、危险因素、艾滋病毒、监控、荟萃分析、暴发、过敏、预防、抵抗、免疫接种等	1.自体免疫性疾病的诊断与治疗研究	感染、双盲、哮喘、儿童、治疗、病毒、功效、安全、流行病学、传输、美国、疫苗、诊断、死亡率、流行、随机对照试验、食物过敏、暴发、危险因素、特应性皮炎等
2.变态反应性疾病的病理生理机制研究	炎症、双盲、哮喘、变应性鼻炎、过敏、关联、识别、IgE 等	2.以鼠作为模式动物开展免疫系统疾病发病机制研究	激活、T 细胞、体内、受体、基因表达、巨噬细胞、中枢神经系统、体外、骨髓、识别、突变、造血干细胞、髓细胞、通路、阿尔茨海默病、鼠模型、组织内巨噬细胞、细胞凋亡、干扰素γ、淋巴细胞等	2.先天性免疫疾病中自体免疫调节作用机制研究	NF-κB、转录因子、机制、先天性免疫、蛋白质、nlrp3 炎症小体、B 细胞、浆细胞样树突状细胞、CCD8（＋）T 细胞、细胞凋亡、系统性红斑狼疮、全基因组关联等

续表

中国类团名称	中国主要关键词	美国类团名称	美国主要关键词	国际类团名称	国际主要关键词
3.肠道菌群通过影响调节性T细胞参与炎症发病的机制研究	癌症、调节性T细胞、肠道菌群、T细胞、基因表达、NF-κB等	3.先天性免疫疾病中自体免疫调节作用机制研究	树突状细胞、调节性T细胞、NF-κB、肠道菌群、自然杀伤细胞、蛋白质、nlrp3炎症小体、先天免疫、链脂肪酸、芳香烃受体、CD4（+）T细胞、炎症性肠病、结核分枝杆菌、浆细胞样树突状细胞等	3.抑制癌症的T细胞免疫疗法研究	T细胞、癌症、免疫疗法、免疫反应、抗体、单克隆抗体、肿瘤微环境、抑制、转化生长因子、抗肿瘤免疫、pd-1抑制剂、抑制细胞、慢性病毒感染、鼠模型等
4.巨噬细胞在炎症发病机制中的作用	造血干细胞、树突状细胞、脂肪组织、肺泡巨噬细胞、循环单核细胞等	4.抑制癌症的细胞免疫疗法研究	癌症、应答、抗原、转录因子、免疫疗法、免疫反应、抗体、单克隆抗体、pd-1抑制剂、抗肿瘤免疫、集落刺激因子、黑色素瘤、慢性病毒感染、转化生长因子、肿瘤微环境等	4.先天性免疫和适应性免疫在炎症与免疫疾病中作用机制研究	炎症、调节性T细胞、先天性淋巴细胞、肠道菌群、干扰素γ、自然杀伤细胞、th17细胞、类风湿性关节炎、细胞因子、链脂肪酸、胸腺基质淋巴生成素、芳香烃受体、坏死因子α、特应性皮炎、2型免疫等
5.生物激活治疗机制研究	激活、表达、机制、鼠、治疗等	5.先天性免疫和适应性免疫在炎症与免疫疾病中作用机制研究	炎症、先天性淋巴细胞、哮喘、干扰素γ、特应性皮炎、皮肤、细胞因子、肥胖、坏死因子α、2型免疫等	5.免疫系统疾病发病机制研究	表达、激活、分化、受体、应答、免疫、微生物群、抗原、诱导、记忆、突变、通路、皮肤、pd-1、CD4（+）T细胞等
6.蛋白质组学在免疫学研究中的应用	蛋白质、通路等	6.微生物群对免疫机制的作用研究	分化、免疫、微生物群、诱导、鼠、机制、th17细胞、多样性、抑制、耐受等	6.神经系统免疫疾病的发病机制研究	树突状细胞、体内、巨噬细胞、基因表达、骨髓、识别、中枢神经系统、体外、鼠、肿瘤相关巨噬细胞、造血干细胞、单核细胞、髓细胞、阿尔茨海默病、集落刺激因子、实验性自身免疫性脑脊髓炎等

机制研究，与国际保持一致，但在自体免疫性疾病的诊断与治疗研究、抑制癌症的细胞免疫疗法研究等方面研究较少。今后我国可开展更大范围的免疫疾病分子机制研究，以发现更多对调节、治疗免疫性疾病有重要作用的基因、蛋白质等，从而为免疫性疾病的预防与治疗提供精准方案。

6. 精神病与心理学

2015～2019年中国在精神病与心理学研究领域重点关注：①儿童精神疾病流行病学研究；②基于荟萃分析的精神疾病研究；③心理健康及满意度调查研究；④青少年精神疾病患病率研究。我国在精神病与心理学领域高被引文献数量较少，研究重点关注人群为儿童和青少年，研究主要方法为流行病学研究方法、荟萃分析方法等。

通过图16～图18及表20类团内的主要关键词可以看出，荟萃分析、随机对照试验、流行病学研究等方法是精神病与心理学领域常用的调查研究方法，此外，土耳其机器人已成为社会学家和心理学家开展调查和获取试验数据的来源。抑郁症、自闭症、阿尔茨海默

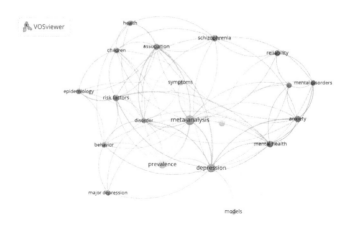

图 16 2015～2019 年精神病与心理学领域中国 ESI 高被引文献关键词共现聚类分析图
（彩图请扫封底二维码）

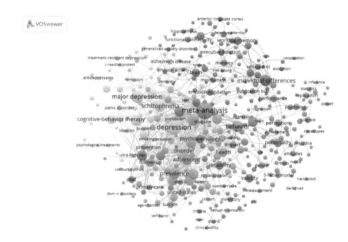

图 17 2015～2019 年精神病与心理学领域美国 ESI 高被引文献关键词共现聚类分析图
（彩图请扫封底二维码）

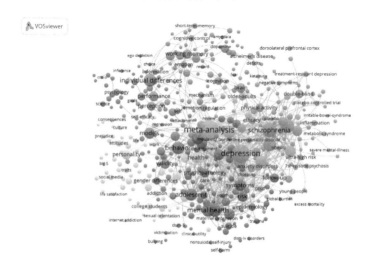

图 18 2015～2019年精神病与心理学领域ESI高被引文献关键词共现聚类分析图（彩图请扫封底二维码）

表20 2015～2019年精神病与心理学领域主要国家关键词聚类得到的主要研究内容表

中国类团名称	中国主要关键词	美国类团名称	美国主要关键词	国际类团名称	国际主要关键词
1.儿童精神疾病流行病学研究	精神分裂症、危险因素、儿童、流行病学、健康等	1.基于荟萃分析、土耳其机器人等多种方法与手段开展精神疾病调查和试验数据获取研究	荟萃分析、模型、心理学、性别、五因素模型、自尊、社交媒体、工作满意度、统计学、土耳其机器人、互联网、开放数据、Facebook等	1.大脑决策、记忆等功能及精神疾病的个体差异化研究	个体差异、脑、工作记忆、注意力、感知、成年人、前额叶皮层、动机、情绪调节、自律、社会认知、功能连通性、机制、短期记忆、认知疗法、低龄儿童等
2.基于荟萃分析的精神疾病研究	抑郁症、荟萃分析、障碍、行为、重度抑郁症等	2.精神疾病流行病学研究	患病率、儿童、风险、美国、注意力缺陷、干预、流行病学、女性、自杀、青春期、成年人、边缘型人格障碍、社会支持、精神障碍、反社会行为、男性、药物滥用等	2.老年人群精神疾病的致病因素与症状研究	抑郁症、精神分裂症、重度抑郁症、双相情感障碍、双盲、体育活动、老年人、死亡率、阿尔茨海默病、验证、临床试验、安慰剂对照试验、代谢综合征、评定量表、心血管疾病等
3.心理健康及满意度调查研究	焦虑、心理健康、可信度、精神障碍、满意度等	3.大脑决策、记忆等功能及精神疾病研究	脑、前额叶皮层、注意力、情绪调节、认知、自律、功能连通性、短期记忆、认知疗法、低龄儿童等	3.青少年精神疾病与心理研究	心理健康、患病率、儿童、青少年、干预、风险因素、有效性、系统综述、注意力缺陷、流行病学、美国、自杀、自闭症谱系障碍、青春期、性别差异、边缘型人格障碍等
4.青少年精神疾病患病率研究	患病率、青少年、模型、症状等	4.精神疾病随机对照试验研究	抑郁症、精神分裂症、随机对照试验、双相情感障碍、焦虑性障碍、双盲、强迫症、心理治疗、临床试验、神经性厌食症、评定量表等	4.利用土耳其机器人等多种互联网手段开展精神疾病调查和试验数据获取研究	压力、个性、预测因素、女性、大学生、自尊、护理、社会支持、五因素模型、社交媒体、互联网、工作满意度、男性、土耳其机器人、自我效能感等
-	-	5.基于问卷调查法的精神疾病研究	焦虑、创伤后应激障碍、《精神疾病诊断与统计手册（第四版）》、验证性因素分析、《精神疾病诊断与统计手册（第五版）》、自我报告、问卷调查、心理测验学等	5.基于问卷调查法的精神疾病研究	精神病理学、可靠性、精神障碍、伴随疾病、问卷调查、自我报告、验证性因素分析、《精神疾病诊断与统计手册（第四版）》、《精神疾病诊断与统计手册（第五版）》、统计学等
-	-	6.老年人群精神疾病的致病因素与症状研究	死亡率、老年人、阿尔茨海默病、系统综述、情绪障碍、年龄、肥胖、轻度认知障碍、C反应蛋白、锻炼、代谢综合征、冠心病等	6.基于荟萃分析的精神疾病症状与治疗研究	荟萃分析、焦虑、创伤后应激障碍、焦虑性障碍、心理治疗、强迫症、恐慌症、神经性厌食症、暴露疗法、社交障碍等

病等心理健康疾病的发病机制、症状、治疗等一直是国际国内关注的重点。青少年、老年人等特殊人群的精神疾病与心理疾病是国际关注的重点。今后我国应继续加大在精神病与心理学方面的研究，重点关注特殊人群的精神与心理健康，尝试使用创新性研究方法与技术工具，获取更加广泛的试验数据，从疾病的致病机制、临床症状、治疗与预后等全方面开展系统性研究，为保障和提高我国人口精神与心理健康提供理论和实践支撑。

7. 微生物学

2015～2019年中国在微生物学研究领域重点关注：①肠道微生物学研究；②我国人感染细菌/病毒的流行病学研究；③微生物学的分子生物学研究；④霉菌病毒等基因组学

相关研究；⑤大肠杆菌的晶体结构相关研究等。其中，肠道微生物学、微生物学的流行病学研究等相关研究成为我国微生物学研究关注的重点。

通过图 19～图 21 及表 21 类团内的主要关键词可以看出，美国在病毒的免疫机制研

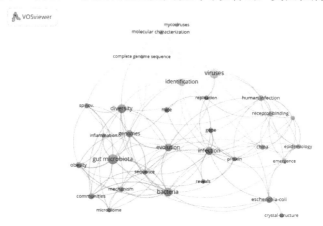

图19　2015～2019年微生物学领域中国ESI高被引文献关键词共现聚类分析图（彩图请扫封底二维码）

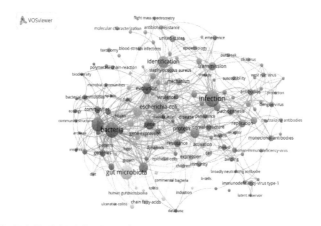

图20　2015～2019年微生物学领域美国ESI高被引文献关键词共现聚类分析图（彩图请扫封底二维码）

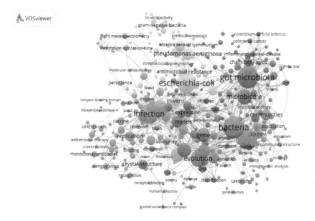

图21　2015～2019 年微生物学领域 ESI 高被引文献关键词共现聚类分析图（彩图请扫封底二维码）

表 21　2015～2019 年微生物学领域主要国家关键词聚类得到的主要研究内容表

中国类团名称	中国主要关键词	美国类团名称	美国主要关键词	国际类团名称	国际主要关键词
1.肠道微生物学研究	肠道微生物群、细菌、多样性、进化、基因组、肥胖、机制、序列、炎症等	1.病毒感染的免疫机制和疫苗研究	感染、病毒、传输、复制、鼠、发病机制、疫苗、抗体、模型、单克隆抗体、登革热病毒、免疫、体外、西尼罗河病毒、中和抗体、人类免疫缺陷病毒、免疫反应、寨卡病毒等	1.微生物环境基因组学相关研究	细菌、多样性、进化、基因序列、基因组、宏基因组、细菌群落、动力学、全基因组序列、分类、数据库、微生物群落、实时聚合酶链反应、土壤、发现、真菌、古生菌、16S 核糖体 RNA、高通量等
2.我国人感染细菌/病毒的流行病学研究	人类感染、中国、受体结合、流行病学、起源等	2.细菌和病毒的耐药性研究	大肠杆菌、机制、美国、铜绿假单胞菌、金黄色葡萄球菌、枯草芽孢杆菌、流行病学、抗生素耐药性、抗菌素耐药性、光谱β-内酰胺酶、革兰氏阴性菌等	2.病毒感染的免疫机制和疫苗研究	感染、机制、鼠、发病机制、疫苗、抗体、免疫力、体内、登革热病毒、单克隆抗体、西尼罗河病毒、易感性、寨卡病毒、树突细胞、脑、CD4（+）T 细胞、免疫反应、黄病毒、人类免疫缺陷病毒、抗逆转录病毒疗法、T 细胞等
3.微生物学的分子生物学研究	感染、基因、鼠、蛋白质、复制、揭示等	3.细菌的基因组学相关研究	细菌、多样性、进化、基因、基因组、宏基因组学、细菌群落、分类、聚合酶链反应、实时聚合酶链反应、高通量、微生物群落、生物多样性等	3.肠道微生物学研究	肠道微生物群、微生物组、激活、新陈代谢、链脂肪酸、粪便微生物群、宿主、炎症、健康、肥胖、克罗恩病、饮食、炎症性肠病、双盲、乳酸菌、幽门螺杆菌、结肠炎等
4.霉菌病毒等基因组学相关研究	病毒、识别、分子表征、全基因组序列、霉菌病毒等	4.肠道微生物学研究	肠道微生物群、细胞、激活、表达、链脂肪酸、克罗恩病、肠炎鼠伤寒沙门氏菌、上皮细胞、宿主、炎症、人类肠道微生物组、结肠炎、共生细菌、粪便微生物群等	4.细菌和病毒的耐药性研究	大肠杆菌、铜绿假单胞菌、金黄色葡萄球菌、抗生素耐药性、体外、基因表达、抗菌素耐药性、革兰氏阴性菌、抗生素、持久性、枯草芽孢杆菌、结核分枝杆菌、光谱β-内酰胺酶、生物膜、肠炎鼠伤寒沙门氏菌、多药耐药性、白色念珠菌、肺炎克雷伯菌等
5.大肠杆菌的晶体结构相关研究	大肠杆菌、晶体结构等	5.微生物学的分子生物学研究	蛋白质、序列、抵抗性、晶体结构、体内、持久性、噬菌体、CD4（+）T 细胞、数据库、抗逆转录病毒疗法、广泛中和抗体等	5.微生物学的分子生物学研究	蛋白质、晶体结构、表达、DNA、RNA、分类、噬菌体、鼠伤寒沙门氏菌、毒力因子、博氏疏螺旋体、细胞外囊泡、免疫系统、肽聚糖、蛋白质组学分析等
-	-	6.微生物组在疾病和健康中的作用	微生物组、DNA、动力学、模式、饮食、健康、影响等	6.病毒的起源与进化研究	病毒、适应、起源、核苷酸序列、中国、受体结合、突变、基因转移、遗传多样性、基因组分析、噬菌体疗法、家禽等
-	-	-	-	7.假丝酵母菌属的诊断和分子流行病学研究	识别、应变、美国、流行病学、飞行质谱仪、诊断、监测、假丝酵母、克隆菌株、印度、分子流行病学、血液等

究方面稍有侧重，国际上对微生物环境基因组学相关研究较多；美国与国际在细菌和病毒的耐药性方面均有研究。今后我国可针对境内多发病种开展相关疫苗的设计与开发研究，降低病毒感染概率，同时加强病毒的起源与进化研究，从源头遏制病毒的发病与传染。

8. 药理学与毒理学

2015～2019 年中国在药理学与毒理学研究领域重点关注：①纳米粒子作为药物载体的药物传送系统相关研究；②长链非编码 RNA 在肿瘤疾病中的作用研究；③神经系统疾病、心血管疾病等的药物治疗研究；④肿瘤化疗药物的耐药性研究；⑤一氧化氮抗肿瘤作用研究等。综上，肿瘤是我国药理学与毒理学重点关注的疾病领域，同时，纳米粒子作为药物载体进行药物传送的相关研究一直是近几年的研究热点。

通过图 22～图 24 及表 22 类团内的主要关键词可以看出，药理学与毒理学领域美国与国际关注的疾病领域以及细菌耐药性相关研究方面基本一致。此外，美国在药代动力学及其疾病治疗研究和细胞外囊泡作为药物载体相关研究方面有所侧重，国际在药物抗氧化与抗菌活性研究和药物吸收与传送研究方面有所侧重。今后我国应加强细菌耐药性研究，以及面向更多疾病、更广疾病谱的药物学研究，以研发更多、更有效的疾病靶向治疗药物。

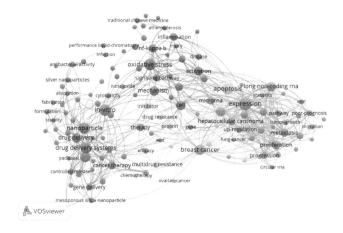

图 22　2015～2019 年药理学与毒理学领域中国 ESI 高被引文献关键词共现聚类分析图
（彩图请扫封底二维码）

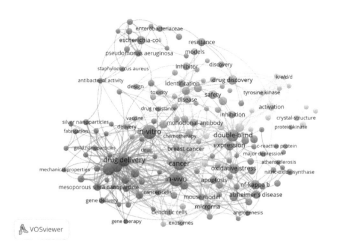

图 23　2015～2019 年药理学与毒理学领域美国 ESI 高被引文献关键词共现聚类分析图
（彩图请扫封底二维码）

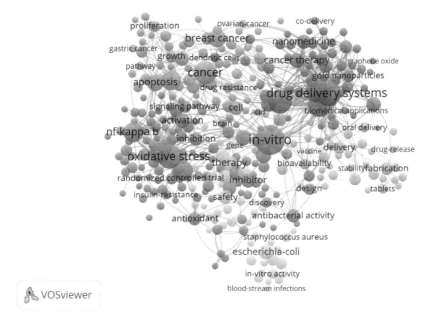

图 24 2015～2019 年药理学与毒理学领域ESI高被引文献关键词共现聚类分析图（彩图请扫封底二维码）

表 22 2015～2019 年药理学与毒理学领域主要国家关键词聚类得到的主要研究内容表

中国类团名称	中国主要关键词	美国类团名称	美国主要关键词	国际类团名称	国际主要关键词
1.纳米粒子作为药物载体的药物传送系统相关研究	体外、药物传送系统、纳米粒子、体内、药物传送、癌症治疗、基因传递、抗菌活性、血脑屏障、金纳米粒子、抗癌药、细胞毒性、介孔二氧化硅纳米粒子、银纳米粒子、聚合纳米粒子、光热疗法、固体脂质纳米粒子等	1.癌症、神经系统疾病、心血管疾病等的药物治疗研究	癌症、双盲、氧化应激、NF-κB、阿尔茨海默病、基因表达、安慰剂对照试验、随机对照试验、中枢神经系统、干细胞、缺血再灌注损伤、一氧化氮、一氧化氮合酶、指南、重度抑郁症、调节性T细胞、类风湿性关节炎、心肌梗塞、动脉粥样硬化等	1.神经系统疾病、心血管疾病、代谢系统疾病等的药物治疗研究	氧化应激、双盲、NF-κB、阿尔茨海默病、激活、基因表达、临床试验、一氧化氮、信号通路、一氧化氮合酶、随机对照试验、中枢神经系统、安慰剂对照试验、指南、活化蛋白激酶、姜黄素、帕金森病、心血管疾病、内质网应激、缺血再灌注损伤、平滑肌细胞、肠道菌群、胰岛素抵抗、肿瘤坏死因子、动脉粥样硬化、冠状动脉心脏疾病、心肌梗塞、2型糖尿病、慢性肾病、实验性自身免疫性脑脊髓炎、神经退化性疾病、非甾体抗炎药等
2.长链非编码RNA 在肿瘤疾病中的作用研究	乳腺癌、癌症、长链非编码 RNA、转移、肝细胞癌、胃癌、大肠癌、肺癌、肿瘤生长、生物标志物、非小细胞肺癌等	2.药代动力学与其疾病治疗研究	药物发现、安全、药代动力学、治疗、机制、疾病抑制、单克隆抗体、炎症性肠病、临床试验、肝细胞癌、蛋白质、代谢、天然药物、药理、药物开发、指南、药效学、风险等	2.肿瘤治疗的药理学相关研究	癌症、表达、乳腺癌、肝细胞癌、多药耐药、抗肿瘤活性、小分子抑制剂、上皮-间质转化、前列腺癌、转移、下调、化疗、耐药性、干细胞、大肠癌、长链非编码 RNA、单克隆抗体、肿瘤生长、细胞外基质、T细胞、急性粒细胞白血病、血管生成、卵巢癌、胃癌等

中国类团名称	中国主要关键词	美国类团名称	美国主要关键词	国际类团名称	国际主要关键词
3.神经系统疾病、心血管疾病等的药物治疗研究	氧化应激、激活、NF-κB、信号通路、抑制、基因表达、鼠、药物发现、天然药物、大肠杆菌、药代动力学、活化蛋白激酶、动脉粥样硬化、慢性肾病、阿尔茨海默病、内质网应激、平滑肌细胞等	3.纳米粒子作为药物载体的药物传送系统相关研究	体内、体外、药物传送系统、纳米粒子、间充质干细胞、介孔二氧化硅纳米粒子、纳米医学、癌症治疗、记忆传递、聚合纳米粒子、癌细胞、聚乙二醇、银纳米粒子、金纳米粒子、碳纳米管、固体脂质纳米粒子等	3.纳米粒子作为药物载体的药物传送系统相关研究	药物传送系统、体内、药物传送、纳米粒子、血脑屏障、癌症治疗、纳米医学、基因传递、介孔二氧化硅纳米粒子、间充质干细胞、脂质体、金纳米粒子、聚合纳米粒子、银纳米粒子、固体脂质纳米粒子、外泌体、光动力疗法、聚乙二醇、聚合胶束、细胞外囊泡、抗癌药、树突状细胞、阿霉素、氧化铁纳米粒子、纳米技术、碳纳米管等
4.肿瘤化疗药物的耐药性研究	多药耐药、抑制剂、蛋白质、自噬、耐药性、下调、乳腺癌细胞、化疗、卵巢癌等	4.肿瘤治疗的药理学相关研究	乳腺癌、肺癌、小分子抑制剂、激活、晶体结构、生长因子受体、急性粒细胞白血病、上皮-间质转化、前列腺癌、信号通路、酪氨酸激酶、化疗、β（2）-肾上腺素能受体、急性淋巴细胞白血病、鳞状细胞癌等	4.细菌的耐药性研究	治疗、大肠杆菌、药代动力学、功效、抵抗性、疾病、铜绿假单胞菌、抗生素耐药性、肠杆菌科、感染、炎症性肠病、金黄色葡萄球菌、肺炎克雷伯菌、革兰氏阴性菌、联合疗法、流行病学、克罗恩病等
5.一氧化氮抗肿瘤作用研究	细胞、治疗、功效、基因、抗肿瘤活性、一氧化氮等	5.细菌的耐药性研究	大肠杆菌、铜绿假单胞菌、多药耐药、肠杆菌科感染、肺炎克雷伯菌、抗生素耐药性、耐药性、金黄色葡萄球菌、抗菌耐药性、头孢他啶-阿维巴坦、革兰氏阴性菌等	5.药物抗氧化与抗菌活性研究	体外、抑制剂、抗菌活性、抗氧化剂、药物发现、晶体结构、细胞毒性、抗氧化活性、代谢、高效液相色谱、蛋白偶联受体、碳酸酐酶、乙酰胆碱酯酶、β（2）-肾上腺素能受体等
-	-	6.细胞外囊泡作为药物载体相关研究	树突状细胞、外泌体、T细胞、细胞外囊泡等	6.药物吸收与传送研究	传送、生物利用度、药物、3D打印、口服、片剂、热熔挤出、剂型、药物释放、胆固醇、肠道吸收、聚合物、理化性质、稳定性、溶解度、持续释放、水溶性药物、疫苗等

二、医药专利分析

钟 华 蔡 荣

中国医学科学院医学信息研究所

纵观人类发展历史，科技创新始终是一个国家、一个民族发展的重要力量，也始终是推动人类社会进步的重要力量。2018 年以来，美国、中国、德国、日本等国家纷纷发布了一系列科技战略，用以指导未来国家层面的发展方向，并在此基础上不断向纵深推进。如美国 2018 年发布了包括《国家生物防御战略》在内的一系列涉及具体产业的战略文件，实现了从宏观到微观的战略延伸。德国在 2018 年发布《高科技战略 2025 计划》，为德国未来 7 年高科技创新制定了目标。日本提出《综合创新战略 2018—2019》，指出日本未来需要利用科学技术解决包括制约医学发展等的一系列复杂问题。俄罗斯发布的《2024 年俄联邦发展国家目标和战略任务》，明确提出 2024 年前要确保科研投入增幅超过国内 GDP 增长，在重点科学领域跻身世界前五强。

在卫生与健康领域，科技创新在卫生与健康改革发展中处于核心地位。医学科技创新已经成为世界科技竞争的主战场。近年来，我国医学科技创新取得一系列重大突破，一批创新药物和医疗器械打破垄断，疾病防控能力显著提升，有力支撑了健康中国建设。医学科技创新在提高人类疾病防治水平和公共卫生突发事件的反应能力方面起着关键作用，各个国家陆续出台多项政策推动医学科技成果转化、创新合作和医药研发，医学领域科技创新生态体系正在形成。

专利是衡量国家技术创新与进步的方法之一，是科学研究活动最重要的成果表现形式。通过专利分析可以反映一个国家、地区的研发实力、创新能力和核心竞争力。本文依据国际专利分类（IPC）对我国医药专利创新活动进行洞察和研究，揭示医药专利重点研究领域，分析中国医药专利在全球范围内的地位，并与美国、日本、英国、德国、法国、加拿大等主要发达国家，以及巴西、印度等发展中国家进行对比，进而揭示中国的优势与不足，为科技管理人员了解国内外医药科技发展动态及趋势提供决策咨询，也为医药研发人员提供综合参考信息。

（一）中国医药专利创新活动概况

2017 年，全球医药专利申请数量和授权数量分别为 28.58 万件和 7.14 万件，申请量比上年度增长了 4.52%；中国专利申请数量和授权数量分别为 14.91 万件和 0.82 万件，占全球数量比值分别为 52.18% 和 11.43%。2008 年以来，中国专利申请数量和授权数量呈总体稳定上升趋势（图 1）。

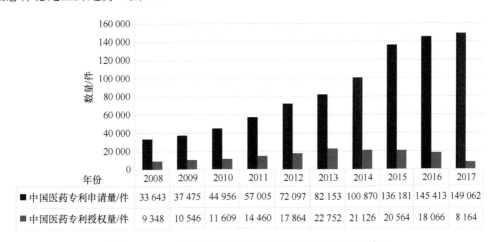

年份	2008	2009	2010	2011	2012	2013	2014	2015	2016	2017
■中国医药专利申请量/件	33 643	37 475	44 956	57 005	72 097	82 153	100 870	136 181	145 413	149 062
■中国医药专利授权量/件	9 348	10 546	11 609	14 460	17 864	22 752	21 126	20 564	18 066	8 164

图 1　2008～2017 年中国医药领域专利申请与授权情况

数据来源：Derwent Innovation，检索日期 2020-2-12。由于专利从申请到公开至少需要 18 个月，

此检索结果仅为数据库中收录数量

PCT 专利申请指通过世界知识产权组织 WIPO 的《专利合作条约》(*Patent Cooperation Treaty*) 途径递交国际专利申请向 PCT 缔约国申请专利, 它简化了国际专利申请手续, 申请人可同时在全世界大多数国家寻求对其发明的保护。PCT 国际专利申请首先由专利申请人向其主管受理局提交, 由世界知识产权组织的国际局进行国际公开, 并由国际检索单位进行国际检索。PCT 专利国际申请量是全球公认的用来衡量一个国家或地区, 以及企业创新能力的重要指标。自 2008 年以来, 中国 PCT 专利申请数量逐渐攀升, 平均增长速度为 20.01%。2017 年中国医药 PCT 专利申请数量达到 2545 件, 比 2016 年增长了 22.24%(图 2)。

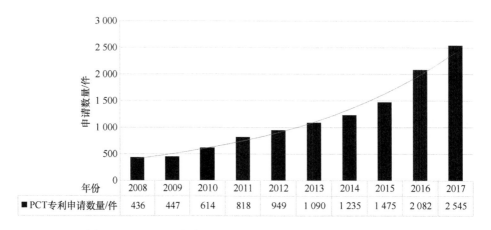

图 2　2008~2017 年中国医药领域 PCT 专利申请数量年度趋势

数据来源: Derwent Innovation, 检索日期 2020-2-12

分析中国医药申请和授权专利数量全球占比情况的年度趋势发现, 中国在医药技术领域对全球的贡献和影响力日益加大。中国的医药专利申请和授权数量的全球占比分别从 2008 年的 22.54% 和 9.57% 逐步攀升至 2017 年的 52.18% 和 11.43%(图 3 和图 4)。

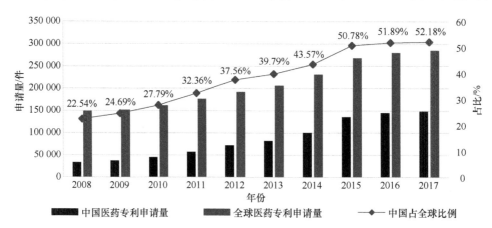

图 3　2008~2017 年中国医药领域申请专利全球占比情况

数据来源: Derwent Innovation, 检索日期 2020-2-12

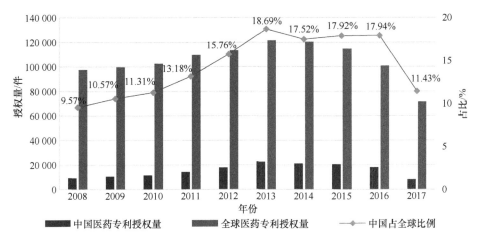

图 4　2008~2017 年中国医药领域授权专利全球占比情况

数据来源：Derwent Innovation，检索日期 2020-2-12

（二）中国在全球医药专利创新中的国家表现

2017 年中国医药专利申请量近 15 万件，医药专利授权数量超 8000 件。自 2011 年开始，中国医药专利申请量位列世界第一，高于美国、日本及加拿大等发达国家；从时间分布上看，中国专利申请量总体也呈显著增长趋势，这标志着中国医药研发机构实力的显著提升。知识产权已成为国家核心能力的重要体现之一，是本国发展和参与国际竞争的重要手段，但医药产品研发周期长、投资大、风险高，因此医药产业对专利保护的依赖性更强。我国是制药大国，仿制药规模庞大且品种丰富，但存在质量参差不齐、同质化严重等问题；同时中国创新药物研发迅速发展，基因编辑、肿瘤免疫治疗、细胞免疫疗法、液体活检、大数据平台、再生医学、合成生物学、人工智能、3D 打印等技术的发展，引领和推动了药物研发，产生了一批重要成果，不仅提高了国内卫生健康创新能力水平，更在世界面前展示了医药领域的"中国力量"（表 1）。

表 1　2008~2017 年医药领域专利申请/授权数量国家表现

国家	国家代码	2008~2017 年专利申请数量/件	2008~2017 年专利授权数量/件	2013~2017 年专利申请数量/件	2013~2017 年专利授权数量/件	2017 年专利申请数量/件	2017 年专利授权数量/件
美国	US	347 374	309 806	207 423	166 092	59 981	28 331
中国	CN	841 095	146 387	602 522	86 082	149 062	8 164
日本	JP	147 660	89 779	78 029	45 058	20 404	7 067
英国	GB	19 879	19 159	11 050	9 028	3 800	1 573
德国	DE	39 613	22 407	19 664	9 213	5 455	1 184
法国	FR	18 225	19 393	9 235	7 730	2 782	896
加拿大	CA	2 669	2 293	1 378	875	417	153
巴西	BR	8 043	1 125	4 083	441	1 085	49
印度	IN	16 479	6 783	10 073	3 250	3 094	504
澳大利亚	AU	22 066	18 022	15 892	12 475	6 265	3 673

数据来源：Derwent Innovation，检索日期 2020-2-12

从 PCT 专利申请数量来看，2017 年中国医药 PCT 专利申请数量为 2545 件（表 2），低于美国和日本。通过近五年与近十年的数据对比发现，中国、韩国的专利年均数量有所上升，法国、英国和澳大利亚的 PCT 专利申请数量排名有所下降。中国作为仅次于美国的全球第二大医药市场，在我国数千家制药企业生产的各类化学药品中，仿制药达95%以上。我国在医药领域的创新，从仿制、仿创结合到创新，每一步都走得艰难却坚定，各大医药研发机构对于自主研发掌握的核心技术专利，都十分注重通过专利申请在全球及时有效获权，积极推动专利进行国际注册认证，通过构建涉及国内外、涵盖核心专利和外围专利的专利网，确保领先技术的独占地位，继而有效地开拓了国内外市场，推动知识产权价值最大化，实现长期可持续发展。

表 2　2008～2017 年医药领域 PCT 专利申请数量国家表现

国家	国家代码	2008～2017 年 PCT 专利申请数量/件	2013～2017 年 PCT 专利申请数量/件	2017 年 PCT 专利申请数量/件
美国	US	173 276	79 833	16 099
日本	JP	31 764	17 952	3 828
中国	CN	11 691	8 427	2 545
英国	GB	11 680	5 371	1 209
德国	DE	11 858	4 950	944
法国	FR	8 966	3 811	670
加拿大	CA	339	128	36
巴西	BR	923	451	111
印度	IN	6 245	3 150	536
澳大利亚	AU	2781	1451	338

数据来源：Derwent Innovation，检索日期 2020-2-12

（三）中国医药专利创新活动的主要研发机构

本部分基于专利授权数量分析中国及全球医药专利创新活动中主要研发机构的整体情况及研发活跃程度，中国授权发明专利数量较多的机构以高校为主（表 3），如浙江大学、上海交通大学、海军军医大学等国内高校，而全球授权发明专利数量较多的机构均是大型制药企业和医疗器械厂商（表 4），药企如罗氏制药公司、诺华公司、默克公司等通过层层相连的专利族群编织成专利保护网，另外东芝、富士、飞利浦等医疗器械公司也通过大量专利巩固研发价值。我国医药技术的研发主体仍然是高校和研究院所，在产学研医药科技创新发展模式中处于主导地位。国内医药企业依然处于持续创新能力不足的状态，绝大多数药企依赖于仿制药的局面仍然存在，仅少数企业正处于从仿制到创新的转型阶段。可见，在我国医药科技创新的进程中，虽有加速提升的过程，但还需在医药政策、人才、资本三大要素相互作用中持续激发企业、医院、高校、科研机构等创新主体的活力，产生突破性的原始创新成果，形成良性发展的创新生态系统。

表3　2008～2017年中国医药领域授权专利排名前10位机构

序号	机构名称	类型	授权量/件
1	浙江大学	高校	1 187
2	上海交通大学	高校	749
3	海军军医大学	高校	739
4	四川大学	高校	651
5	清华大学	高校	609
6	中山大学	高校	591
7	中国药科大学	高校	577
8	华南理工大学	高校	559
9	空军军医大学	高校	556
10	沈阳药科大学	高校	545

数据来源：Derwent Innovation，检索日期2020-2-12

表4　2008～2017年全球医药领域授权专利排名前10位机构

序号	机构名称	类型	授权量/件
1	东芝（TOSHIBA KK）	企业	4 368
2	罗氏（HOFFMANN LA ROCHE）	企业	3 571
3	西门子（SIEMENS AG）	企业	3 558
4	柯惠（COVIDIEN LP）	企业	3 225
5	富士（FUJI FILM CORP）	企业	2 840
6	奥林巴斯（OLYMPUS OPTICAL CO LTD）	企业	2 605
7	飞利浦（KONINKLIJKE PHILIPS NV）	企业	2 601
8	诺华（NOVARTIS AG）	企业	2 327
9	默克（MERCK SHARP & DOHME）	企业	1 887
10	美敦力（MEDTRONIC INC）	企业	1 875

数据来源：Derwent Innovation，检索日期2020-2-12

（四）重点医药领域技术布局和发展路径分析

本部分选取若干重大药物领域（消化系统疾病药物、代谢疾病药物、血液或细胞外液疾病药物、心血管系统疾病药物、呼吸系统疾病药物、皮肤疾病药物、骨骼疾病药物、神经肌肉系统疾病药物、神经系统疾病药物等领域）和医疗器械领域进行专利情况分析。

1. 重大疾病药物领域专利

由于专利公开的滞后性，仅对2008～2017年各国本国专利领域分布进行分析（表5）。根据专利数据可以看出，抗肿瘤药物最受各国关注，是各国重大疾病药物领域专利申请的重点，此外非中枢性止痛剂、神经系统疾病药物和皮肤疾病药物受关注程度较高，总体而言，各国在重大疾病药物领域的专利布局结构较为一致。中国在消化系统疾病药物、呼吸系统疾病药物、泌尿系统疾病药物、生殖或性疾病药物、皮肤疾病药物、非中枢性止痛剂和抗肿瘤药物等领域的专利数量均超过了美国，而在几乎所有药物领域专利申请数量均高于表中除美国以外的其他发达国家和发展中国家，体现了中国对药物领域研发活动专利保护的重视程度逐渐加强，也反映了中国医药领域的科研水平不断提高、创新能力逐渐增强。同时，在代谢疾病药物、内分泌系统疾病药物、血液或细胞外液疾病药物、心血管系统疾病药物、骨骼疾病药物、神经肌肉系统疾病药物、神经系统疾病药物、感觉疾病药物、抗感染药物、抗寄生虫药物及免疫或过敏性疾病药物等领域中国的专利数量低于美国，说明中国在这些领域可能存在较为薄弱的环节和成长的空间，今后应有针对性的向这些领域提供更多定向支持。此外，同为发展中国家的印度各大疾病药物领域专利也有较为不错的表现，其研究成果多于发达国家加拿大和发展中国家巴西，反映出印度在医药领域的投入较大和重视程度较高。

表5 2008～2017 年各国重大疾病药物专利领域分布情况

名称	美国	中国	日本	英国	德国	法国	加拿大	巴西	印度	澳大利亚
消化系统疾病药物	6 650	13 381	2 052	612	265	297	36	43	219	1 136
代谢疾病药物	6 716	4 503	2 502	523	249	371	40	33	203	921
内分泌系统疾病药物	1 628	803	444	153	76	52	9	9	33	339
血液或细胞外液疾病药物	4 506	3 231	1 035	320	217	173	24	33	105	877
心血管系统疾病药物	12 572	10 193	2 998	1 089	577	548	86	84	366	2 014
呼吸系统疾病药物	9 203	14 637	1 649	1 042	416	249	50	50	281	1 565
泌尿系统疾病药物	1 562	2 528	836	132	133	111	9	9	70	290
生殖或性疾病药物	4 173	12 872	763	397	210	167	29	37	92	807
皮肤疾病药物	9 226	19 035	4 284	889	532	1 396	89	117	250	1 585
骨骼疾病药物	4 038	2 934	1 309	368	165	212	27	32	100	728
神经肌肉系统疾病药物	4 545	2 022	979	365	96	176	42	32	92	846
神经系统疾病药物	17 589	12 344	3 265	1 682	577	760	106	115	458	2 510
感觉疾病药物	1 416	566	723	129	49	70	8	12	12	192
非中枢性止痛剂	17 438	34 639	4 044	1 731	661	647	118	306	544	2 815
抗感染药物	7 854	6 930	1 543	819	360	353	81	114	235	1 294
抗寄生虫药物	1 737	988	343	180	102	141	13	69	47	387
抗肿瘤药物	32 702	39 543	5 668	2 633	891	1 056	199	353	770	4 292
免疫或过敏性疾病药物	6 702	2 060	1 414	737	227	321	74	40	164	1 218

数据来源：Derwent Innovation，检索日期 2020-2-12

2. 医疗器械领域专利

医疗器械普遍受到各国的关注和重视，因为医疗器械是十分复杂的装置，其对精密性、安全性、可靠性等方面要求极高，具有高新技术应用密集、学科交叉广泛、技术集成融合等特点，是一个国家前沿技术发展水平和技术集成应用能力的集中体现。2008～2017 年期间，全球医疗器械专利申请量约 53 万件，年均增长率为 9.30%，表明全球医疗器械专利增长态势稳定，全球医疗器械领域持续发展。而此期间，中国共申请专利超19 万项，从 2008 年的 5422 项（占当年全球总量的 15.06%）增长到 2017 年的 3.98 万项,占当年全球总量近一半,年均增长率高达 25.39%,年均增长率高于全球水平(表6)。2008～2017 年医疗器械专利申请数量国家表现说明我国医疗器械专利申请持续活跃,增长趋势明显(表7),充分反映出在政策指导和支持、科技投入增加、监管法规体系完善、创新驱动、消费升级、人才队伍建设、人工智能技术应用,以及"实施健康中国战略"等多方面因素综合推动和促进下中国医疗器械产业持续、稳定、健康发展。

表6 2008～2017 年全球及中国医疗器械专利申请数量年度趋势

范围	2008 年	2009 年	2010 年	2011 年	2012 年	2013 年	2014 年	2015 年	2016 年	2017 年
全球	35 993	35 844	38 779	42 805	48 076	52 888	57 718	68 466	74 733	79 481
中国	5 422	6 921	8 867	11 633	15 307	17 819	20 878	31 932	36 779	39 812

数据来源:Derwent Innovation,检索日期 2020-2-12

表7 2008～2017 年医疗器械专利申请数量国家表现

国家	国家代码	2008～2017 年专利申请数量/件	2013～2017 年专利申请数量/件	2017 年专利申请数量/件
美国	US	109 765	65 737	17 469
中国	CN	191 581	144 549	39 812
日本	JP	52 697	26 534	6 700
英国	GB	3 735	2 274	784
德国	DE	13 343	6 665	1 844
法国	FR	3 069	1 722	557
加拿大	CA	584	324	96
巴西	BR	1 327	692	204
印度	IN	2 161	1 738	603
澳大利亚	AU	3 714	2 687	932

数据来源:Derwent Innovation,检索日期 2020-2-12

三、药品及临床试验分析

倪 萍

中国医学科学院医学信息研究所

药品和临床试验信息是反映医药科技产出与应用的重要表现形式之一,也是医药创新的重要体现。近年来,中国药品注册审评制度逐步与国际标准接轨,各界对临床试验的关注也不断提高。本文从项目状态、时间趋势、疾病分布、机构分布等方面对中国药品及临床试验项目进行分析,全面了解国内医药研发现状,同时通过国内外对比,了解中国在全球医药研发中的地位,为国内医药产业发展提供建议。

(一)药物研发情况

1. 国内药物研发概况及国际对比

药物研发是医药创新的重要组成部分,是推动医学科技发展的动力,通过分析中国药物研发情况,对比国内外药物布局,有助于发现国内药物研发中的优势及短板,从而推进医药产业的健康发展。通过 Thomson Reuters Cortellis 数据库检索，截至 2019 年 12 月 31 日，全球研发药品数量为 75 233 项，在中国开展的研发药物数量为 7994 项，占全球的 10.63%。图 1 为在中国开展的研发药物研究阶段分布，临床前研究阶段所占比重最大，达 31.44%，该阶段主要指药物的安全或毒理性试验以及动物体内试验阶段。处于临床阶段药物（临床、临床Ⅰ期、临床Ⅱ期、临床Ⅲ期）为 1292 项，占比 16.16%。上市药占比 16.09%。

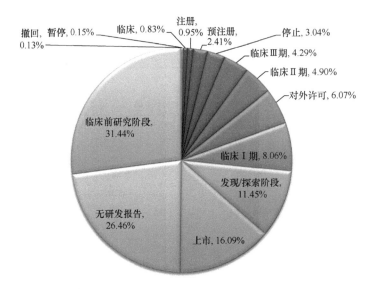

图 1 在中国研发药物研究阶段分布（彩图请扫封底二维码）
数据来源为 Thomson Reuters Cortellis 数据库；检索时间范围限定到 2019 年 12 月 31 日，
检索日期为 2020 年 1 月 16 日；未纳入港澳台地区数据

为更好地了解中国药物研发在国际中的位置，本部分将在国内开展的研发药物与在美国、英国与日本开展的研发药物进行对比，其中重点对比了临床、上市、撤回、发现/探索，以及终止等阶段（图 2）。

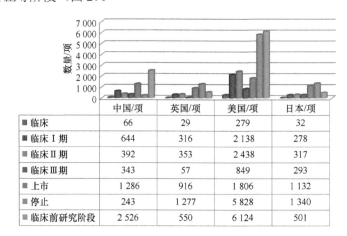

	中国/项	英国/项	美国/项	日本/项
■ 临床	66	29	279	32
■ 临床Ⅰ期	644	316	2 138	278
■ 临床Ⅱ期	392	353	2 438	317
■ 临床Ⅲ期	343	57	849	293
■ 上市	1 286	916	1 806	1 132
■ 停止	243	1 277	5 828	1 340
■ 临床前研究阶段	2 526	550	6 124	501

图 2 在中国研发药物研究阶段分布及国际对比（彩图请扫封底二维码）
由于同一个药物可能同时处于多个阶段，因此各个阶段药品数量之和大于该国家药品总数

通过对比发现，在中国开展的临床前研究阶段的研发药物数量略大于英国、日本，该阶段主要是指药物毒理、安全性试验以及动物试验。中国处于临床阶段（临床、临床Ⅰ期、临床Ⅱ期、临床Ⅲ期）的药物数量略高于英国和日本，但与美国相比还存在一定的差距。上市阶段指该药物已经进入市场销售，在中国上市的药物仅次于美国，在英国及日本上市药物数量均小于中国，这在一定程度上反映我国医药市场具备一定的发展潜力，国内需求较大。停止阶段是指药物在申请上市前（申请上市获批前），针对某个适应证的研发被终止，造成终止的原因主要包括药品的有效性、安全性及经济等因素，在我国开展的药物试验终止数量远低于英国、美国及日本。

2. 中国各阶段药物研发情况及国际对比

为进一步了解国内药物研发情况，研究进一步对临床前研究阶段、临床阶段及上市阶段药物研发情况进行分析，主要包括研发机构分布及研究领域分布，并通过与美国、英国、日本等国家进行对比，了解中国药物研发在国际中的位置。

（1）中国临床前研究阶段药物研发情况及国际对比

临床前研究阶段指动物体内的试验，分析、对比该阶段的主要研究机构及领域布局，对于了解我国医药市场及医药研发能力具有一定的参考价值。表1为在中国开展的且处于临床前阶段的前10位研发机构。机构类型包括大学、公司、研究所，其中中国科学院上海药物研究所数量最多，为64项，其次为正大天晴药业集团股份有限公司，为60项。

表1　在中国开展药物研发前10位研发机构——临床前阶段

序号	机构名称	类型	国家	数量/项
1	中国科学院上海药物研究所	研究所	中国	64
2	正大天晴药业集团股份有限公司	公司	中国	60
3	中国药科大学	大学	中国	40
4	四川大学	大学	中国	38
5	中国科学院	大学	中国	34
6	无锡药明康德新药开发有限公司	公司	中国	34
7	苏州康宁杰瑞生物科技有限公司	公司	中国	29
8	江苏恒瑞医药股份有限公司	公司	中国	25
9	中山大学	大学	中国	24
10	中国医学科学院	大学	中国	23

对比中国及美国、英国、日本前10位研发机构的类型分布（见图3），该阶段在中国开展药物研发的主要为大学、公司、研究所三类机构，其中大学研发药物所占比重最高（50%），其次为公司及研究所，相对而言，美国、英国及日本以公司为主。

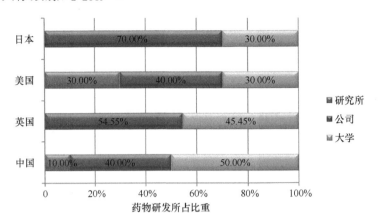

图 3   在中国开展药物研发前 10 位机构分布及国际对比——临床前阶段（彩图请扫封底二维码）

表 2 为在中国开展药物研发的且处于临床前阶段的研发药物疾病领域分布情况，该阶段的药物试验主要面向实体瘤、非小细胞肺癌、乳腺癌、白血病、胃癌、结直肠癌、非胰岛素依赖性糖尿病、类风湿性关节炎、卵巢癌、乙型肝炎等疾病领域，肿瘤或癌症相关领域居多。

表 2   在中国研发药物前 10 位主要疾病领域分布——临床前阶段

序号	疾病	数量/项
1	实体瘤	318
2	非小细胞肺癌	163
3	乳腺癌	160
4	白血病	157
5	胃癌	110
6	结直肠癌	102
7	非胰岛素依赖性糖尿病	88
8	类风湿性关节炎	83
9	卵巢癌	63
10	乙型肝炎	60

表 3 为中国、美国、英国，以及日本在该研发阶段主要疾病布局情况，通过对比发现，上述 4 个国家均在实体瘤、乳腺癌、白血病、卵巢癌领域进行了重点布局。相对美国、日本、英国，中国还重点布局了胃癌、结直肠癌、非胰岛素依赖性糖尿病、类风湿性关节炎疾病领域，但在阿尔茨海默病、囊性纤维化、帕金森氏病、神经退行性疾病、疼痛、哮喘、炎性疾病、胰腺癌等领域布局相对薄弱，需进一步提升相关领域研发实力。

（2）中国临床试验阶段药物研发情况及国际对比

为了解临床试验阶段药物研发情况，对临床试验阶段（临床、临床 I 期、II 期、III 期），数据进行分析。表 4 为在中国开展的且处于临床试验阶段的研发机构分布情况，从机构类型上看，主要为公司、研究所两种类型。江苏恒瑞医药股份有限公司、正大天

表3　在中国研发药物前 10 位主要疾病领域分布及国际对比——临床前阶段

疾病领域　　　　　　　　　　　国家	中国/项	日本/项	美国/项	英国/项
实体瘤	318	34	412	35
非小细胞肺癌	163	—	175	19
乳腺癌	160	17	322	33
白血病	157	18	315	27
胃癌	110	—	—	—
结直肠癌	102	17	—	—
非胰岛素依赖性糖尿病	88	18	—	—
类风湿性关节炎	83	14	—	—
卵巢癌	63	14	134	19
乙型肝炎	60	—	—	—
阿尔茨海默病	—	21	221	—
囊性纤维化	—	—	—	15
帕金森病	—	—	127	—
神经退行性疾病	—	—	—	17
疼痛	—	13	156	—
哮喘	—	—	—	17
炎性疾病	—	13	171	26
胰腺癌	—	18	184	15

晴药业集团股份有限公司数量最多，分别为 37 项、30 项。研究所主要为中国科学院上海药物研究所、深圳免疫基因治疗研究院。图 4 对比了中国、美国、英国，以及日本各类机构研发药物所占比重情况，各国前 10 位的机构中，公司所占的比重均大于其他类型的机构，日本全为企业。

表4　在中国研发药物前 10 位主要机构分析——临床试验阶段

序号	机构名称	类型	国家	数量/项
1	江苏恒瑞医药股份有限公司	公司	中国	37
2	正大天晴药业集团股份有限公司	公司	中国	30
3	礼来公司	公司	美国	18
4	辉瑞制药有限公司	公司	美国	18
5	诺华制药有限公司	公司	瑞士	17
6	中国科学院上海药物研究所	研究所	中国	17
7	阿斯利康制药有限公司	公司	英国	16
8	深圳免疫基因治疗研究院	研究所	中国	16
9	拜耳公司	公司	德国	14
10	信达生物制药有限公司	公司	中国	13

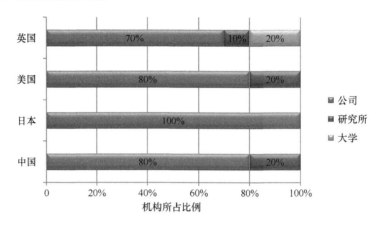

图 4　在中国开展药物研发前 10 位机构分布及国际对比——临床试验阶段（彩图请扫封底二维码）

表 5 为在中国开展的处于临床阶段的药物主要疾病领域分布情况，该阶段药物研发主要面向肿瘤或癌症相关疾病领域，如实体瘤、白血病、乳腺癌、胃癌、B 细胞淋巴瘤、结直肠癌、前列腺癌、卵巢癌等疾病领域。

表 5　在中国研发药物前 10 位主要疾病领域分布——临床试验阶段

序号	疾病	数量/项
1	实体瘤	271
2	非小细胞性肺炎	199
3	白血病	193
4	乳腺癌	158
5	胃癌	103
6	B 细胞淋巴瘤	102
7	结直肠癌	99
8	前列腺癌	83
9	类风湿性关节炎	70
10	卵巢癌	70

表 6 对比中国、美国、日本，以及英国在该阶段药物研发的主要疾病领域分布情况，发现实体瘤、白血病及乳腺癌、结直肠癌、前列腺癌是各个国家共同关注的疾病领域。相对其他国家，中国在胃癌、类风湿性关节炎等领域进行了重点布局，但在多发性骨髓瘤、黑色素瘤、胰腺癌、头颈癌、哮喘等领域布局相对薄弱，需进一步提升相关领域研发实力。

（3）中国上市药物分布及国际对比

上市是指药物已经进入市场销售，是研究向应用的转换，能在一定程度上体现研究的社会价值及商业价值。在中国上市药物排名前 10 位的机构均来自其他国家，一方面体现了中国医药市场的潜力，另一方面，中国本土机构在加强药物研发与转化的同时也要加强对本国市场的重视（表 7）。分析在中国进行药物研发且处于上市阶段的研发机构分布发现，前 10 位机构均为公司，排名前三位的分别为辉瑞制药有限公司、葛兰素史

表 6 在中国研发药物前 10 位主要疾病领域分布及国际对比——临床阶段

疾病领域 \ 国家	中国/项	日本/项	美国/项	英国/项
实体瘤	271	182	791	102
非小细胞性肺炎	199	—	502	91
白血病	193	152	606	83
乳腺癌	158	113	528	97
胃癌	103	—	—	—
B 细胞淋巴瘤	102	63	—	—
结直肠癌	99	94	310	59
前列腺癌	83	90	375	73
类风湿性关节炎	70	—	—	—
卵巢癌	70	80	320	—
多发性骨髓瘤	—	—	211	—
黑色素瘤	—	110	406	83
胰腺癌	—	79	293	58
头颈癌	—	—	—	46
哮喘	—	—	—	33

表 7 在中国上市药物前 10 位主要机构分布

序号	名称	类型	国家	数量/项
1	辉瑞制药有限公司	公司	美国	85
2	葛兰素史克公司	公司	英国	76
3	默克公司	公司	美国	64
4	诺华制药有限公司	公司	瑞士	63
5	赛诺菲制药有限公司	公司	法国	49
6	安斯泰来制药有限公司	公司	日本	39
7	阿斯利康制药有限公司	公司	英国	39
8	百时美施贵宝公司	公司	美国	39
9	罗氏集团	公司	瑞士	38
10	雅培制药有限公司	公司	美国	37

克公司及默克公司，分析美国、英国及日本上市阶段药物研发机构分布，各国家上市药物前 10 位研发机构均为公司。

表 8 为在中国开展的处于上市阶段的药物主要疾病领域分布情况，该阶段药物主要面向白血病、乳腺癌、前列腺癌、乙型肝炎、高血压、结直肠癌、细菌感染、类风湿性关节炎、哮喘、胰腺癌等疾病领域。

表 9 对比国内外上市药物主要疾病领域主要分布情况发现，白血病、乳腺癌、结直肠癌是各个国家共同关注的领域。相对其他国家，中国还重点布局了乙型肝炎、细菌感染，以及黑色素瘤等疾病领域，但多发性骨髓瘤、非小细胞肺癌、卵巢癌、肾细胞癌、疼痛等疾病领域布局相对薄弱，需进一步加强相关疾病领域药物研发及研发成果转化能力。

表 8 中国上市药物前 10 位主要疾病领域分布

序号	疾病	数量/项
1	白血病	112
2	乳腺癌	105
3	前列腺癌	79
4	乙型肝炎	60
5	高血压	60
6	结直肠癌	58
7	细菌感染	53
8	类风湿性关节炎	47
9	哮喘	46
10	胰腺癌	46

表 9 在中国上市药物前 10 位主要疾病领域分布及国际对比——上市阶段

疾病领域 \ 国家	中国/项	日本/项	美国/项	英国/项
白血病	112	149	112	123
乳腺癌	105	135	105	124
前列腺癌	79	86	—	82
高血压	60	60	60	—
乙型肝炎	60	—	60	—
结直肠癌	58	77	58	64
细菌感染	53	—	53	—
类风湿性关节炎	47	—	47	48
哮喘	46	63	—	—
胰腺癌	46	67	—	—
多发性骨髓瘤	—	—	—	46
非小细胞肺癌	—	99	82	80
卵巢癌	—	66	56	60
肾细胞癌	—	61	63	63
疼痛	—	—	—	46

（二）临床试验注册情况

截至 2019 年 12 月 31 日，Clinical Trials 数据库收录了在中国开展的临床试验项目数为 16 225 项，在美国开展的临床试验项目数为 127 834 项，在英国开展的临床试验为 17 902 项，在日本开展的临床试验为 5771 项。在中国开展临床试验项目略多于日本，但对比美国还有一定的差距。从时间趋势分布上看，中国临床试验整体呈增长趋势（图 5）。

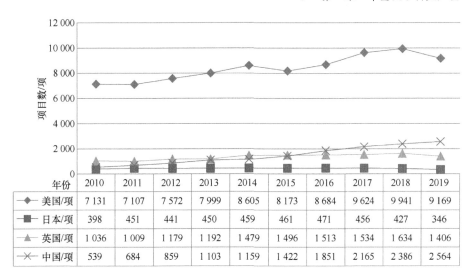

年份	2010	2011	2012	2013	2014	2015	2016	2017	2018	2019
◆ 美国/项	7 131	7 107	7 572	7 999	8 605	8 173	8 684	9 624	9 941	9 169
■ 日本/项	398	451	441	450	459	461	471	456	427	346
▲ 英国/项	1 036	1 009	1 179	1 192	1 479	1 496	1 513	1 534	1 634	1 406
✕ 中国/项	539	684	859	1 103	1 159	1 422	1 851	2 165	2 386	2 564

图 5　在各国开展的临床试验项目数随时间变化趋势（2010～2019 年）

由于统计原因，中国数据暂未纳入港澳台等地区数据

　　分析开展临床试验主要机构对于了解国内研发主力及医药合理布局具有重要意义，表 10 分析了在中国开展临床试验的前 10 位机构，从分析结果上看，在国内开展临床试验的主要为大学、医院，以及公司三种类型的机构，其中大学为研发主力，大学包括中山大学、复旦大学及上海交通大学等。

　　对比中国、美国、英国、日本各类型机构临床试验项目所占比重，区别于英国和日本，国内临床试验主要开展机构为医院，所占比重达到 50%，而英国和日本主要来自于公司；在美国开展临床试验的主要为研究所，前 10 位研发机构中，研究所开展的临床试验项目占比 40%（图 6）。

表 10　在中国开展临床试验前 10 位主要机构分布

序号	机构名称	机构类型	数量/项
1	中山大学	大学	1283
2	复旦大学	大学	653
3	中国医学科学院北京协和医院	医院	441
4	上海交通大学	大学	435
5	香港大学	大学	412
6	中国人民解放军总医院	医院	334
7	空军军医大学西京医院	医院	243
8	四川大学华西医院	医院	229
9	江苏恒瑞医药股份有限公司	公司	226
10	上海交通大学医学院附属仁济医院	医院	226

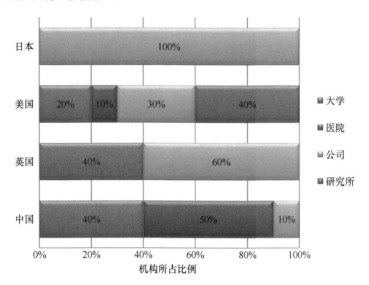

图 6　各类型机构临床试验项目前 10 位所占比重国内外对比（彩图请扫封底二维码）

　　了解国内外临床试验疾病领域分布，对于了解我们医药研发布局，调整医药研发结构具有一定的参考价值。表 11 为在中国开展临床试验主要疾病领域分布，在中国开展的临床试验主要面向乳腺癌、非小细胞肺癌、肝细胞癌等疾病领域。

表 11　在中国开展临床试验前 10 位主要疾病领域分布

序号	疾病名称	数量/例
1	乳腺癌	613
2	非小细胞肺癌	578
3	肝细胞癌	423
4	2 型糖尿病	367
5	胃癌	363
6	高血压	301
7	结直肠癌	300
8	食管癌	297
9	中风	293
10	乙型肝炎	268

　　表 12 为在中国开展临床试验主要疾病领域分布及国际对比情况，其中乳腺癌、2 型糖尿病是 4 个国家共同布局的疾病领域。相对于其他国家，中国还重点布局了肝细胞癌、食管癌、中风、乙型肝炎等疾病领域，但在阿尔茨海默病、艾滋病、白血病、多发性硬化、肥胖、冠状动脉疾病、类风湿性关节炎、淋巴瘤、慢性阻塞性肺疾病、前列腺癌、哮喘、心衰、抑郁等疾病领域相对薄弱，需进一步加强相关领域研发实力。

表 12　在中国开展临床试验前 10 位主要疾病领域分布及国际对比

疾病领域 \　　国家	中国/项	日本/项	美国/项	英国/项
乳腺癌	613	156	4 286	489
非小细胞肺癌	578	196	1 680	—
肝细胞癌	423	—	—	—
2 型糖尿病	367	296	2 092	385
胃癌	363	91	—	—
高血压	301	185	1 970	—
结直肠癌	300	93	—	215
食管癌	297	—	—	—
中风	293	—	—	—
乙型肝炎	268	—	—	—
阿尔茨海默病	—	89	—	—
艾滋病	—	—	3 554	250
白血病	—	—	3 562	—
多发性硬化	—	—	—	185
肥胖	—	—	3 037	—
冠状动脉疾病	—	103	—	—
类风湿性关节炎	—	111	—	186
淋巴瘤	—	—	3 259	—
慢性阻塞性肺疾病	—	—	—	332
前列腺癌	—	—	2 327	269
哮喘	—	90	—	371
心衰	—	—	—	247
抑郁	—	—	1 915	—

第三章　中国医学领域研究进展

一、肿瘤领域研究进展

赫　捷　高禹舜　毕　楠　王志杰　杜　君

中国医学科学院肿瘤医院

随着我国人口老龄化、工业化、城镇化进程的不断加快，以及慢性感染、不健康的生活方式、职业暴露等威胁因素累加，肿瘤发病和死亡均呈现上升趋势。国家癌症中心最新数据显示，癌症已经成为我国居民死亡第一原因，每年新发病例 393 万，死亡病例 233 万，防控形势严峻[1]。癌症防控作为实现"健康中国"战略的重要和有机组成部分，一直受到党和国家的高度重视，2019 年 7 月 9 日，健康中国行动推进委员会印发《健康中国行动（2019—2030 年）》，对癌症防治行动提出了具体的要求和目标，实施重大科技攻关行动，加快创新成果转化。

随着生物、信息、材料、工程等学科在癌症防控中的广泛交叉渗透，以及人工智能和大数据技术的广泛应用，带动癌症防控理论、技术、设备的不断进步，我国癌症防控整体水平大幅提升，本文将从肿瘤外科、肿瘤内科、肿瘤放射治疗三个领域，对 2019 年度实体肿瘤领域的中国研究进展进行综述，从而对中国癌症防控领域科技发展的趋势和前景加以展望。

（一）肿瘤外科

1. 微创外科的研究进展

2019 年度，微创手术领域的临床研究取得了令人关注的进展。多项随机对照研究的结果均显示，对于 II/III 期胃癌患者，与开放手术相比，二维（two dimension，2D）腹腔镜手术安全可行，无复发生存率和总体生存率无明显差异[2-4]。进一步研究发现，三维（three dimension，3D）腹腔镜系统可以提供 2D 腹腔镜系统所没有的空间深度信息，可明显减少手术过程中的出血量和技术误差[5]。还有研究表明，裸眼 3D 系统安全可行，并可缩短腔镜技术的学习曲线[6]。有研究还比较了机器人辅助胃切除术与腹腔镜下胃切除术治疗 II/III 期胃癌的效果，发现两者预后相近，但机器人辅助手术耗时更长，费用更高，在短期术后康复和长期肿瘤学预后方面效果相当[7]。相似地，上海交通大学附属瑞金医院研究团队报道了机器人辅助 Ivor Lewis 食管切除术虽然较胸腔镜 Ivor Lewis 食管切除术耗时更长，但失血量、总体并发症发生率、住院时间、总解剖淋巴结数量等指标相当，可考虑作为治疗食管癌的替代微创方案[8]。江苏大学医学院研究团队还探讨了机器人辅助肺叶切除术治疗 N2 期非小细胞肺癌（non-small cell lung cancer，NSCLC）的短期效果，发现其治疗 cN2 期 NSCLC 安全可行，失血量少，优于开胸手术[9]。

在早期癌症微创手术方面，有研究表明，对于 T1a-b 期食管鳞状细胞癌，接受内镜黏膜下剥离术的患者发生围手术期不良事件的比例较低，与接受食管切除术的患者在总体生存率和无复发转移生存率上均没有显著差异[10]。还有研究发现，经鼻内镜鼻咽切除术治疗初诊的局部Ⅰ期鼻咽癌可获得令人满意的长期生存结局，同时可改善生活质量以及减少医疗费用，可能是治疗拒绝放疗的初诊局部Ⅰ期鼻咽癌患者的一种替代策略[11]。而对于初次切除后的早期复发性肝癌，接受重复肝切除术与接受经皮射频消融术的患者的总体生存率无统计学差异，但对于直径大于 3cm 或 AFP 水平大于 200ng/mL 的患者，重复肝切除术的局部复发控制率和长期预后更好[12]。

2. 加速康复外科的研究进展

加速康复外科（enhanced recovery after surgery，ERAS）是近年来兴起的外科学理念，通过围手术期的多学科干预，促进患者术后器官功能恢复，改善患者生活质量。武汉大学人民医院研究团队比较了全腹腔镜下远端胃切除术后 BillrothⅠ式、BillrothⅡ式和 Roux-en-Y 吻合的消化道重建效果，发现使用 BillrothⅠ式 Delta 吻合术进行消化道重建简单易行，在术后胃肠功能恢复方面具有优势。但是，Roux-en-Y 吻合在减少术后并发症方面要优于 BillrothⅠ式和 BillrothⅡ式[13]。中山大学肿瘤防治中心研究团队比较了手术联合术中广泛腹膜灌洗和单纯手术治疗局部进展期胃癌的短期效果，发现手术联合术中广泛腹膜灌洗的患者与单纯手术的患者相比，死亡率和总体术后并发症发生率显著降低，术后疼痛显著改善[14]。河南省肿瘤医院研究团队的研究则表明，McKeown氏食管癌微创切除术后早期经口进食可降低术后的应激反应[15]。甲状腺癌领域，Kong等发现在甲状腺癌手术中保护甲状旁腺上部的血液供应，可有效降低术后暂时性甲状旁腺功能减退的发生率[16]。除此之外，在全甲状腺切除伴双侧中央淋巴结清扫术中保留双侧胸腺可在不影响手术完成度的情况下，显著降低神经肌肉症状和短暂性甲状旁腺功能减退症的发生率，但不能降低持续性甲状旁腺功能减退症的发生率[17]。在结直肠癌领域，北京大学肿瘤医院研究团队的研究表明，对于低位进展期直肠癌患者，行腹腔镜下经肛提肌外腹-会阴联合切除术（LELAPR）较腹腔镜下腹-会阴联合切除术（LAPR）可显著降低术中穿孔率和术后死亡率，且不增加术后并发症[18]。然而，如何更好地重建 LELAPR 术引起的盆底缺损给外科医生带来了新的挑战。首都医科大学附属北京朝阳医院研究团队发现，与传统的直接缝合法相比，使用生物补片修复腹-会阴切口虽然延长了手术时间、会阴引流留置时间和住院时间，但会阴伤口感染率、疝气、伤口开裂和会阴伤口总体并发症的发生率显著降低，可改善伤口愈合[19]。

还有研究引入了新的器械或方法来促进 ERAS 的发展。例如，为了解决乳腺癌术后上肢功能受影响的问题，西安交通大学研究团队引入了渐进式上肢运动和肌肉放松训练的新方法，发现该方法可改善女性乳腺癌术后患者的术后上肢功能和生活质量，可作为术后患者的康复管理策略[20]。还有团队引入了上肢淋巴系统识别保留技术，发现其有助于完全识别上肢淋巴系统，从而减少乳腺癌腋窝淋巴结清扫术后上肢淋巴水肿的发生，且并未导致局部复发率提高[21]。中国医学科学院北京协和医学院研究团队则引入了"水刀"这一新器械，发现在保留盆腔植物神经的根治性子宫切除术中，使用"水刀"游离下腹下神经丛比传统的钝器游离可促进尿动力学的快速康复，同时不影响患者预后[22]。另外，还有研究报道了使用内镜辅助纵隔引流术来治疗食管切除术后吻合口漏是治疗吻合口漏的有效方法，可促进患者康复，减少住院时间[23]。

3. 外科术式的研究进展

如何在保证足够的切除范围的同时，尽可能多地保留器官功能一直是肿瘤外科的研究热点。在胃癌领域，中国医科大学附属第一医院研究团队的研究表明，对于近端 I a 期和 I b 期（T1N0、T1N1 和 T2N0）胃癌，行近端胃切除术可部分保留胃功能且预后不亚于行全胃切除术，并发症发生率较全胃切除术更低[24]。另一项研究表明，腹腔镜下保留幽门的胃切除术比腹腔镜下远端胃切除术费用更低，围手术期并发症发生率没有差异，同时较好地保留了幽门的功能，远期营养状况更好，是 pT1N0M0 中段胃癌患者可行的手术方式[25]。在考虑保留组织的同时，足够的切缘也需要保证。中山大学研究团队开展了一项随机对照研究，发现腔内边界刮除术可降低 C、E 罩杯乳房体积的乳腺癌患者的术中切缘阳性率，但对于 A、B 罩杯的患者而言，该手术并不能降低术中切缘阳性率[26]。

2019年度的肺癌外科术式的研究进展主要集中在淋巴结切除术领域。淋巴结切除是肺癌根治术的关键步骤之一，对准确分期和改善预后有重要意义。为此，多个研究探讨了早期肺癌根治术中淋巴结切除的问题。中山大学附属肿瘤医院研究团队对直径≤3cm 的肺癌的纵隔淋巴结转移图谱进行了描绘，发现右上叶肺癌最常转移至4R 区淋巴结，右中叶、右下叶和左下叶易转移至7区，左上叶易转移至5区。若肿瘤≤1cm，上叶肿瘤在隆突下区及其以下区域的纵隔淋巴结转移发生率和下叶肿瘤在隆突以上区域的纵隔淋巴结转移发生率均为0，可能不需要进行相应区域的纵隔淋巴结切除[27]。另一项大数据研究表明，对于 T1a、T1b、T1c、T2a 的早期肺癌，分别切除8个、9个、10个、11个淋巴结以上可改善预后。亚组分析发现辅助化疗可使淋巴结切除数不达标的 T2a 期肺癌患者受益，但不能使 T1期患者获益[28]。有研究进一步探讨了不同的亚肺叶切除术式联合不同淋巴结切除个数对预后的影响，发现对直径≤2cm 的早期肺癌患者行楔形切除术时，≤1cm 的病灶和1～2cm 的病灶分别切除4～9个和10～16个淋巴结时预后最好。但是，对此类患者行肺段切除术时，不论结节直径大小，淋巴结切除都不具有明显生存获益[29]。据四川大学华西医院研究团队报道，行胸腔镜下淋巴结切除术时，非抓取式纵隔淋巴结切除术较传统的抓取式纵隔淋巴结切除术手术时间更短，预后更好，是安全可接受的淋巴结切除术式[30]。另外，该团队还开展了一项随机对照研究，发现在肺癌根治术中优先结扎肺静脉较优先结扎肺动脉可减少肿瘤细胞随血液的扩散，从而改善 NSCLC 患者的预后[31]。

（二）肿瘤内科

1. 免疫治疗

肿瘤细胞 PD-L1 表达状态是目前一线免疫检查点抑制剂治疗选择的生物标志物。广东省人民医院研究团队评估了一线帕博利珠单抗对比卡铂联合紫杉醇或培美曲塞用于 PD-L1 TPS≥1%、EGFR 野生型和 ALK 阴性的晚期 NSCLC 患者的疗效和安全性，证实了帕博利珠单抗单药一线治疗 PD-L1 阳性驱动基因阴性晚期 NSCLC 的疗效，确立了帕博利珠单抗用于 PD-L1 高表达患者的一线治疗地位，使 chemo-free 在部分晚期 NSCLC 患者中成为现实[32]。肿瘤突变负荷（tumor mutational burden，TMB）作为另一个有前景的疗效预测指标之一，由于晚期肺癌患者活检小标本往往不足以进行 NGS 测序，限制了基于组织 TMB 的临床应用，中国医学科学院肿瘤医院研究团队首次在中国肺癌患者中证实血液 TMB（bTMB）可有效预测免疫治疗疗效[33]。该研究将无创检测理念引入免疫治疗预测体系，与西方人群的类似结果几乎同时发表，推动了无创血液检测在免疫治疗精细化管理中的应用，为无创免疫分型奠定了基础。

对于晚期转移性胃癌，免疫治疗是当前的研究热点与重点，目前各指南已推荐应用于 PD-L1 阳性患者三线及以上，MSI-H 患者二线及以上的治疗。但由于免疫治疗在胃癌的疗效仍有限，因此人们在进一步寻找有效的疗效预测标记物、筛选适合的人群、进一步摸索优化的联合治疗模式等方面展开了深入的研究。中山大学附属肿瘤医院研究团队进行了特瑞普利单抗（PD-1 单抗）针对化疗难治的晚期转移性胃癌安全性及疗效Ⅰb/Ⅱ期临床研究，同时探讨了肿瘤突变负荷（TMB）和 PD-L1 表达作为生存获益预测标志物的可行性。研究发现，特瑞普利单抗在胃癌的治疗中显示了令人鼓舞的抗肿瘤活性，尤其与 XELOX 方案联合，并且安全性可控，高 TMB 可能是接受单药特瑞普利单抗的疗效预测标记物[34]。

在淋巴瘤领域，信迪利单抗是一种高度选择性，全人源化抗 PD-1 单克隆抗体。中国医学科学院肿瘤医院研究团队牵头的一项单臂、多中心Ⅱ期临床研究探讨了信迪利单抗在中国复发难治 cHL 患者中的疗效和安全性，证明信迪利单抗可能是中国复发难治 cHL 患者的一种新的治疗选择[35]。但尽管抗 PD-1 单抗在复发难治 cHL 患者中显示一定疗效，其 CR 率仍不满意，且部分患者会复发进展。基于此，在已有研究证实地西他滨能够促进 T 细胞功能的基础上，浙江大学医学院附属邵逸夫医院研究团队开展了一项关于卡瑞利珠单抗单药对比地西他滨联合卡瑞利珠单抗治疗复发难治 cHL（淋巴瘤）的研究，结果显示，卡瑞利珠单抗联合地西他滨对于既往未接受过抗 PD-1 单抗治疗的患者有效率高于卡瑞利珠单抗单药，地西他滨联合卡瑞利珠单抗能够逆转抗 PD-1 单抗在 cHL 患者中的耐药[36]。此外，抗 CD19 CAR-T 细胞治疗可能会导致严重细胞因子释放综合征或神经毒性，阻碍了临床广泛应用。为此，北京大学肿瘤医院研究团队联合南加州大学研究团队开展一项研究，适当改变了 CAR 的铰链区和跨膜区结构，设计了一款新的 CD19 CAR [CD19-BBz(86)]，与国外其他研究在淋巴瘤治疗中的疗效相当，但展示了非常优秀的安全性。该项研究为后续 CAR-T 细胞的理论研究及临床试验提供了一定理论基础，为 CAR-T 细胞更加广泛应用于临床提供了可能[37]。

在食管鳞癌领域，中国医学科学院肿瘤医院研究团队开展了一项卡瑞利珠单抗对比多西他赛或伊立替康在二线治疗中的随机、开放、Ⅲ期临床研究，主要研究终点为 OS。该研究共入组了 448 例患者，1∶1 随机，试验组和对照组的 mOS 分别为 8.3 月和 6.2 月（HR 0.71，95%CI 0.57-0.87，P=0.001），试验组的 ORR 为 20.2%，明显高于对照组

（6.4%），试验组≥3 级的不良事件的发生率低于对照组（19.3% vs. 39.5%），研究结果表明，卡瑞利珠单抗有望成为中国食管鳞癌二线治疗的选择之一[38]。

在黑色素瘤领域，北京大学肿瘤医院研究团队通过研究特瑞普利单抗治疗的安全性和临床活性，指出特瑞普利单抗在晚期黑色素瘤或泌尿系统肿瘤中具有良好的耐受性[39]。随后，进一步证实了特瑞普利单抗联合抗血管生成药物（阿西替尼）在晚期黏膜黑色素瘤一线治疗中，客观缓解率达到 48.3%，PFS 7.5 个月，而以往黏膜黑色素瘤一线治疗的客观缓解率从未有超过 20% 的报道[40]。

2. 靶向治疗

2019 年晚期 NSCLC 靶向治疗在 ALK 阳性晚期非小细胞肺癌的研究领域精彩纷呈。继 2018 年二代 ALK-TKI 阿来替尼、塞瑞替尼相继在国内上市之后，阿来替尼在东亚人群的 ALESIA 研究结果及国内自主研发的二代 ALK-TKI 恩莎替尼的 EXALT 研究结果为中国 ALK 阳性晚期肺癌患者带来强有力的循证医学证据和治疗新选择。同济大学医学院肿瘤研究所研究团队开展了一项针对亚洲 ALK 阳性晚期 NSCLC 初治患者的 III 期随机对照试验，将阿来替尼和克唑替尼进行头对头比较，进一步确立了阿来替尼作为 ALK+ 晚期 NSCLC 患者的一线治疗地位[41]。

对于 EGFR 敏感突变阳性 NSCLC，一线可选的治疗方案包括单药一/二/三代 EGFR-TKI、EGFR-TKI+化疗、EGFR-TKI+抗血管生成治疗等。另外，不同 EGFR 突变亚型对 EGFR-TKI 的疗效不一。因此，需要探索不同分子亚型下的最佳治疗策略，但尚缺乏充足的头对头随机对照研究。广州医科大学附属第一医院研究团队通过网状荟萃分析的方法发现奥希替尼与吉非替尼联合以培美曲塞为基础的化疗分别为 EGFR 19 Del 和 21 L858R 亚组人群的最佳一线治疗方案。该研究结果为晚期 EGFR 突变 NSCLC 患者的方案选择提供高级别的循证医学证据，也为未来进一步的临床试验设计提供了参考[42]。

吡咯替尼是我国自主研发的 1.1 类新药，属于泛 ErbB 受体酪氨酸激酶抑制剂，靶点包括 HER2、EGFR 和 HER4，能与 EGFR、HER2 和 HER4 的胞内激酶区 ATP 结合位点共价结合，阻止同/异源二聚体形成，不可逆的抑制自身磷酸化，阻断下游信号通路的激活，抑制肿瘤细胞生长。在诸多中国顶尖学者的推动下开展了一系列的临床研究，逐步由理论走向实践，由基础走向临床。吡咯替尼的 I 期临床研究由中国医学科学院肿瘤医院研究团队领衔，探索了吡咯替尼联合卡培他滨的安全性、耐受性、最大耐受剂量、药代动力学、抗肿瘤活性，并进行了生物标记物的探索。研究结果显示，吡咯替尼联合卡培他滨在乳腺癌患者中耐受性良好，且在 HER2+ 转移性乳腺癌患者中初步展现出了优秀的抗肿瘤活性[43]。之后，该团队继续开展了关于吡咯替尼的随机、多中心、对照、双盲 II 期研究。研究结果显示，吡咯替尼组对比拉帕替尼组可以显著提高患者的 ORR（78.5% vs. 57.1%，P=0.01），基于该研究结果，吡咯替尼经国家药品监督管理局优先审批上市，现已广泛应用于临床治疗，为 HER2 阳性转移性乳腺癌患者提供了新的治疗选择[44]。吡咯替尼的随机、多中心、安慰剂对照、双盲 III 期临床研究——PHENIX 研究由中国人民解放军第五医学中心（原 307 医院）研究团队牵头开展。该研究进一步完善了吡咯替尼的临床研究结果，使中国 HER2 阳性乳腺癌患者的治疗增加了新的选择，现已改变着临床实践[45]。

西达本胺（爱谱沙）同样是我国自主研发的 1.1 类新药，属于选择性组蛋白去乙酰化酶（HDAC）口服抑制剂。2014 年 12 月批准用于外周 T 细胞淋巴瘤治疗，是全球首个该适应证获批的口服 HDAC 抑制剂。临床前研究结果显示，HDAC 抑制剂可通过调节乳腺癌细胞中的 ER-α 和芳香酶的表达、抑制 EGFR/HER2 生长因子通路活性等，从而提高内分泌治疗的敏感性，改善耐药。为了更好地探索 HDAC 抑制剂联合内分泌治疗在乳腺癌中的疗效与安全性，中国人民解放军第五医学中心（原 307 医院）研究团队牵头在全国 22 家中心开展了一项随机、对照、Ⅲ期临床研究（ACE 研究），结果表明在内分泌治疗的基础上联合西达本胺可以显著提高疗效，且具有可控的不良事件。基于该项研究结果，2019 年 11 月 29 日，西达本胺被国家药品监督管理局正式批准用于联合 AI 治疗 HR$^+$/HER2$^-$、绝经后、内分泌治疗后复发或进展的局部晚期或转移性乳腺癌患者，改变了我国的临床实践[46]。

中国医学科学院肿瘤医院肿瘤研究所研究团队头对头对比研究了安罗替尼与舒尼替尼用于一线治疗转移性肾细胞癌（mRCC）的有效性和安全性，发现安罗替尼的临床有效性与舒尼替尼相似，同时安罗替尼的安全性更佳[47]。

3. 术后辅助治疗模式

在早期 HER2 阳性乳腺癌中，淋巴结阴性的小肿瘤患者是否能从辅助治疗中获益目前尚存在争议。为了解决这一问题，浙江大学医学院附属第二医院研究团队开展了一项回顾性研究，发现与未接受辅助化疗相比，接受曲妥珠单抗联合辅助化疗可以降低患者疾病复发风险（$P<0.001$）且具有更大肿瘤的患者 DFS 更短（$P<0.001$）。对于肿瘤直径≥0.8cm 的患者在辅助化疗联合曲妥珠单抗的治疗中可观察到 DFS、OS、DRFS 和 BCSS 的获益，而对于肿瘤直径<0.8cm 的患者，接受辅助化疗并不能改善 DFS、OS 或 DRFS。该研究结果为淋巴结阴性、HER2 阳性的小肿瘤患者的辅助治疗决策提供了一定的参考价值[48]。

4. 联合治疗模式

目前，晚期肝癌的标准治疗是索拉非尼或仑伐替尼，其对肿瘤负荷低的患者控制效果显著，但对于肿瘤巨大或伴有门静脉主分支及以上癌栓的患者，单纯口服这类药物疗效欠佳，中位生存时间仅半年左右。针对此临床问题，中山大学附属肿瘤医院研究团队研究结果显示接受索拉非尼联合奥沙利铂+氟尿嘧啶+甲酰四氢叶酸（FOLFOX）方案的肝动脉灌注化疗的患者，疗效显著优于单用索拉非尼的患者，而且安全性可接受[49]。

5. 耐药及预后影响因素等机制探索

对于 HER2 过表达的晚期胃腺癌，联合抗 HER2 治疗显著提高了化疗疗效，使得中位生存期达到了 16 个月左右，开启了胃癌靶向治疗的大门，目前曲妥珠单抗联合化疗已经成为 HER2 过表达的晚期胃腺癌的一线标准治疗。但针对 HER2 过表达的患者，治疗有效率仅达 50%左右，且部分患者对曲妥珠单抗原发耐药，或者在治疗过程中很快出现耐药，因此积极探索相关耐药机制及分子标志物意义重大。中山大学附属肿瘤医院研究团队就上述问题应用液体活检技术开展了晚期转移性 HER2 阳性胃癌患者发生曲妥珠单抗耐药机制相关研究，发现连续循环肿瘤 DNA 序列检测为 HER2⁺mGC 患者曲妥珠单抗耐药机制分析提供了新视角。该研究首次指出基于新一代测序技术的血液 ctDNA 无创液体活检可揭示 HER2 阳性胃癌患者对曲妥珠单抗耐药的分子图谱和曲妥珠单抗的耐药模式，为更好地寻找有效治疗靶点和治疗策略提供了重要的理论依据[50]。

结直肠癌（CRC）中脑转移（BM）率相较其他癌症较低，约为 1%～3%。但是，CRC 脑转移率在近几十年中逐渐增加。脑转移患者预后差，诊断后中位生存期仅 3～6 个月，且目前无有效治疗手段。近年来，转移性 CRC 的靶向治疗已发生了巨大变化。但是，CRC 脑转移患者的治疗仍主要基于原发肿瘤。CRC 原发灶的基因组图谱已得到广泛研究，并确定了几种可行的治疗靶标，但是在脑转移和原发性 CRC 中是否存在明显的基因组特征仍未知。江苏省人民医院研究团队通过对结直肠癌脑转移组织标本进行全外显子和全基因组测序，揭示了肠癌脑转移的基因特征。研究发现，CRC 脑转移组织与原发灶之间存在巨大的基因组差异，且 PARP 抑制剂和抗 PD-1 药物可能具有预防和治疗 DDR 缺陷型 CRC 脑转移的临床潜力。同时，该研究还确定了潜在的 CRC 脑转移驱动基因，这些驱动基因可能为靶向治疗提供生物标志物或靶标[51]。

准确预测高危局部肾细胞癌的复发风险是术后辅助治疗的关键。为提高对肾细胞癌复发风险预测的准确性，中山大学附属第一医院研究团队开发了一种基于单核苷酸多态性（SNP）的分类器，证明基于 6 个 SNP 的分类器是一个实用且可靠的预测器，可以补充现有的分期系统，用于预测手术后局部肾细胞癌的复发，这有助于临床医生对辅助治疗做出更明智的治疗决策[52]。

致病性胚系突变与前列腺癌的发病风险和疾病进展密切相关，同时可对前列腺癌患者的 PARP 抑制剂治疗、铂类化疗进行指导。目前前列腺癌患者基因突变的数据主要基于高加索人群，鲜有中国人群的相关报道，而乳腺癌人群研究显示对于 DNA 修复基因，不同种族的遗传突变存在特异性。因此，复旦大学附属肿瘤医院研究团队开展了一项旨在阐明中国前列腺癌患者的 DNA 修复基因胚系变特征的研究。研究结果显示，对于 DNA 修复基因遗传突变，中西方前列腺癌患者突变率相似，美国国立综合癌症网络（National Comprehensive Cancer Network，NCCN）发布的《NCCN 基因检测指南》仍然适用于中国前列腺癌患者[53]。

中国医学科学院肿瘤医院肿瘤研究所研究团队回顾性分析中国淋巴瘤合作组 1356 例接受了非阿霉素化疗鼻腔 NK/T 淋巴瘤患者，发现 PTI 对早期特别是 I 期患者具有稳定的预后区分作用，是 I 期患者是否需要加用化疗的指征[54]。

6. 药物不良反应的治疗

紫杉类药物是最为重要的乳腺癌化疗药物之一，紫杉类药物引起的周围神经毒性（taxane-induced peripheral neuropathy，TIPN）是剂量限制性毒性，主要表现为肢端麻木、疼痛等感觉异常，甚至运动受限。如何预防或治疗 TIPN、改善肿瘤患者生活质量，是临床亟待解决的重要问题。多年来，国内外学者们尝试了各种药理上可能有效的药物，但均收效甚微。神经节苷脂（ganglioside-monosialic acid，GM1）主要表达于神经元细胞膜，参与多种神经生物活动，包括神经元分化、可塑性与细胞生存。临床前研究结果提示，GM1 可在化疗药物暴露中具有神经保护作用。基于此，中山大学附属肿瘤医院研究团队开展了一项多中心、前瞻性、双盲的随机对照临床研究，证实了 GM1 可降低 TIPN 的发生率和严重程度，对乳腺癌患者的 TIPN 具有预防作用[55]。

（三）肿瘤放射治疗

1. 胸部肿瘤

中国医学科学院肿瘤医院研究团队开展的一项多中心前瞻性随机对照 II 期临床研究（HELPER 研究），首次证实持续静脉予以我国独立研发的抗血管生成药物——重组人血管内皮抑制素（恩度）联合依托泊苷联合顺铂（EP）方案放化疗可显著延长不可切除Ⅲ期非小细胞肺癌患者生存时间（中位 OS 34.7 月，2 年 OS 59.9%），并有望延长 2 年 PFS，且治疗耐受好、未增加毒副作用[56]。

山东省肿瘤医院研究团队通过分析患者治疗前外周血调节性 T 细胞（Tregs）、B 细胞、NK 细胞、$CD8^+CD28^+$ T 细胞、$CD8^+CD28^-$T 细胞等指标的预后价值，发现高 Tregs 患者的 OS 和 PFS 较差（OS：16.1 个月和未达到，$P = 0.006$；PFS：11.0 对 21.7 个月，$P=0.013$），多因素分析显示 Tregs 是 SABR 治疗非小细胞肺癌寡转移患者的独立预后因素[57]。

在食管癌领域，复旦大学附属肿瘤医院研究团队比较了局部晚期食管癌根治性放化疗患者的不同化疗方案的疗效，发现紫杉醇联合氟尿嘧啶方案较顺铂联合氟尿嘧啶方案生存相似（3 年生存率 55.4% vs. 51.8%），但两种同期化疗方案的副反应谱显著不同：紫杉醇联合氟尿嘧啶方案较后者可明显减少 3 级及以上恶心、呕吐、贫血等不良反应的发生率，但会增加 3 级及以上白细胞下降、放射性皮肤损伤及放射性肺炎的发生率[58]。

上海交通大学附属第一人民医院研究团队开展了一项寻找晚期胸内/颈部食管鳞癌最大可耐受剂量的 I 期前瞻性临床研究，结果显示得到的最大可耐受剂量为 86Gy，10 例接受综合治疗的患者未表现出剂量限制毒性，所有患者总有效率为 84%，其中剂量累计达 86Gy 或以上患者的 1 年局部控制率为 100%，进一步评估该方案的 II 期研究正在进行中[59]。

2. 腹部肿瘤

中国医学科学院肿瘤医院研究团队开展的Ⅲ期随机对照研究，国际首次对比了大分割放疗和常规分割放疗在高危乳腺癌患者中的价值，证实乳腺癌改良根治术后大分割放疗并不逊于常规分割放疗，并且毒性与常规分割放疗相似。大分割放射治疗更方便，并具有更好的卫生经济学效益[60]。

上海东方肝胆外科医院研究团队进行的多中心前瞻性随机研究，前瞻性评估了新辅助三维适形放射治疗在肝细胞癌合并门静脉癌栓患者中的价值，结果显示新辅助放疗加手术的综合治疗比单纯手术取得了更好的术后生存结果。放疗前血清和肿瘤组织中 IL-6 的表达增加与放疗抵抗显著相关[61]。此外，该团队还开展了一项关于肝癌合并门静脉癌栓患者术后辅助调强放疗的前瞻性随机对照临床试验，证实术后调强放疗显著改善了肝部分切除+/–血栓切除后 HCC 和 PVTT 患者的总体生存结果[62]。

在直肠癌领域，北京大学肿瘤医院研究团队回顾性分析了 222 例接受新辅助放化疗（nCRT）和全直肠系膜切除术（total mesorectal excision，TME）治疗的局部进展期直肠癌患者，构建了三个病理良好反应（PGR）的预测模型。通过弥散加权成像定量分析预测 PGR 患者，发现 DWI 定量分析与临床特征相结合，有助于鉴别 PGR 患者及为 nCRT 治疗后的器官保存策略提供决策支持[63]。还有研究发现，nCRT 期间淋巴细胞绝对计数（ALC）最低值较高与局部进展期直肠癌患者较高的病理应答率和较好的生存率相关，提示 ALC 可能是局部进展期直肠癌患者的一种潜在的风险分层策略[64]。

在胰腺癌领域，上海长海医院研究团队回顾分析了立体定向体部放疗和序贯化疗作为胰腺癌初始治疗后局部失败的模式，发现靠近腹腔干、肠系膜上动脉和腹膜后间隙的区域有很高的局部复发风险。在不超过危险器官的剂量限制的情况下，毗邻肿瘤的脾血管也应该包括在靶区内。此外，可能需要至少 60Gy 的生物等效剂量（BED）才能获得较好的疗效[65]。

3. 头颈部肿瘤

中山大学肿瘤防治中心研究团队开展了一项随机对照III期临床研究，证实吉西他滨联合顺铂（GP）方案诱导化疗较单纯同步放化疗显著提高局部晚期鼻咽癌的 3 年无瘤生存率（76.5%提高到 85.3%），3 年总生存率从 90.3%提高到 94.6%，且安全性良好[66]。该研究成果已被 NCCN 指南采纳，成为鼻咽癌诱导化疗的首选方案（1 类推荐）。

中山大学肿瘤防治中心研究团队联合新加坡国立大学研究团队开展的一项研究结果显示[67]，根据诱导化疗及同步放化疗过程中出现完全生物反应（cBR，即检测不到的 cfEBV DNA）的时间点，将 673 例局部晚期鼻咽癌归为 4 个亚型，分别为早反应型、中期反应型、晚反应型和治疗抵抗型，各组临床预后不同，且能从不同强度的化疗中获益，为临床医生的治疗决策提供了重要依据。回顾性研究同样提示诱导化疗后仍可检出的 EBV-DNA 与预后不良相关[68,69]。

主要参考文献

[1] 孙可欣, 郑荣寿, 张思维, 等. 2015 年中国分地区恶性肿瘤发病和死亡分析. 中国肿瘤, 2019. 28(1): 1-11.

[2] Yu J, Huang C, Sun Y, et al. Effect of laparoscopic vs open distal gastrectomy on 3-year disease-free survival in patients with locally advanced gastric cancer: The CLASS-01 Randomized Clinical Trial. Jama. 2019. 321(20): 1983-1992.

[3] Shi Y, Xu X, Zhao Y, et al. Long-term oncologic outcomes of a randomized controlled trial comparing laparoscopic versus open gastrectomy with D2 lymph node dissection for advanced gastric cancer. Surgery. 2019. 165(6): 1211-1216.

[4] Wang Z, Xing J, Cai J, et al. Short-term surgical outcomes of laparoscopy-assisted versus open D2 distal gastrectomy for locally advanced gastric cancer in North China: a multicenter randomized controlled trial. Surgical Endoscopy. 2019. 33(1): 33-45.

[5] Liu ZY, Chen QY, Zhong Q, et al. Is three-dimensional laparoscopic spleen preserving splenic hilar lymphadenectomy for gastric cancer better than that of two-dimensional? Analysis of a prospective clinical research study. Surgical Endoscopy. 2019. 33(10): 3425-3435.

[6] Liu J, Li J, Wei W, et al. Potential of the Glasses-Free Three-Dimensional display system in shortening the learning

curve of video-assisted endoscopic surgery: a self-controlled *ex-vivo* study. Annals of Translational Medicine. 2019. 7(20): 521.

[7] Gao Y, Xi H, Qiao Z, et al. Comparison of robotic- and laparoscopic-assisted gastrectomy in advanced gastric cancer: updated short- and long-term results. Surgical Endoscopy. 2019. 33(2): 528-534.

[8] Zhang Y, Han Y, Gan Q, et al. Early outcomes of robot-assisted versus thoracoscopic-assisted Ivor Lewis esophagectomy for esophageal cancer: a propensity score-matched study. Annals of Surgical Oncology. 2019. 26(5): 1284-1291.

[9] Huang J, Li C, Li H, et al. Robot-assisted thoracoscopic surgery versus thoracotomy for c-N2 stage NSCLC: short-term outcomes of a randomized trial. Translational Lung Cancer Research. 2019. 8(6): 951-958.

[10] Zhang Y, Ding H, Chen T, et al. Outcomes of endoscopic submucosal dissection vs esophagectomy for T1 esophageal squamous cell carcinoma in a real-world cohort. Clinical Gastroenterology and Hepatology: The Official Clinical Practice Journal of The American Gastroenterological Association. 2019. 17(1): 73-81.e73.

[11] Liu YP, Lv X, Zou X, et al. Minimally invasive surgery alone compared with intensity-modulated radiotherapy for primary stage I nasopharyngeal carcinoma. Cancer Communications(London, England). 2019. 39(1): 75.

[12] Xia Y, Li J, Liu G, et al. Long-term effects of repeat hepatectomy vs percutaneous radiofrequency ablation among patients with recurrent hepatocellular carcinoma: a randomized clinical trial. Jama Oncology. 2019. 6(2): 255-263.

[13] Ren Z, Wang WX. Comparison of Billroth I, Billroth II, and Roux-En-Y reconstruction after totally laparoscopic distal gastrectomy: a randomized controlled study. Advances in Therapy. 2019. 36(11): 2997-3006.

[14] Guo J, Xu A, Sun X, et al. Combined surgery and extensive intraoperative peritoneal lavage vs surgery alone for treatment of locally advanced gastric cancer: the seiplus randomized clinical trial. Jama Surgery. 2019. 154(7): 610-616.

[15] Sun HB, Li Y, Liu XB, et al. Impact of an early oral feeding protocol on inflammatory cytokine changes after esophagectomy. The Annals of Thoracic Surgery. 2019. 107(3): 912-920.

[16] Kong DD, Wang W, Wang MH. Superior parathyroid blood supply safety in thyroid cancer surgery: a randomized controlled trial. International Journal of Surgery(London, England). 2019. 64: 33-39.

[17] Li W, Wang B, Jiang ZG, et al. The role of thymus preservation in parathyroid gland function and surgical completeness after bilateral central lymph node dissection for papillary thyroid cancer: a randomized controlled study. International Journal of Surgery(London, England). 2019. 65: 1-6.

[18] Qi X, Liu M, Tan F, et al. Laparoscopic extralevator abdominoperineal resection versus laparoscopic abdominoperineal resection for lower rectal cancer: a retrospective comparative study from China. International Journal of Surgery(London, England). 2019. 71: 158-165.

[19] Han JG, Wang ZJ, Gao ZG, et al. Perineal wound complications after extralevator abdominoperineal excision for low rectal cancer. Diseases of The Colon and Rectum. 2019. 62(12): 1477-1484.

[20] Zhou K, Wang W, An J, et al. Effects of progressive upper limb exercises and muscle relaxation training on upper limb function and health-related quality of life following surgery in women with breast cancer: a clinical randomized controlled trial. Annals of Surgical Oncology. 2019. 26(7): 2156-2165.

[21] Yuan Q, Wu G, Xiao SY, et al. Identification and preservation of arm lymphatic system in axillary dissection for breast cancer to reduce arm lymphedema events: a randomized clinical trial. Annals of Surgical Oncology. 2019. 26(11): 3446-3454.

[22] Li L, Ma S, Tan X, et al. The urodynamics and survival outcomes of different methods of dissecting the inferior hypogastric plexus in laparoscopic nerve-sparing radical hysterectomy of type C: a randomized controlled study. Annals of Surgical Oncology. 2019. 26(5): 1560-1568.

[23] Guo W, Zhu L, Wu Y, et al. Endoscope-assisted mediastinal drainage therapy for anastomosis leakage after esophagectomy: a retrospective cohort study. Annals of Translational Medicine. 2019. 7(23): 747.

[24] Zhu Z, Wu P, Du N, et al. Surgical choice of proximal gastric cancer in China: a retrospective study of a 30-year experience from a single center in China. Expert Review of Gastroenterology & Hepatology. 2019. 13(11): 1123-1128.

[25]Xia X, Xu J, Zhu C, et al. Objective evaluation of clinical outcomes of laparoscopy-assisted pylorus-preserving gastrectomy for middle-third early gastric cancer. BMC Cancer. 2019. 19(1): 481.

[26]Chen K, Zhu L, Chen L, et al. Circumferential shaving of the cavity in breast-conserving surgery: a randomized controlled trial. Annals of Surgical Oncology. 2019. 26(13): 4256-4263.

[27]Yang MZ, Hou X, Liang RB, et al. The incidence and distribution of mediastinal lymph node metastasis and its impact on survival in patients with non-small-cell lung cancers 3 cm or less: data from 2292 cases. European Journal of Cardio-thoracic Surgery : Official Journal of the European Association for Cardio-thoracic Surgery. 2019. 56(1): 159-166.

[28]Dai J, Liu M, Yang Y, et al. Optimal lymph node examination and adjuvant chemotherapy for stage I lung cancer. Journal of Thoracic Oncology: Official Publication of The International Association for the Study of Lung Cancer. 2019. 14(7): 1277-1285.

[29]Ding H, Wang H, Xu L, et al. Survival and resected lymph node number during sublobar resection for N0 non-small cell lung cancer 2 cm or less. The Annals of Thoracic Surgery. 2019. 107(6): 1647-1655.

[30]Guo C, Xia L, Mei J, et al. A propensity score matching study of non-grasping En Bloc mediastinal lymph node dissection versus traditional grasping mediastinal lymph node dissection for non-small cell lung cancer by video-assisted thoracic surgery. Translational Lung Cancer Research. 2019. 8(2): 176-186.

[31]Wei S, Guo C, He J, et al. Effect of vein-first vs artery-first surgical technique on circulating tumor cells and survival in patients with non-small cell lung cancer: a randomized clinical trial and registry-based propensity score matching analysis. JAMA Surgery. 2019. 154(7): e190972.

[32]Mok TSK, Wu YL, Kudaba I, et al. Pembrolizumab versus chemotherapy for previously untreated, PD-L1-expressing, locally advanced or metastatic non-small-cell lung cancer(KEYNOTE-042): a randomised, open-label, controlled, phase 3 trial. Lancet. 2019. 393(10183): 1819-1830.

[33]Wang Z, Duan J, Cai S, et al. Assessment of blood tumor mutational burden as a potential biomarker for immunotherapy in patients with non-small cell lung cancer with use of a next-generation sequencing cancer gene panel. JAMA Oncol. 2019. 5(5): 696-702.

[34]Wang F, Wei XL, Wang FH, et al. Safety, efficacy and tumor mutational burden as a biomarker of overall survival benefit in chemo-refractory gastric cancer treated with toripalimab, a PD-1 antibody in phase Ib/II clinical trial NCT02915432. Ann Oncol. 2019. 30(9): 1479-1486.

[35]Shi Y, Su H, Song Y, et al. Safety and activity of sintilimab in patients with relapsed or refractory classical Hodgkin lymphoma(ORIENT-1): a multicentre, single-arm, phase 2 trial. Lancet Haematol. 2019. 6(1): e12-e19.

[36]Nie J, Wang C, Liu Y, et al. Addition of low-dose decitabine to anti-PD-1 antibody camrelizumab in relapsed/refractory classical hodgkin lymphoma. J Clin Oncol. 2019. 37(17): 1479-1489.

[37]Ying Z, Huang XF, Xiang X, et al. A safe and potent anti-CD19 CAR T cell therapy. Nat Med. 2019. 25(6): 947-953.

[38]Huang J, Xu J, Chen Y, et al. Camrelizumab versus investigator's choice of chemotherapy as second-line therapy for advanced or metastatic oesophageal squamous cell carcinoma(ESCORT): a multicentre, randomised, open-label, phase 3 study. Lancet Oncol. 2020. 21(6): 832-842.

[39]Tang B, Yan X, Sheng X, et al. Safety and clinical activity with an anti-PD-1 antibody JS001 in advanced melanoma or urologic cancer patients. J Hematol Oncol. 2019. 12(1): 7.

[40]Sheng X, Yan X, Chi Z, et al. Axitinib in combination with toripalimab, a humanized immunoglobulin G4 monoclonal antibody against programmed cell death-1, in patients with metastatic mucosal melanoma: an open-label phase IB trial. J Clin Oncol. 2019. 37(32): 2987-2999.

[41]Zhou C, Kim SW, Reungwetwattana T, et al. Alectinib versus crizotinib in untreated Asian patients with anaplastic lymphoma kinase-positive non-small-cell lung cancer(ALESIA): a randomised phase 3 study. Lancet Respir Med. 2019. 7(5): 437-446.

[42]Zhao Y, Liu J, Cai X, et al. Efficacy and safety of first line treatments for patients with advanced epidermal growth factor receptor mutated, non-small cell lung cancer: systematic review and network meta-analysis. BMJ. 2019. 367: 15460.

[43]Li Q, Guan X, Chen S, et al. Safety, efficacy, and biomarker analysis of pyrotinib in combination with capecitabine in HER2-positive metastatic breast cancer patients: a phase I clinical trial. Clin Cancer Res. 2019. 25(17): 5212-5220.

[44]Ma F, Ouyang Q, Li W, et al. Pyrotinib or lapatinib combined with capecitabine in HER2-positive metastatic breast cancer with prior taxanes, anthracyclines, and/or trastuzumab: a randomized, phase II study. J Clin Oncol. 2019. 37(29): 2610-2619.

[45]Jiang Z, Yan M, Hu X, et al. Pyrotinib combined with capecitabine in women with HER2+metastatic breast cancer previously treated with trastuzumab and taxanes: A randomized phase III study. J Clin Oncol. 2019. 37S(15).

[46]Jiang Z, Li W, Hu X, et al. Tucidinostat plus exemestane for postmenopausal patients with advanced, hormone receptor-positive breast cancer (ACE): a randomised, double-blind, placebo-controlled, phase 3 trial. Lancet Oncol. 2019. 20(6): 806-815.

[47]Zhou AP, Bai Y, Song Y, et al. Anlotinib versus sunitinib as first-line treatment for metastatic renal cell carcinoma: a randomized phase II clinical trial. Oncologist. 2019. 24(8): e702-e708.

[48]He X, Ji J, Tian M, et al. Long-term survival analysis of adjuvant chemotherapy with or without Trastuzumab in patients with T1, node-negative HER2-positive breast cancer. Clin Cancer Res. 2019. 25(24): 7388-7395.

[49]He M, Li Q, Zou R, et al. Sorafenib plus hepatic arterial infusion of oxaliplatin, fluorouracil, and leucovorin vs sorafenib alone for hepatocellular carcinoma with portal vein invasion: a randomized clinical trial. JAMA Oncol. 2019. 5(7): 953-960.

[50]Wang DS, Liu ZX, Lu YX, et al. Liquid biopsies to track trastuzumab resistance in metastatic HER2-positive gastric cancer. Gut. 2019. 68(7): 1152-1161.

[51]Sun J, Wang C, Zhang Y, et al. Genomic signatures reveal DNA damage response deficiency in colorectal cancer brain metastases. Nat Commun. 2019. 10(1): 3190.

[52]Wei JH, Feng ZH, Cao Y, et al. Predictive value of single-nucleotide polymorphism signature for recurrence in localised renal cell carcinoma: a retrospective analysis and multicentre validation study. Lancet Oncol. 2019. 20(4): 591-600.

[53]Wei Y, Wu J, Gu W, et al. Germline DNA repair gene mutation landscape in Chinese prostate cancer patients. Eur Urol. 2019. 76(3): 280-283.

[54]Qi SN, Xu LM, Yuan ZY, et al. Effect of primary tumor invasion on treatment and survival in extranodal nasal-type NK/T-cell lymphoma in the modern chemotherapy era: a multicenter study from the China Lymphoma Collaborative Group (CLCG). Leuk Lymphoma. 2019. 60(11): 2669-2678.

[55]Su Y, Huang J, Wang S, et al. The effects of ganglioside-monosialic acid in taxane-induced peripheral neurotoxicity in patients with breast cancer: a randomized trial. J Natl Cancer Inst. 2020. 112(1): 55-62.

[56]Zhai Y, Ma H, Hui Z, et al. HELPER study: A phase II trial of continuous infusion of endostar combined with concurrent etoposide plus cisplatin and radiotherapy for treatment of unresectable stage III non-small-cell lung cancer. Radiother Oncol. 2019. 131: 27-34.

[57]Liu C, Sun B, Hu X , et al. Stereotactic ablative radiation therapy for pulmonary recurrence-based oligometastatic non-small cell lung cancer: survival and prognostic value of regulatory T cells. Int J Radiat Oncol Biol Phys. 2019. 105(5): 1055-1064.

[58]Chen Y, Ye, Zhu Z, et al. Comparing paclitaxel plus fluorouracil versus cisplatin plus fluorouracil in chemoradiotherapy for locally advanced esophageal squamous cell cancer: a randomized, multicenter, phase III clinical trial. J Clin Oncol. 2019. 37(20): 1695-1703.

[59]Cheng N, Liu Y, Zhao G, et al. Phase I trial of intensity-modulated hyperfractionated radiotherapy boost with concurrent chemotherapy immediately following standard chemoradiotherapy in patients primarily with advanced intra- thoracic/cervical esophageal squamous cell carcinomas. Int J Radiat Oncol Biol Phys. 2020. 106(2): 340-348.

[60]Wang SL, Fang H, Song YW, et al. Hypofractionated versus conventional fractionated postmastectomy radiotherapy for patients with high-risk breast cancer: a randomised, non-inferiority, open-label, phase 3 trial. The Lancet. Oncology. 2019. 20(3): 352-360.

[61]Wei X, Jiang Y, Zhang X, et al. Neoadjuvant Three-Dimensional conformal radiotherapy for resectable hepatocellular

carcinoma with portal vein tumor thrombus: a randomized, open-label, multicenter controlled study. Journal of Clinical Oncology. 2019. 37(24): 2141-2151.

[62]Sun J, Yang L, Shi J, et al. Postoperative adjuvant IMRT for patients with HCC and portal vein tumor thrombus: An open-label randomized controlled trial. Radiotherapy and Oncology : Journal of the European Society for Therapeutic Radiology and Oncology. 2019. 140: 20-25.

[63]Tang Z, Zhang XY, Liu Z, et al. Quantitative analysis of diffusion weighted imaging to predict pathological good response to neoadjuvant chemoradiation for locally advanced rectal cancer. Radiotherapy and Oncology : Journal of the European Society for Therapeutic Radiology and Oncology. 2019. 132: 100-108.

[64]Liu H, Wang H, Wu J, et al. Lymphocyte nadir predicts tumor response and survival in locally advanced rectal cancer after neoadjuvant chemoradiotherapy: immunologic relevance. Radiotherapy and Oncology: Journal of the European Society for Therapeutic Radiology and Oncology .2019. 131: 52-59.

[65]Zhu X, Ju X, Cao Y, et al. Patterns of local failure after stereotactic body radiation therapy and sequential chemotherapy as initial treatment for pancreatic cancer: implications of target volume design. International Journal of Radiation Oncology, Biology, Physics. 2019. 104: 101-110.

[66]Zhang Y , Chen L , Hu GQ , et al. 2019. Gemcitabine and cisplatin induction chemotherapy in nasopharyngeal carcinoma. New England Journal of Medicine. 2019. 381(12): 1-12.

[67]Lv J, Chen Y, Zhou G, et al. Liquid biopsy tracking during sequential chemo-radiotherapy identifies distinct prognostic phenotypes in nasopharyngeal carcinoma. Nature Communications. 2019. 10(1): 3941.

[68]Liang SB, Zhang N, Chen DM, et al. Prognostic value of gross tumor regression and plasma Epstein Barr Virus DNA levels at the end of intensity-modulated radiation therapy in patients with nasopharyngeal carcinoma. Radiother Oncol. 2019. 132: 223-229.

[69]Huang CL, Sun ZQ, Guo R, et al. Plasma Epstein-Barr Virus DNA load after induction chemotherapy predicts outcome in locoregionally advanced nasopharyngeal carcinoma. Int J Radiat Oncol Biol Phys. 2019. 104(2): 355-361.

二、心血管疾病领域研究进展

胡盛寿　郑　昕　王　利
国家心血管病中心　中国医学科学院阜外医院

我国心血管病的患病率和死亡率仍处于上升阶段，据《中国心血管病报告 2018》报道，我国心血管病患病人数为 2.9 亿，心血管病死亡为城乡居民总死亡的首位原因。2019年，我国在心血管病研究领域取得诸多进展，本文基于已经公开发表的文献，就我国心血管疾病基础以及临床研究领域取得的主要进展进行评述。

（一）基础研究新进展

我国的高水平心血管基础研究从 2005 年开始起步，有影响力的论文主要发表在 *Circulation* 和 *Circulation Research* 两大杂志。早期研究团队以海外回国的科学家为主，年均论文发表量逐步增加；2015 年后，国内团队的研究论文数量迅速增加，在 2018 年两本杂志发文量均突破两位数。另外，通过 *Journal of the American College of Cardiology*、*European Heart Journal* 和 *Nature Communications* 三个期刊的数据，也可以观察到近几年国内高水平心血管基础研究的快速发展。

遴选 2019 年发表的关于心脏和血管解剖、发育与功能/发病机制（不包含以代谢或新型材料）的论文，通讯作者和主要作者均来自中国，共计 29 篇。研究方向涵盖心脏病变相关研究、血管领域研究、发育与再生，以及危险因素等方面，涉及缺血性心脏病、心肌病、心力衰竭、心律失常、动脉粥样硬化、动脉瘤/夹层和发育等疾病。

1. 心脏疾病

（1）缺血性心脏病

a. 缺血性心脏病的病理生理学

炎症反应在心脏损伤和重塑的作用是近年国内心血管病研究的热点，发现了一些重要的发病机制、干预靶点及生物标志物。上海交通大学的研究显示，心脏巨噬细胞表达 Dectin-1，并通过诱导促炎性 M1 巨噬细胞极化以及 Ly-6C（淋巴细胞抗原-6C）+单核细胞和中性粒细胞浸润，在心肌缺血再灌注损伤中发挥重要作用[1]。复旦大学和南京医科大学的团队合作发现，在缺血–再灌注损伤的过程中巨噬细胞高表达 MKL1（巨核细胞性白血病蛋白-1），并且通过 MKL1-MOF-NOX（MOF，组蛋白一线转移酶，NOX=NADPH 氧化酶）轴参与缺血–再灌注损伤[2]。随后，复旦大学的另一项研究揭示了 IL-35（白介素-35）通过提高修复性 CX3CR1（趋化因子 C-X3-C motif 受体 1）阳性且 Ly6C（淋巴细胞抗原-6C）低表达巨噬细胞存活率，减少心脏破裂，促进伤口愈合，并减轻心肌梗死后的心脏重塑[3]。除巨噬细胞外，华中科技大学研究团队发现，Th1 细胞和细胞毒性 CD8＋T 细胞在缺血性衰竭的人类心脏中占主导地位，心脏特异性 T 细胞反应可能导致心力衰竭的进展[4]。上海交通大学的研究详细阐述了内皮细胞中的 Foxp1（forkhead box p1）通过 TGF-β1-ET-1（内皮素-1）信号通路导致心脏肥大的机制[5]。此外，中南大学研究者还发现了硝酸甘油的耐药机制，即一氧化氮诱导的内皮细胞中 microRNA-199 的异位表达导致硝酸甘油耐受[6]。首都医科大学研究团队发现，S100a8/a9（Ca^{2+} binding S100 protein family，S100a8 and S100a9）水平升高与主要不良心血管事件发生率有关，同时证明阻断 S100a8/a9 可以预防心肌缺血再灌注损伤[7]。

b. 缺血性心脏病的治疗新靶点

生物治疗是心脏损伤修复的热点和前沿方向，我国研究团队采用基于非编码 RNA 和细胞移植的治疗方法，在缺血性心脏病动物模型中取得了显著的改善。空军军医大学合作团队首先证明，运动能产生心脏保护性的外泌体，其中包含一种非编码 RNA（miR-342-5p），保护受损的心肌细胞，减少心肌梗死[8]。浙江大学将间充质干细胞移植于心肌梗死模型，结果提示旁分泌效应在心肌保护过程中可能发挥着重要作用[9]。

（2）心力衰竭

中国的心力衰竭基础研究主要围绕探讨疾病发生发展的机制，发现了一系列新的潜在干预靶点。北京大学研究发现，人类心脏中最主要的钙/钙调素依赖的 CaMKⅡ（Calcium/calmodulin-dependent protein kinaseⅡ）亚型 CaMKⅡ-d9 通过损害范可尼贫血通路依赖的 DNA 修复机制，导致心肌细胞 DNA 损伤，进而引起心肌细胞死亡，最终导致心力衰竭[10]。华中科技大学合作团队揭示了髓系来源的免疫抑制细胞（MDSCs）自身可表达 iNOS（诱导型 NO 合酶）和精氨酸酶-1，通过分泌 IL-10 和 TGF-β，进而抑制心脏炎症、心肌肥厚和心力衰竭[11]。

（3）心肌病和心律失常

心肌病和心律失常是心血管疾病中的难点，中国学者针对疾病的精准临床分型和治疗，取得了具有代表性的成果。中国医学科学院阜外医院团队基于临床特征、遗传及心脏移植获得的心肌组织病理学特征，在国际上首次建立致心律失常性心肌病的精准分型[12]。哈尔滨医科大学研究发现，lncRNA-CCRR（cardiac conduction regulatory RNA）能够阻止 connexin43 的降解，从而为治疗心衰伴心律失常提供了新的治疗思路[13]。南昌大学的研究人员发现了一种新的 ANK2（编码锚蛋白 2）突变，容易导致患者心律失常，但这种心律失常可以被美托洛尔和氟卡尼有效抑制[14]。浙江大学的学者建立了诱导多能干细胞衍生的心肌细胞（iPSC-CMs）的短 QT 模型，并对其进行基因层面修正，检测了它们的表型，从而揭示了短 QT 的发生机制是因 IKr 膜表达密度增加所致[15]。

2. 血管病变

（1）血管平滑肌与动脉粥样硬化

中国学者围绕平滑肌细胞在血管重塑中的生物学变化，发现了一系列新的干预靶点和潜在的治疗手段。中国医学科学院阜外医院科研人员发现，血管平滑肌细胞（VSMC）标志基因受 THOC2（THO complex subunit 2）与 THOC5（THO complex subunit 5）调节[16]。随后，他们的另一项研究显示，组蛋白变异体 H2A.Z（Htz1 in yeast）通过增加核小体开放，促进 SMAD3 和 MED1（转录中介体亚基 1）招募，并可靶向调控多种 VSMC 特异性基因表达，从而加深了人们对血管重塑发生机制的认识[17]。浙江大学研究表明，c-Kit⁺（CD117）细胞能够增加新内膜的平滑肌细胞和白细胞，并有助于同种异体移植模型中新内膜的形成，从而抑制同种异体移植诱导的动脉硬化[18]。军事医学科学院的科研团队发现，CKIP-1（酪蛋白激酶 2 相互作用蛋白 1，casein kinase 2 interaction protein 1）能够调控巨噬细胞，在动脉粥样硬化过程中发挥着重要的生物学功能，进而揭示了清道夫受体 LOX-1（氧化性低密度脂蛋白特异性受体）及其转录因子 Oct-1（octamer-binding transcription factor-1）新的调节机制[19]。

（2）血管内皮细胞与动脉粥样硬化

针对动脉粥样硬化中的内皮细胞病理改变，我国学者发现了一系列新的干预靶点。同济大学研究发现转录因子 Klf2-Foxp1（Kruppel-like factor 2-Forkhead Box P1）是一种动脉粥样硬化的内皮炎性小体激活的新型调节因子，为动脉粥样硬化疾病的治疗干预提供了新的靶点[20]。深圳市疾病预防控制中心研究团队发现，SAH（S-adenosylhomocysteine hydrolase）通过表观遗传上调 p66shc 介导的氧化应激通路，诱导内皮功能障碍[21]。华中科技大学研究揭示了 PARP1[poly（ADP-ribose）polymerase 1]异常激活 JAK2/STAT3 通路将会降低 miR-204 表达，引起血管钙化，从而为预防和治疗慢性肾病患者的血管钙化提供了一个新靶点[22]。

3. 心脏发育、衰老与再生

我国学者近年来有关心脏发育、衰老与再生的研究成果处于国际领先水平，持续发现了一系列调节心脏细胞增殖、迁移、修复、再生和衰老的关键机制。北京大学研究发现，趋化因子 MIF-CXCR2/4（macrophage migration inhibitory factor-

CXCR2=C-X-C Motif Chemokine Receptor 2/4）介导的趋化作用能够调控心脏干细胞迁移，从而为先心病的治疗提供了新依据[23]。同时，同济大学发现 linc1405 与小鼠心脏的正常发育密切相关，深入揭示了 lincRNA 联合 Eomes（eomesodermin，脱中胚蛋白）及组蛋白修饰分子 WDR5（WD repeat domain 5）和 GCN5（general control nonderepressible 5），特异性调控心肌胚层特化关键分子 Mesp1（mesoderm posterior BHLH transcription factor 1）基因增强子区域表观修饰环境的分子机制[24]。研究发现 Sca1（spinocerebellar ataxia type 1）+心脏祖细胞在心脏稳态和受伤后主要分化为心脏内皮细胞和成纤维细胞[25]。另一项研究发现，无论心脏处于稳态或损伤状态下，C-kit+细胞（C-kit，CD117，受体酪氨酸激酶）都不会形成新生的心肌细胞[26]。苏州大学研究也发现，在衰老小鼠心脏中移植心肌球来源细胞并不能提升心脏功能[27]。越来越多的研究显示心脏中存在的冬眠心肌细胞才是再生心肌的主要来源。一项合作研究表明，成年小鼠心脏受损后，新心肌细胞来源于已存在的心肌细胞，而不是通过内源性心脏干细胞分化产生[28]。

（二）临床研究进展

1. 心血管疾病防控负担和挑战

中国疾病预防控制中心发表的研究报道了我国心血管疾病负担的最新数据，1990～2016 年中国心血管病的年死亡人数从 251 万增加到 397 万，但年龄标化的死亡率降低了28.7%，从每 10 万人的 431.6 人降至 307.9 人。心血管疾病患者数较 1990 年翻了一番，至 2016 年达 9400 万。年龄标化的心血管疾病患病率增加了 14.7%，其中缺血性心脏病增加 19.1%，缺血性卒中增加 36.6%，但年龄标化的伤残调整寿命年（DALYs）呈现大幅度下降。值得注意的是，心血管疾病患病率和 DALYs 呈现出显著的地区差异，提示应有针对性地制定未来的卫生政策[29]。国家心血管病中心自 2014 年开始实施的心血管病高危人群早期筛查与综合干预项目，拟对来自全国 32 个省约 480 万 35～75 岁社区居民进行筛查。已发表的 170 万人数据显示，符合 WHO 定义的高危人群占总筛查人数的1/10，而其中服用他汀类药物或阿司匹林的患者不足 3%[30]。同时，国家心血管病中心在中国高血压调查中通过对 22 158 例 35 岁以上居民的调查发现，1.3%患有心衰，1.4%患有左心室收缩功能不全（射血分数<50%），2.7%患有中重度的左心室舒张功能不全。在合并高血压的患者中，仅 57.7%接受降压药治疗，14.5%的血压控制在 140/90mmHg*以下[31]。这些数据表明，我国在心血管疾病防控取得成绩的同时，仍面临巨大疾病负担带来的严峻挑战。

2. 危险因素和心血管疾病风险研究

（1）糖尿病

糖尿病是冠心病的等危症，其早期的风险评估和预防十分重要。中国医学科学院阜外医院通过对 5143 例稳定冠心病的患者 6.1 年的随访发现，在处于糖尿病前期或糖尿病

---

* 1mmHg=1.333 22×10^2Pa

的患者中，脂蛋白（a）水平升高和患者不良预后相关，有助于患者的风险分层[32]。预防方面，中国医学科学院阜外医院发表了大庆糖尿病预防研究 30 年的随访结果。这是一项为期 6 年的临床试验，发现生活方式干预可使糖耐量受损患者的远期心血管病事件风险降低 27%[33]。上海高血压研究所对 111 765 例基线没有心血管病或肿瘤的成人 5 年随访数据进行分析，发现糖尿病或糖尿病前期患者如果有 5 个或 5 个以上的理想心血管健康指标，与非糖尿病/非糖尿病前期者相比，其心血管发病风险未见增高甚至略有减低[34]。这些均为糖尿病，尤其是糖尿病前期长期预后的改善提供了有力的依据。此外，武汉大学的一项纳入 49 项研究的荟萃分析发现，与男性相比，女性糖尿病患者患冠心病的风险和全因死亡率分别增加 58% 和 13%，提示糖尿病对心血管风险的影响存在较大的性别差异[35]。

（2）膳食脂肪酸、饮酒和维生素 D

浙江大学分析了 NIH-AARP 膳食和健康研究中 52 万名居民 16 年随访的数据，结果显示，膳食中饱和脂肪酸、反式脂肪酸、动物单链不饱和脂肪酸、花生四烯酸和死亡率增加有关；而海洋 ω-3 多不饱和脂肪酸、植物多链不饱和脂肪酸或亚麻酸与总死亡率、心血管病和某些特定病因的死亡率减低相关[36]。中国慢性病前瞻性研究记录了约 50 万成年人的饮酒情况并进行 10 年随访。常规流行病学分析显示，自报的酒精摄入与缺血性卒中、出血性卒中和急性心肌梗死的发生风险呈 U 形关联。男性中，自报每周 1～2 次饮酒较不饮酒和重度饮酒者出现上述三类事件的风险最低。相比之下，基因型预测的平均酒精摄入量与脑卒中风险呈持续的对数关系，而与心肌梗死对风险未见明显相关性[37]。中山大学用传统流行病学的方法，对 1387 名冠心病患者进行了 6～7 年的随访，发现游离的有生物活性的 25-羟基维生素 D 的血清水平（非总体水平）降低和全因以及心血管死亡率升高有关[38]。然而，补充维生素 D 是否带来心血管获益尚不清楚。北京大学用孟德尔随机化研究的方法，对 99 012 名中国和 106 911 名欧洲成人的数据进行分析，在两个人群中均未证明在基因水平增加维生素 D 表达与脑卒中及死亡率风险降低之间存在因果关系[39]。

（3）空气污染

空气污染对心血管病及危险因素的影响是近年的研究热点。复旦大学和多个国家合作，在 New England Journal of Medicine 发表了一项全球范围内 652 个城市颗粒物空气污染与死亡关系的时间序列研究和荟萃分析。结果显示，可吸入颗粒物 PM_{10} 和 $PM_{2.5}$ 短期暴露可显著增加居民的总死亡率，心血管以及呼吸道疾病原因的死亡风险。即使在低于主要国际组织和国家的空气质量标准限值之下，暴露反应曲线仍然呈近乎线性增长，且不存在明显的阈值，提示应进一步收紧空气污染的相关政策和标准[40]。同时中国医学科学院阜外医院报告了 China-PAR 项目的最新研究结果，发现 $PM_{2.5}$ 每升高 $10\mu g/m^3$，卒中、缺血性卒中、出血性卒中 16 年总发病风险分别增加了 13%、20% 和 12%。该研究首次报道了我国 $PM_{2.5}$ 水平和卒中风险的关系[41]。在干预研究方面，复旦大学在上海 65 名健康大学生中进行了一项临床试验，发现每天补充 2.5g 鱼油可使 $PM_{2.5}$ 暴露时体内大多数生物标志物水平保持稳定，对血液炎症、凝血、内皮功能、氧化应激和神经内分泌应激反应的 5 个生物标记物均呈现有益作用，提示补充 omega-3 脂肪酸可能降低 $PM_{2.5}$

暴露导致的心血管损害[42]。

3. 临床诊疗相关进展

（1）疗效评价、医疗质量评价和改善研究

中国医学科学院阜外医院一项纳入近万例我国心力衰竭患者的回顾性研究发现，在99.4%的医院中共 74.7%的患者接受了中药治疗，其中近一半的患者使用了丹红。而使用丹红的患者死亡和出血的风险较不用者分别增加39%和36%，提示使用没有循证证据的药物可能是有害的[43]。广东心血管病研究所分析了对来自国内 5 家医院8197 例非 ST 段抬高急性冠脉综合征（ACS）并接受冠脉介入治疗的住院患者随访 2.96 年的数据。发现术前即开始接受肠外抗凝治疗和未用药相比，并未降低全因死亡率或心肌梗死的发生，反而增加了大出血的风险[44]。

安贞医院基于 2014～2018 年中国心血管医疗质量改善项目的数据，分析了来自国内 192 家医院的 82 196 例 ACS 住院患者的数据。发现与男性相比，女性患者住院期间较少接受指南推荐的治疗，包括早期双联抗血小板治疗（DAPT）、抗凝治疗，以及 ST 段抬高心肌梗死相关的再灌注治疗、二级预防用药及住院期间的戒烟和心脏康复指导。这些发现提示应有针对性地开展质量改善项目来缩小 ACS 患者在医疗质量和结局方面的性别差异[45]。

在医疗质量改善方面，北京大学临床研究所和中国医学科学院阜外医院合作开展的中国急性冠脉综合征临床路径研究项目（CPACS-3），入选了 101 家医院近 3 万名患者，实施基于 ACS 临床路径的一系列质量改善措施。结果显示，虽然 7 个单项医疗质量的绩效指标得到了改善，但住院期间主要心血管病事件和对照组没有差异，其原因需要进一步探索[46]。

（2）关于疾病认识的新发现

中国医学科学院阜外医院分析了 60 例晚期接受心脏移植的致心律失常型心肌病（AC）患者的心脏标本病理特征，结合患者的临床特征、基因型及心脏磁共振成像结果，在国际上首次建立了 AC 的精准分型，被命名为该病的阜外分型。这项研究被国际同行评价为 AC 领域目前最全面、最有价值的研究之一[47]。升主动脉瘤的直径一直是该病进行外科手术治疗的主要依据，中国医学科学院阜外医院和耶鲁大学合作，研究了 522 名主动脉瘤患者升主动脉长度和不良事件的关系，发现升主动脉长度超过 13cm 时，与 9cm 以下的升主动脉相比，平均年不良事件风险几乎升高了 5 倍，进一步分析提示，主动脉长度超过 11cm 可作为手术干预指征[48]。武汉同济医院和中国医学科学院阜外医院合作，从汉族人群中纳入 85 例冠脉自发夹层的患者和 296 例未患病患者作为对照。通过全外显子测序，确定 TSR1 为潜在的致病基因。这个发现可能为该病的诊断和治疗带来进一步启示[49]。此外，北京大学分析了 50 岁以上冠心病患者诊断前后认知功能曲线的变化。通过 12 年的随访发现，诊断冠心病的患者在诊断前的认知功能和未患病者没有差别，冠心病诊断后比诊断前认知功能的下降速度明显加快。提示冠心病患者要注意监测认知功能的改变[50]。此外，中国医学科学院阜外医院对 6597 例 3 支病变的冠心病患者进行了为期 7 年的随访，发现基线时 N 端利钠肽（NT-proBNP）水平与随访期间的全因死亡、心源性死亡和主要心血管不良事件的发生风险均密切相关,将 NT-proBNP 和 SYNTAXII 积分相结合,可显著提高冠心病患者预后预测的准确性[51]。

（3）疾病诊疗技术和方法的新发现

南京第一医院发表了 PADN-5 研究的结果,该项研究是一项随机假手术组对照的临床试验,随访 6 个月发现肺动脉消融治疗显著提高了合并混合型毛细血管前/后肺动脉高压的心功能不全患者的 6min 步行距离[52]。成都中医药大学开展的一项临床试验入选了 404 例患者,探索采用 4 周的针灸治疗对心绞痛的缓解效果。结果发现 16 周时针对疾病累及经络的针灸治疗组和其他组相比可以明显缓解心绞痛发作[53]。

用移动医疗的手段进行疾病防控是目前比较有前景的一个领域。中国人民解放军总医院探索了用智能手表或手环早期检测并管理心房颤动（简称房颤）的可行性与有效性。研究期间,超过 18 万人使用智能设备监测脉搏节律至少 14 天,424 人收到了"疑似房颤"通知。其中 87% 被确认有房颤,检测信号的阳性预测值为 91.6%。在确诊患者中,95.1% 参加了使用应用程序进行房颤综合管理计划,约 80% 的高危患者已成功抗凝。该研究表明采用可穿戴设备进行连续的家庭监测是早期检出房颤的可行方法,有助于房颤的早期筛查和预防脑卒中等相关并发症[54]。

（三）我国心血管疾病研究的优势与不足

我国病例资源丰富,近年临床研究日益受到重视,随着国家和省级临床医学研究中心建设工作的推进,我国心血管临床研究体系也初具规模,整体临床研究能力较前有所提高,我国研究者在心血管领域国际权威期刊发表论文的数量增长迅速。但相对于丰富的临床资源,我国临床研究的数量和创新性较发达国家仍有差距,主要表现在:①从发表论文的创新性和实用性不足,研究质量参差不齐;②整体来看,论文的研究方向缺乏全国性的整体布局,同时由于缺乏数据共享机制,存在研究内容重复、分散,造成资源浪费;③全国范围内专门从事临床研究的专业性多学科团队相对缺乏,部分临床的学科带头人重视程度不够,临床研究能力的平均水平偏低。我国心血管疾病负担仍呈现增长势头,进一步优化临床研究布局,提高整体能力,科学利用有限资源仍是目前面临的挑战。

在基础研究方面,我国已逐步形成了庞大的研究人员队伍并在研究论文数量上处于国际领先地位,但高水平的理论发现和技术创新有所不足。基于罕见病临床资源优势,我国研究者取得了一些突出的成果;同时,通过建立全新的心血管谱系示踪和单细胞精度蓝图,我国研究者在心脏发育再生和病理机制方面处于国际领先水平,然而,在心血管疾病研究的重大前沿方向上,提出的重大科学问题较少,研究水平有待提高。

（四）我国心血管疾病研究的发展方向和趋势

我国目前面临着工业化、城镇化、人口老龄化,以及疾病谱、生活方式不断变化带来的挑战。根据《"健康中国 2030"规划纲要》的精神,改善心血管疾病防治是我国重大战略需求,需要研究支撑。考虑心血管病临床研究的发展方向和趋势集中在以下几个方面:①继续建立完善"学习型医疗卫生体系",建立全方位的数据收集系统,基于真实世界的数据,开展医疗结果评价和改善研究,实现研究成果的快速迭代。②开展高质量的临床试验和真实世界研究，不断产出高水平的临床诊疗证据指导实践；开展实施性研究，促进心血管疾病及其危险因素的有效防控；开展行为改变研究，提高全民的健康素养，推动健康的生活方式。③着重提高自主创新研发能力，推动新药物、新器械、新技术、新方法的产出，同时善于利用大数据、移动医疗和人工智能等新的理念和技术实现疾病预防、筛查和治疗方面的可持续创新。④加强基础研究和临床研究团队的沟通和合作，开展转化研究，加快科研成果的转化进程。同时，随着国家经费支持的不断加强和评价体系的逐步完善，我国心血管疾病基础研究开始围绕重大核心科学问题，开展独立和原创的前沿研究。未来应更多地依托我国心血管疾病临床防治的特色方向，以服务开发新的治疗技术和药物为目的，发现创新的理论机制和治疗靶点。

主要参考文献

[1] Fan Q, Tao R, Zhang H, et al. Dectin-1 contributes to myocardial ischemia/reperfusion injury by regulating macrophage polarization and neutrophil infiltration. Circulation. 2019. 139(5): 663-678.

[2] Yu L, Yang G, Zhang X, et al. Megakaryocytic Leukemia 1 bridges epigenetic activation of NADPH oxidase in macrophages to cardiac ischemia-reperfusion injury. Circulation. 2018. 138(24): 2820-2836.

[3] Jia D, Jiang H, Weng X, et al. Interleukin-35 promotes macrophage survival and improves wound healing after myocardial infarction in mice. Circulation Research. 2019. 124(9): 1323-1336.

[4] Tang TT, Zhu YC, Dong NG, et al. Pathologic T-cell response in ischaemic failing hearts elucidated by T-cell receptor sequencing and phenotypic characterization. European Heart Journal. 2019. 40(48): 3924-3933.

[5] Liu J, Zhuang T, Pi J, et al. Endothelial forkhead box transcription factor P1 regulates pathological cardiac remodeling through transforming growth factor-β1-endothelin-1 signal pathway. Circulation. 2019.140(8): 665-680.

[6] Bai YP, Zhang JX, Sun Q, et al. Induction of microRNA-199 by nitric oxide in endothelial cells is required for nitrovasodilator resistance via targeting of prostaglandin I2 synthase. Circulation. 2018.138(4): 397-411.

[7] Ouyang H, Liu Z, Li N, et al. Symbiotic cardiac pacemaker. Nature Communications. 2019.10(1): 1821.

[8] Hou Z, Qin X, Hu Y, et al. Longterm exercise-derived exosomal miR-342-5p. Circ Res. 2019.124(9): 1386-1400.

[9] Xiao C, Wang K, Xu Y, et al. Transplanted mesenchymal stem cells reduce autophagic flux in infarcted hearts via the exosomal transfer of miR-125b. Circ Res. 2018.123(5): 564-578.

[10]Zhang M, Gao H, Liu D, et al. CaMKII-delta9 promotes cardiomyopathy through disrupting UBE2T-dependent DNA repair. Nature Cell Biology. 2019.21(9): 1152-1163.

[11]Zhou L, Miao K, Yin B, et al. Cardioprotective role of myeloid-derived suppressor cells in heart failure. Circulation. 2018.138(2): 181-197.

[12]Chen L, Song J, Chen X, et al. A novel genotype-based clinicopathology classification of arrhythmogenic cardiomyopathy provides novel insights into disease progression. European Heart Journal. 2019.40(21): 1690-1703.

[13]Zhang Y, Sun L, Xuan L, et al. Long non-coding RNA CCRR controls cardiac conduction via regulating intercellular coupling. Nat Commun. 2018.9(1): 4176.

[14]Zhu W, Wang C, Hu J, et al. Ankyrin-B Q1283H variant linked to arrhythmias via loss of local protein phosphatase 2A activity causes ryanodine receptor hyperphosphorylation. Circulation. 2018.138(23): 2682-2697.

[15]Guo F, Sun Y, Wang X, et al. Patient-specific and gene-corrected induced pluripotent stem cell-derived cardiomyocytes elucidate single-cell phenotype of short QT syndrome. Circulation Research. 2019.124(1): 66-78.

[16]Yuan X, Zhang T, Yao F, et al. THO complex-dependent posttranscriptional control contributes to vascular smooth muscle cell fate decision. Circ Res. 2018.123(5): 538-549.

[17]Yao F, Yu P, Li Y, et al. Histone variant H2A.Z is required for the maintenance of smooth muscle cell identity as revealed by single-cell transcriptomics. Circulation. 2018.138(20): 2274-2288.

[18]Ni Z, Deng J, Potter CMF, et al. Recipient c-Kit lineage cells repopulate smooth muscle cells of transplant

arteriosclerosis in mouse models. Circ Res. 2019.125(2): 223-241.

[19]Fan J, Liu L, Liu Q, et al. CKIP-1 limits foam cell formation and inhibits atherosclerosis by promoting degradation of Oct-1 by REGγ. Nature Communications. 2019.10(1): 425.

[20]Zhuang T, Liu J, Chen X, et al. Endothelial Foxp1 suppresses atherosclerosis via modulation of Nlrp3 inflammasome activation. Circulation Research. 2019.125(6): 590-605.

[21]He J, Bao Q, Zhang Y, et al. Yes-associated protein promotes angiogenesis via signal transducer and activator of transcription 3 in endothelial cells. Circ Res. 2018.122(4): 591-605.

[22]Li T, Yu B, Liu Z, et al. Homocysteine directly interacts and activates the angiotensin II type I receptor to aggravate vascular injury. Nat Commun. 2018.9(1): 11.

[23]Huang W, Feng Y, Liang J, et al. Loss of microRNA-128 promotes cardiomyocyte proliferation and heart regeneration. Nat Commun. 2018.9(1): 700.

[24]Guo X, Xu Y, Wang Z, et al. A Linc1405/Eomes complex promotes cardiac mesoderm specification and cardiogenesis. Cell Stem Cell. 2018.22(6): 893-908.e896.

[25]Tang J, Li Y, Huang X, et al. Fate mapping of Sca1(+) cardiac progenitor cells in the adult mouse heart. Circulation. 2018.138(25): 2967-2969.

[26]He L, Han M, Zhang Z, et al. Reassessment of c-Kit(+) cells for cardiomyocyte contribution in adult heart. Circulation. 2019.140(2): 164-166.

[27]Zhao ZA, Han X, Lei W, et al. Lack of cardiac improvement after cardiosphere-derived cell transplantation in aging mouse hearts. Circ Res. 2018.123(10): e21-e31.

[28]Li Y, He L, Huang X, et al. Genetic lineage tracing of nonmyocyte population by dual recombinases. Circulation. 2018.138(8): 793-805.

[29]Liu S, Li Y, Zeng X, et al. Burden of cardiovascular diseases in China, 1990-2016: Findings from the 2016 Global Burden of Disease Study. JAMA Cardiology. 2019.4(4): 342-352.

[30]Lu J, Lu Y, Yang H, et al. Characteristics of high cardiovascular risk in 1.7 million Chinese adults. Annals of Internal Medicine. 2019.170(5): 298-308.

[31]Hao G, Wang X, Chen Z, et al. Prevalence of heart failure and left ventricular dysfunction in China: the China hypertension survey, 2012-2015. European Journal of Heart Failure. 2019.21(11): 1329-1337.

[32]Jin JL, Cao YX, Zhang HW, et al. Lipoprotein(a) and cardiovascular outcomes in patients with coronary artery disease and prediabetes or diabetes. Diabetes Care. 2019.42(7): 1312-1318.

[33]Gong Q, Zhang P, Wang J, et al. Morbidity and mortality after lifestyle intervention for people with impaired glucose tolerance: 30-year results of the Da Qing Diabetes Prevention Outcome Study. The Lancet Diabetes & Endocrinology. 2019.7(6): 452-461.

[34]Wang T, Lu J, Su Q, et al. Ideal cardiovascular health metrics and major cardiovascular events in patients with prediabetes and diabetes. JAMA Cardiology. 2019.4(9): 874-883.

[35]Wang Y, O'Neil A, Jiao Y, et al. Sex differences in the association between diabetes and risk of cardiovascular disease, cancer, and all-cause and cause-specific mortality: a systematic review and meta-analysis of 5, 162, 654 participants. BMC Medicine. 2019.17(1): 136.

[36]Zhuang P, Zhang Y, He W, et al. Dietary fats in relation to total and cause-specific mortality in a prospective cohort of 521-120 individuals with 16 years of follow-up. Circulation Research. 2019.124(5): 757-768.

[37]Millwood IY, Walters RG, Mei XW, et al. Conventional and genetic evidence on alcohol and vascular disease aetiology: a prospective study of 500,000 men and women in China. Lancet. 2019.393(10183): 1831-1842.

[38]Yu C, Xue H, Wang L, et al. Serum bioavailable and free 25-hydroxyvitamin D levels, but not its total level, are associated with the risk of mortality in patients with coronary artery disease. Circulation Research. 2018.123(8): 996-1007.

[39]Huang T, Afzal S, Yu C, et al. Vitamin D and cause-specific vascular disease and mortality: a Mendelian randomisation study involving 99, 012 Chinese and 106, 911 European adults. BMC Medicine. 2019.17(1): 160.

[40]Liu C, Chen R, Sera F, et al. Ambient particulate air pollution and daily mortality in 652 cities. The New England Journal of Medicine. 2019. 381(8): 705-715.

[41]Huang K, Liang F, Yang X, et al. Long term exposure to ambient fine particulate matter and incidence of stroke:

prospective cohort study from the China-PAR project. BMJ. 2019.367: 16720.

[42]Lin Z, Chen R, Jiang Y, et al. Cardiovascular benefits of fish-oil supplementation against fine particulate air pollution in China. Journal of the American College of Cardiology. 2019.73(16): 2076-2085.

[43]Yu Y, Spatz ES, Tan Q, et al. Traditional Chinese medicine use in the treatment of acute heart failure in Western Medicine Hospitals in China: analysis from the China PEACE Retrospective Heart Failure Study. Journal of the American Heart Association. 2019.8(15): e012776.

[44]Chen JY, He PC, Liu YH, et al. Association of parenteral anticoagulation therapy with outcomes in Chinese patients undergoing percutaneous coronary intervention for non-ST-segment elevation acute coronary syndrome. JAMA Internal Medicine. 2019.179(2): 186-194.

[45]Hao Y, Liu J, Liu J, et al. Sex differences in in-hospital management and outcomes of patients with acute coronary syndrome. Circulation. 2019.139(15): 1776-1785.

[46]Wu Y, Li S, Patel A, et al. Effect of a quality of care improvement initiative in patients with acute coronary syndrome in resource-constrained hospitals in China: A randomized clinical trial. JAMA Cardiology. 2019.4(5): 418-427.

[47]Chen L, Song J, Chen X, et al. A novel genotype-based clinicopathology classification of arrhythmogenic cardiomyopathy provides novel insights into disease progression. European Heart Journal. 2019.40(21): 1690-1703.

[48]Wu J, Zafar MA, Li Y, et al. Ascending aortic length and risk of aortic adverse events: The neglected dimension. Journal of the American College of Cardiology. 2019.74(15): 1883-1894.

[49]Sun Y, Chen Y, Li Y, et al. Association of TSR1 variants and spontaneous coronary artery dissection. Journal of the American College of Cardiology. 2019.74(2): 167-176.

[50]Xie W, Zheng F, Yan L, Zhong B. Cognitive decline before and after incident coronary events. Journal of the American College of Cardiology. 2019.73(24): 3041-3050.

[51]Zhang C, Jiang L, Xu L, et al. Implications of N-terminal pro-B-type natriuretic peptide in patients with three-vessel disease. European Heart Journal. 2019.40(41): 3397-3405.

[52]Zhang H, Zhang J, Chen M, et al. Pulmonary artery denervation significantly increases 6-min walk distance for patients with combined pre- and post-capillary pulmonary hypertension associated with left heart failure: The PADN-5 study. JACC Cardiovascular Interventions. 2019.12(3): 274-284.

[53]Zhao L, Li D, Zheng H, et al. Acupuncture as adjunctive therapy for chronic stable angina: A randomized clinical trial. JAMA Internal Medicine. 2019.179(10): 1388-1397.

[54]Guo Y, Wang H, Zhang H, et al. Mobile photoplethysmographic technology to detect atrial fibrillation. Journal of the American College of Cardiology. 2019.74(19): 2365-2375.

三、呼吸系统疾病领域研究进展

王　辰[1,2,3,4,5,6]　曹　彬[3,4,5,6]　代华平[3,4,5,6]　杨　汀[3,4,5,6]　翟振国[3,4,5,6]
肖　丹[3,4,5,6]　张晓雷[3,4,5,6]　苏　楠[3,4,5,6]　杨　萌[3,4,5,6]
陈文慧[3,4,5,6]　侯　刚[3,4,5,6]

1. 北京协和医学院；2. 中国医学科学院
3. 中日友好医院呼吸中心；4. 国家呼吸医学中心
5. 中国医学科学院呼吸病学研究院；6. 国家呼吸系统疾病临床医学研究中心

（一）呼吸道感染研究领域

1. 2019 年研究进展

流行病学方面，我国多中心前瞻性研究首次提出正常成人非流感病毒性肺炎病情严重程度及预后与流感病毒性肺炎相当[1]，揭示了非流感病毒肺炎的重要性。另有全国多中心研究描绘了我国多耐药结核（MDR-TB）的基因多态性和基因型，为耐药结核防治和药物选择提供了重要数据[2]。诊断技术方面，巨噬细胞凋亡抑制因子的应用[3]和病毒性肺炎预后模型的建立[4]为病毒性肺炎和脓毒症的预后提供了更精准的评估方法。我国学者对多种新型快速病毒分子诊断平台的准确性[5]及临床指导意义进行了评价[6]。证实快速病毒分子诊断技术可安全、有效指导慢性阻塞性肺疾病（chronic obstructive pulmonary disease，COPD）、支气管扩张、肺炎等下呼吸道感染抗菌药物使用。发现并验证了侵袭性曲霉菌病感染的新型生物标志物[7]。在抗感染治疗方面，我国学者首次发现了凝血因子具有体外抗阴性菌活性[8]，证实了巨细胞病毒特异性 T 细胞治疗移植后巨细胞病毒感染的临床有效性[9]，并且首次探索了两种不同机制抗病毒药物（法匹拉韦+奥司他韦）治疗重症流感的临床疗效[10]，亦有随机对照试验（randomized controlled trial，RCT）证实了中医药治疗重症肺炎的临床疗效[11]。

2. 我国呼吸道感染研究的优势与不足

我国呼吸道感染患者数量庞大，目前在国家科技计划及政策支持下已建立多中心肺炎研究网络和新发突发传染病监测网络并稳固发展，为下呼吸道感染的临床研究逐步铺平道路，因此在体量上有天然优势。随着我国在病原分子诊断领域的快速追赶，目前已掌握了二代测序、多病原快速分子诊断技术，也积累了较多使用经验。同时，抗感染新材料研发及药物临床研究试验正获得大力支持和推进。但目前国内诊断技术临床转化及其临床指导意义的研究落后于国外。近年来的国际研究热点如微生物组学、感染标志物未能深入，停留在描述和相关性研究阶段，少有真正深入其机制研究。2019 年国际上已有多项抗细菌、抗病毒、抗结核，以及恢复期血清等新药物临床研究结果相继发布。我国在抗感染新药物研发和临床研究能力、规范化等方面仍存在很大的提高空间。另外，由于我国疾病预防体系和临床医疗、研究体系分离，感染性疾病的预防和临床研究工作还需要更深入的融合和协作，因此目前体量上的优势未能真正发挥并未转化成为研究的优势。

3. 我国呼吸道感染领域研究发展方向与趋势

呼吸道感染性疾病是我国感染性疾病的首要死亡原因，随着我国人口老龄化、合并各类基础疾病人群增加、耐药菌，以及新发突发传染病的不断出现，我国下呼吸道感染的发展当以病原诊断新技术、治疗新药物和预防新方法为主要研发方向，关注老年、免疫抑制及合并其他基础疾病患者的预防、治疗，以及患者的远期转归。发展以快速、高通量、多病原诊断为特点的病原诊断技术，提高发现新病原能力和临床转化，评价其临床指导意义。从微生物组学、病原感染与宿主免疫反应基础研究出发，研发抗感染、免疫调节新药物，发展药物新剂型及治疗新策略，着力疫苗、药物预防等下呼吸道感染预防方法，并加大相关药物临床试验研究力度。

（二）慢阻肺研究领域

1. 2019 年研究进展

在研究方面，慢性阻塞性肺疾病全球倡议（Global Initiative for Chronic Obstructive Lung Disease，GOLD）2020 新增文献中有 4 篇通讯作者单位为中国的学术机构：暨南大学环境与气候研究所研究团队[12]发现冷空气与死亡率有相关性；首都医科大学北京朝阳医院研究团队的研究[13]表明空气质量与住院率有相关性；浙江大学医学院附属第二医院胸外科研究团队[14]通过 META 分析发现慢阻肺会影响肺癌的预后；北京大学人民医院研究团队[15]通过系统回顾及 META 分析发现血浆降钙素原对于慢阻肺急性加重的治疗有指导意义。

2. 我国慢阻肺研究的优势和不足

总体来看，我国 2019 年发表在呼吸病学领域著名学术期刊上的论文较少，且与 2019 年同期发表在著名刊物的其他文章相比，我国的研究论文内容缺少基础研究支撑，但这一缺憾正在转变。

3. 慢阻肺研究方向和发展趋势

首先，疾病发病机制中免疫应答所扮演的角色正得到广泛关注。浙江大学医学院附属第二医院呼吸与危重症医学科研究团队通过基础及临床实验发现并证明慢阻肺的发病新机制，即吸烟诱导产生自身弹性蛋白多肽，被特异性的 T 细胞识别，通过自身免疫机制导致慢阻肺的发生发展，文章于 2020 年刊登在呼吸领域国际著名期刊 *European Respiratory Journal*[16]。研究还提出了新的动物模型建立方式及自身免疫应答在慢阻肺发病中的角色。其次是吸烟之外的其他慢阻肺发病危险因素，特别是大气污染与肠道菌群：北医三院研究团队利用 META 分析得出 $PM_{2.5}$ 颗粒浓度与慢阻肺患者的住院率、死亡率存在相关性[17]；广州医科大学研究团队探究了慢阻肺气道内菌群与不同炎症表型之间的关系[18]。

（三）哮喘研究领域

1. 2019 年研究进展

目前，全球哮喘患者共 3.39 亿人，哮喘是伤残损失健康生命年（years lived with disability，YLD）的第 16 大原因，疾病负担的第 28 位。哮喘流行病学研究方面，"中国肺部健康（CPH）研究"团队 2019 年 6 月 21 日于《柳叶刀》在线发表的"中国成人哮喘流行状况、风险因素与疾病管理现状"[19]显示，我国有喘息症状的哮喘患者约 4570 万人，20 岁以上人群哮喘患病率为 4.2%。在哮喘发病机制方面的研究显示中国人群单倍型 TAAG 与哮喘风险减少显著相关[20]。另一项中国成年居民的横断面流行病学调查显示室内空气污染与哮喘风险增加相关[21]。在哮喘诊断与分型方面，2019 年我国发布《中国过敏性哮喘诊治指南》[22]，对临床过敏性哮喘的诊断与规范治疗具有重要指导意义。在哮喘治疗方面，今年我国逐步开展了重症哮喘靶向治疗的临床实践和治疗模式探讨性研究，奥马珠单抗是我国首个上市并进入医保的针对中重度过敏性哮喘的生物靶向药物，2019 年国内相关临床研究均提示了抗 IgE 单抗的有效性和安全性，目前正在进行上市后安全性评价和治疗模式的进一步研究[23-25]。在哮喘管理方面的一项研究显示，应用"五位一体"哮喘管理模式（即规范化哮喘治疗、哮喘日记、呼气峰流量（PEF）监测、合理饮食和体育锻炼）管理儿童哮喘，在 6 个月的随访期中显示管理组的患儿可显著改善肺功能，减少哮喘急性发作次数，可成为临床推广应用的管理模式[26]。

2. 我国哮喘防控的优势与不足

目前我国设立了国家呼吸医学中心，集中优势力量和人才可进一步开展相应研究，并将成为今后我国哮喘防控发展的巨大优势。"中国肺部健康（CPH）研究"显示，我国哮喘诊断率低，治疗率低，控制水平低，显著影响中国成人哮喘患者的生活质量，仍需要今后大力推广哮喘规范化的诊治和管理。我国在生物靶向药物开发方面仍落后于其他国家，国产抗 IgE 单抗尚未进入临床，国产 IL-4R 单抗和 TSLP 单抗仍在前期研究阶段。

3. 我国哮喘研究方向和发展趋势

（1）哮喘发病机制研究的趋势包括：气道上皮损伤、修复与死亡的新机制；气道局部代谢和神经调控与炎症反应的相互调控机制；气道微生态菌群、病毒感染对支气管哮喘发生发展的影响机制。

（2）哮喘的免疫机制研究的趋势包括：巨噬细胞、T 淋巴细胞、嗜酸性粒细胞、中性粒细胞、树突状细胞等支气管肺部区域免疫细胞调控哮喘炎症反应新机制等。

（四）间质性肺疾病研究领域

1. 2019 年研究进展

间质性肺疾病（interstitial lung diseases，ILD）是以特发性肺纤维化（idiopathic pulmonary fibrosis，IPF）为代表的一组复杂异质性疾病。

（1）临床研究方面：我国先后发表了《特发性肺纤维化诊断和治疗中国专家共识》、《特发性肺纤维化急性加重诊断和治疗中国专家共识》、《中国结节病诊断和治疗专家共识》[27-29]，规范了 IPF 等 ILD 的诊断流程及治疗策略，明显提高 ILD 诊治认识水平，我国研究团队 2018 年发表的北京朝阳医院单中心研究数据显示 ILD 住院患者由 2000 年 43 例增加为 2012 年的 732 例，占呼吸住院病人数比和全院住院病人比分别增加了 4 倍和 7 倍[30]。IPF 是最常见的 ILD，但预后很差，IPF 中位生存仅为 2.25 年，总体 5 年生存率为 28.5%[31]。血清前白蛋白是 IPF 预后判断的一个比较有前景的标志物[32]。中日友好医院呼吸中心率先开展锥体束 CT 引导的经支气管冷冻肺活检（CBCT-TBCB）对 ILD 的诊断，证实其不仅提高病理诊断率，而且具有良好的安全性，具有推广应用前景[33]。

（2）肺纤维化的发病机制方面：清华大学、北京大学国际医院、中日友好医院等研究团队发现肺泡上皮干细胞（AT2）Cdc42 功能的丧失导致 AT2 细胞再生不良，受升高的机械张力刺激，激活 AT2 细胞中的 TGF-信号通路，从而驱动肺纤维化由外周向中心的进展，为肺纤维化的发病机制提供了新的观点[34]。同时在动物研究中发现，博莱霉素诱导的肺损伤后，衰老小鼠的肺泡干细胞表现出增强的炎症反应和降低的脂质代谢[35]。人胚胎干细胞来源的免疫基质调节细胞具有明显减轻肺损伤肺纤维化的作用，显示出临床应用前景[36]。

2. 我国 ILD 疾病研究的优势和不足

我国 ILD 临床研究具有大样本的病例来源，正逐渐完善全国范围 ILD 队列研究体系。但在基础研究、新药开发研究等方面投入不足，且转化能力较弱。

3. ILD 的研究方向和发展趋势

（1）建立 ILD 临床研究协作网及信息化平台，建立间质性肺疾病专科医联体，建立高效的疾病筛查、监控及转诊系统，提高间质性肺疾病在各级医疗机构的诊断效率，降低误诊率，规范我国间质性肺疾病诊疗与研究体系。

（2）扩增全国间质性肺疾病（重点特发性肺纤维化、尘肺）临床数据库和生物标本库，建立间质性肺疾病临床-多组学（基因、蛋白及代谢组学）特征图谱，筛选早期预测和诊断、疾病分型、预后判断及疗效相关的生物标志物。

（3）探索诊断新技术（如 AI）、治疗新方法，加强间质性肺疾病发病机制研究、新药探索与临床试验、干细胞治疗的基础研究。

（五）肺栓塞与肺血管病研究领域

1. 2019 年研究进展

（1）肺栓塞与深静脉血栓形成流行病学及预防现状调研：我国学者进行的调查研究结果显示，基于住院患者资料的静脉血栓栓塞（venous thromboembolism，VTE）人群患病率从 2007 年的 3.2/10 000 上升至 2016 年的 17.5/10 000。10 年间，VTE 患病人数增加 5 倍以上。肺栓塞住院死亡率由 8.5% 下降至 3.9%[37]。同期 VTE 预防现状调查研究发现，36.6% 的内科住院患者处于 VTE 发生风险的高危组，32.7% 及 53.4% 的外科住院患者分别处于 VTE 发生风险的中危、高危组，但其中仅有极少数（9%）依从美国胸科医师学院（American College of Chest Physicians，ACCP）指南所推荐的预防建议[38]。提高 VTE 预防意识、加强我国医院内 VTE 防治体系建设将成为 VTE 领域的重要工作内容。

（2）医院内 VTE 防控策略：全国肺栓塞和深静脉血栓形成防治能力建设项目在全国范围内正式启动。如何最优化进行院内 VTE 防控，目前国内外均无明确指南意见或措施推荐。国内学者牵头设计了"全面系统干预策略"多中心随机对照研究方案[39]。该方案旨在评价基于信息化的全面系统干预策略在住院患者 VTE 预防中的有效性和安全性，为改善医疗照护提供证据。

2. 我国肺栓栓塞与肺血管研究的优势与不足

近年来围绕着肺栓塞与肺动脉高压的发病机制、早期诊断、靶向药物研发等方面展开多项原创性研究，促进了疾病诊疗水平提高。但仍有众多重大基础及临床科学问题亟待解决：①肺栓塞发生机制及疾病的发展、转归及预后的机制不清楚；②缺乏我国肺栓塞及肺动脉高压准确的流行病数据；③缺乏规范性数据库及基于此的大数据研究。

3. 我国肺栓栓塞与肺血管研究的发展方向与趋势

（1）阐明遗传因素在肺栓塞与静脉血栓栓塞性疾病发病中的作用。

（2）探讨肺动脉高压中右心功能不全发生、发展机制。

（3）探讨肺动脉高压发生发展中其他血管（如肺静脉、肺毛细血管等）重构、增殖病变的发生机制及可能的干预策略。

（4）我国肺栓塞及肺动脉高压的流行病学调查和大数据研究。

（六）烟草病学研究领域

1. 2019 年研究进展

1990～2017 年，我国居民疾病谱发生重大变化，慢性非传染性疾病成为我国疾病负担的主要原因，而吸烟是我国疾病负担的最大危险因素[40]。我国吸烟率 2003～2013 年间没有明显下降，而且青少年的吸烟比例大幅上升[41]，20 年、30 年后，当前吸烟的青少年约有一半将成为慢病甚至癌症患者[42]。"中国肺部健康研究"估算我国 20 岁及以上人群哮喘患病率为 4.2%，患病人数约 4570 万，而吸烟显著提高了哮喘患病风险[43]。烟草依赖作为影响戒烟成败的主因，本质是致命的慢性非传染性疾病，预计我国烟草依赖患者人数可能过亿[44]。一项香港的研究发现基于自我决定理论的简单戒烟干预可有效提高急诊就诊患者的戒烟成功率[45]。另一项基于神经反馈训练法的研究提出一种新型戒烟治疗方法，为今后戒烟干预提供了新的角度[46]。

2. 我国烟草病学研究的优势和不足

自 2003 年签署了世界卫生组织《烟草控制框架公约》，我国政府发布了一系列相关政策以支持控烟工作，社会公众、广大媒体关注度高，为烟草病学研究的开展提供了良好的社会环境。我国已初步构建了覆盖全国的戒烟体系，临床戒烟水平不断提高，科学研究取得一定的科技创新成果，为开展烟草病学研究提供了重要支撑。

但与国际先进水平相比，我国烟草病学领域的科技水平仍处于发展阶段，科技资源缺乏统筹与协同，加之不同地区的社会、政治、经济等多方面的原因，导致资源碎片化、不均衡、非同质的状况严重；我国烟草依赖患病人数、疾病发展规律、治疗技术及防治政策等"卡脖子"的关键问题亟待进一步突破；"医-教-研"结合还不够紧密；研究成果转化为临床实践的适宜技术模式亟待进一步优化。

3. 烟草病学研究的发展方向和趋势

以健康促进为核心，按照"五年研究体系，五年推广应用，五年全面覆盖"的战略构想，从烟草病学的流行监测、个体精准戒烟、群体管理、移动健康、宣教与科普等角度，开展科学研究与创新，构建适于我国的"烟草病学科技创新与成果转化"模式，为助力实现"健康中国 2030"目标提供重要支撑。

（七）睡眠呼吸研究领域

1. 2019 年研究进展

睡眠呼吸疾病（sleep related breathing disorder，SRBD）是一组以睡眠中呼吸异常为主要表现的疾病，可伴或不伴日间呼吸功能障碍，以阻塞性睡眠呼吸暂停（obstructive sleep apnea，OSA）最为常见。2019 年我国学者在睡眠呼吸领域就以下几个方面进行了探讨：①特定人群中（如妊娠妇女）OSA 的患病率[47]；②OSA 的危险因素[48]；③OSA 与多系统并发症及伴发疾病的交互作用[49]；④ OSA 靶器官损伤的机制的研究[50]；⑤新的技术手段如心肺偶联技术对 OSA 的筛查价值的探讨[51]；⑥便携设备对于非单纯 OSA 之外的睡眠呼吸疾病诊断价值的探讨[52]。需指出的是目前我国学者对睡眠呼吸疾病的研究仍多集中于横断面的研究，尚缺乏较大规模的队列随访研究；尚缺乏关于睡眠呼吸疾病无创通气治疗的随机对照临床试验，2019 年发表的关于睡眠呼吸疾病的无创通气治疗的文章多为 meta 分析和文献综述[53]。

2. 睡眠呼吸研究的优势和不足

我国睡眠呼吸疾病临床研究具有大样本的病例来源，睡眠医学已作为独立的学科建制纳入内科学的专培体系，这为睡眠医学人才的培养及临床、基础科研的开展必定产生重要的推动作用。但需要指出的是，依据最近发表在 *Lancet* 上的一篇系统性综述推测中国成人 OSA 的患病率居世界之首，但目前尚缺乏国人成人 OSA 的较大规模的流行病学数据及疾病负担的相关数据，卫生政策及医保支付政策的制定尚缺乏科学证据[54]。

3. 睡眠呼吸领域的发展方向和趋势

探讨我国成人 OSA 的流行病学特征、疾病负担的基线调查，开展睡眠呼吸疾病的随访队列研究及包括无创通气在内的睡眠呼吸疾病治疗的随机对照研究或是未来睡眠呼吸疾病的研究方向。

（八）肺癌研究领域

1. 2019 年研究进展

（1）在基础研究方面。由于小细胞肺癌（small cell lung cancer，SCLC）异质性强、进展迅速、生存期短的特点，目前研究主要聚焦在 SCLC 的临床分层和促使肿瘤进展的生物标志物方面[55-57]，还包括对非小细胞肺癌（non-small cell lung cancer，NSCLC）不同亚型的瘤内异质性（intratumor heterogeneity，ITH）的探讨，揭示不同 NSCLC 亚型之间的肿瘤发生机制[58]。

（2）在非小细胞肺癌的治疗方面。用基于二代测序平台（NGS Panel）检测的血液肿瘤突变负荷（bTMB）预测 NSCLC 免疫治疗的疗效，高 bTMB 患者无进展生存期（PFS）更优[59]。国产奥美替尼（HS-10296）二线治疗 EGFR T790M 突变晚期 NSCLC 展现疗效[60]。特瑞普利单抗联合化疗用于 EGFR-TKI 治疗失败的表皮生长因子受体（epidermal growth factor receptor，EGFR）突变阳性晚期 NSCLC 的 II 期临床研究显示，整体人群

PFS 为 7.0 个月[61]。阿来替尼（ALESIA 研究）一线治疗 ALK+NSCLC（亚洲人群），与克唑替尼相比显著改善 PFS，HR 0.22，显著降低中枢神经系统（CNS）进展风险[62]。国产药物恩沙替尼治疗克唑替尼耐药的 ALK 阳性 NSCLC 国内 II 期临床研究结果证明恩沙替尼可为中国 ALK 阳性的 NSCLC 患者带来有效的二线治疗新选择[63]。沃利替尼治疗 MET14 Exon 跳跃突变肺肉瘤样癌或其他 NSCLC 亚型的 II 期临床试验显示了良好的疗效和耐受性，研究者评估 ORR 达 51.6%[60]。CheckMate 078 研究首个以中国人群为主的 III 期临床试验显示，纳武利尤单抗治疗总生存期（overall survival，OS）显著获益，与全球研究结果一致[64]。KEYNOTE-042 研究的中国人群（TPS≥1%）数据显示，帕博利珠单抗对比化疗中位生存时间（mOS）延长了 6.3 个月[65]。SHR-1210-111-303 研究中，卡瑞利珠单抗联合卡铂/培美曲塞一线治疗驱动基因阴性的中国晚期 NSCLC 患者，是首个公布结果的针对中国 NSCLC 患者的一线免疫联合化疗的 III 期临床研究，改善了意向性分析（intention to treat，ITT）人群的 PFS 和 OS[66]。聚合物胶束紫杉醇或溶剂型紫杉醇联合顺铂一线治疗晚期 NSCLC，显示了良好的 PFS 和安全性，但 OS 尚未达到[65]。

2. 我国肺癌研究的优势与不足

目前国内临床领域研究主要是全球多中心临床研究的中国数据亚组，或国产药物模仿国际多中心临床研究模式，缺乏自主研发的抗肿瘤药物。

3. 我国肺癌研究的方向与趋势

（1）针对关键病因，利用分子生物学技术、基因编辑技术等，建立肺癌早期干预和逆转的新方法与策略。

（2）加快研发具有自主知识产权的抗肿瘤药物。

（九）肺移植研究领域

1. 2019 年研究进展

自 2015 年以来，我国全面采取心脑死亡供体移植，肺移植每年增长达数百例，其中 2017 年全国共完成 299 例、2018 年 403 例、2019 年 489 例肺移植。艾森曼格综合征患者肺移植同期行心脏修补术、介入封堵术，冠状动脉病变患者肺移植同期行冠状动脉血运重建术，同时我国儿童肺移植也在快速发展[67,68]。

2. 我国肺移植研究的优势和不足

我国有丰富的病例资源，尤其是间质性肺疾病（ILD），占比达 50%以上，国内开展的肺移植术主要集中在少数几个大中心，可统筹进行多中心研究；终末期尘肺病占全部肺移植受者的 9.5%。2015～2019 年我国肺移植受者原发病分布见图 1。

美国针对肺移植的各个数据登记、工作组较为完善，除最大的国际心肺移植协会（International Society for Heart and Lung Transplantation，ISHLT）和器官分配联合网（United Network for Organ Sharing，UNOS）数据库，还有由国家过敏与感染性疾病研究院（Institute of Allergy and Infectious Diseases）资助的器官移植临床研究（Clinical

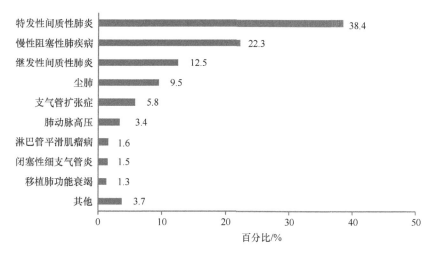

图1　2015～2019年我国肺移植受者原发病分布

Trials in Organ Transplantation，CTOT）及由国家心脏、肺脏、血液研究院（the National Heart，Lung，and Blood Institute，NHLBI）资助的肺移植结局研究组（Lung Transplant Outcomes Group，LTOG）致力于各项临床研究。2017年还成立了由NHLBI和美国胸科协会（American Association for Thoracic Surgery，AATS）共同资助的工作组，主要致力于总结肺移植中的科学问题，发现知识空白，并找到未来优先的临床研究方向。

目前我国唯一的肺脏移植受者数据科学登记系统是中国肺脏移植注册系统（China Lung Transplantation Registry，CLuTR）中的数据分析，数据范围暂未包含港、澳、台地区。CLuTR信息包括受者术前、捐献者、受者手术、术后及随访信息，数据虽涵盖全面，但对支持开展临床研究明显不足。

3. 我国肺移植研究发展方向和趋势

（1）以中国肺移植联盟为平台建立更完善的临床研究数据库及工作组。

（2）建立肺移植围手术期肺康复体系。

（3）建立免疫监测平台，寻找细胞性排斥和体液性排斥的危险因素。

（4）体外肺灌注（EVLP）在改善供肺质量及应用方面的研究。

（5）寻找标记受者和供体发生原发性移植物功能丧失（primary graft dysfuction，PGD）的内在表型。

（6）快速病原学诊断技术及气道微生物组学的变化与出现感染和排斥的关系。

（十）介入呼吸病学研究领域

1. 2019年研究进展

在良性气道疾病诊断技术中，我国学者应用气道光学共相干成像技术（optical coherence tomography，OCT）评价正常气道的形态学特征[69]；实现了支气管镜下OCT图像的精准三维重建[70]；另外，在插管后气管狭窄的动物模型中评价了OCT对病变程度、范围的评估能力[71]，提示OCT在气道疾病评价中具有较多的应用潜能。在弥漫性肺实质疾病诊断技术中，有学者进一步明确了冷冻肺活检技术在间质性肺疾病诊断中的有效性和安全性，同时探索了该技术在不缓解的急性呼吸窘迫综合征（ARDS）析因诊断中的价值[33,72]；在肺小结节诊断技术中，我国学者通过前瞻性多中心研究进一步明确导航支气管镜能提高肺外周结节诊断率，如电磁导航技术的引入有助于缩短检查时间[73]。另有研究显示，为保证支气管内超声引导下针吸术（EBUS-TBNA）样本进行肺癌相关基因检测的准确性，取样次数至少达 3 次[74]。在胸膜疾病诊疗技术中，国内团队通过前瞻性研究证实超声弹性成像技术可用于良、恶性胸腔积液的鉴别，为超声弹性成像技术引导胸膜活检提供了理论基础[75]。

在慢阻肺介入呼吸病学治疗技术中，有研究明确了旋压阀系统（spiration valve system，SVS）在治疗重度慢阻肺患者中的有效性[76]。在良性气道狭窄治疗技术中，研究证明经支气管镜球囊扩张术治疗 6 次将达到疗效平台，并可维持较好的远期疗效[77]。通过多中心随机对照试验比较不同封堵技术治疗难治性气胸的有效性研究发现，自体血栓塞和硅酮栓子封堵均可取得较好的临床疗效[78]。已有回顾性研究证明内科胸腔镜在胸膜疾病治疗中有良好的安全性和有效性[79]。

2. 我国介入呼吸病学研究的优势和不足

我国拥有大量的临床病例，可对某一介入呼吸病学技术的安全性、有效性或某一患者群不同介入呼吸病学解决方案的优效性进行深入研究。

但目前良好设计的前瞻性、多中心介入呼吸病学研究数量较少，尤其是对一些介入治疗技术长期疗效评价的研究，已发表的研究多为回顾性研究和病例报告。此外，介入呼吸病学相关技术的研发和基础研究较少，缺乏突破性和原始性技术创新，而新技术的可及性限制了临床研究的质量和先进性。

3. 我国介入呼吸病学研究的发展方向和趋势。

（1）在介入呼吸病学研究中，需进行原始创新，加速医工结合、切实推进产学研整合发展。

（2）对新出现的技术在国内应用的安全性和有效性评价，需通过真实世界研究（real world study）探寻技术的最佳适应证人群，另外，创新性应用完成病例报告之后，还应进行前瞻性研究，进一步明确技术在新适应证中的安全性及有效性。

（3）以患者疾病为中心，优化传统介入呼吸病学技术的应用组合，开展前瞻性疗效比较研究，提供适合国情的优化解决方案。

主要参考文献

[1] Zhou F, Wang Y, Liu Y, et al. Disease severity and clinical outcomes of community-acquired pneumonia caused by non-influenza respiratory viruses in adults: a multicentre prospective registry study from the CAP-China Network. The European Respiratory Journal. 2019. 54(2): 1802406.

[2] Huang H, Ding N, Yang T, et al. Cross-sectional whole-genome sequencing and epidemiological study of multidrug-resistant mycobacterium tuberculosis in China. Clinical Infectious Diseases : An Official Publication of the Infectious Diseases Society of America. 2019. 69(3): 405-413.

[3] Gao X, Liu Y, Xu F, et al. Assessment of apoptosis inhibitor of macrophage/CD5L as a biomarker to predict mortality in the critically Ⅲ with sepsis. Chest. 2019. 156(4): 696-705.

[4] Guo L, Wei D, Zhang X, et al. Clinical features predicting mortality risk in patients with viral pneumonia: the MuLBSTA score. Frontiers in Microbiology. 2019. 10: 2752.

[5] Zou X, Chang K, Wang Y, et al. Comparison of thecepheid xpert xpress Flu/RSV assay and commercial real-time PCR for the detection of influenza A and influenza B in a prospective cohort from China. International Journal of Infectious Diseases : IJID : Official Publication of the International Society for Infectious Diseases. 2019. 80: 92-97.

[6] Shengchen D, Gu X, Fan G, et al. Evaluation of a molecular point-of-care testing for viral and atypical pathogens on intravenous antibiotic duration in hospitalized adults with lower respiratory tract infection: a randomized clinical trial. Clinical Microbiology and Infection : The Official Publication of the European Society of Clinical Microbiology and Infectious Diseases. 2019. 25(11): 1415-1421.

[7] Li H, Liu L, Zhou W, et al. Pentraxin 3 in bronchoalveolar lavage fluid and plasma in non-neutropenic patients with pulmonary aspergillosis. Clinical Microbiology and Infection : the Official Publication of the European Society of Clinical Microbiology and Infectious Diseases. 2019. 25(4): 504-510.

[8] Chen J, Li X, Li L, et al. Coagulation factors VII, IX and X are effective antibacterial proteins against drug-resistant Gram-negative bacteria. Cell Research. 2019. 29(9): 711-724.

[9] Zhao XY, Pei XY, Chang YJ, et al. First-line therapy with donor-derived human cytomegalovirus (HCMV)-specific T cells reduces persistent HCMV infection by promoting antiviral immunity after allogenic stem cell transplantation. Clinical Infectious Diseases : An Official Publication of the Infectious Diseases Society of America. 2020. 70(7): 1429-1437.

[10]Wang Y, Fan G, Salam A, et al. Comparative effectiveness of combined favipiravir and oseltamivir therapy versus oseltamivir monotherapy in critically Ⅲ patients with influenza virus infection. The Journal of Infectious Diseases. 2020. 221(10): 1688-1698.

[11]Song Y, Yao C, Yao Y, et al. Injection versus placebo for critically Ⅲ patients with severe community-acquired pneumonia: arandomized controlled trial. Critical Care Medicine. 2019. 47(9): e735-e743.

[12]ChenJJ, Yang J, ZhouMG, et al. Cold spell and mortality in 31 Chinese capital cities: definitions, vulnerability and implications. Environ Int. 2019. 128: 271-278.

[13]Liang LR , Cai YT , Barratt B , et al. Associations between daily air quality and hospitalisations for acute exacerbation of chronic obstructive pulmonary disease in Beijing, 2013-17: an ecological analysis. Lancet Planet Health. 2019. 3(6): e270-e279.

[14]Lin H, Lu Y, Lin L, et al. Does chronic obstructive pulmonary disease relate to poor prognosis in patients with lung cancer?: A meta-analysis. Medicine (Baltimore). 2019. 98(11): e14837.

[15]Ni W, Bao J, Yang D, etal.Potential of serum procalcitonin in predicting bacterial exacerbation and guiding antibiotic administration in severe COPD exacerbations: a systematic review and meta-analysis. Infectious diseases (London, England). 2019. 51(9): 639-650.

[16]Zhou JS, Li ZY, Xu XC, et al. Cigarette smoke-initiated autoimmunity facilitates sensitisation to elastin-induced COPD-like pathologies in mice.EurRespir J. 2020.56: 2000404.

[17]Zhu RX, Nie XH, Chen YH, et al. Relationship between particulate matter (PM 2.5) and hospitalizations and mortality of chronic obstructivepulmonary disease patients: A meta-analysis.Am J Med Sci . 2020. 359(6): 354-364.

[18]Wang Z, Liu HY, Wang FY, et al. A refined view of airway microbiome in chronic obstructive pulmonary disease at species and strain-levels.Front Microbiol. 2020. 11: 1758.

[19]Huang KW, Yang T, Xu JY, et al. Prevalence, risk factors, and management of asthma in China: a national cross-sectional study. Lancet. 2019.394(10196): 407-418.

[20]Niu HT, Niu WQ, Yu T, et al. Association of RAGE gene multiple variants with the risk for COPD and asthma in northern Han Chinese. Aging (Albany NY) . 2019. 11(10): 3220-3237.

[21]Li SX, Xu J, Jiang ZG, et al. Correlation between indoor air pollution and adult respiratory health in Zunyi City in

southwest China: situation in two different seasons.BMC Public Health. 2019.19(1): 723.

[22]中华医学会变态反应分会呼吸过敏学组(筹). 中国过敏性哮喘诊治指南(第一版, 2019年). 中华内科杂志, 2019. 58(9): 636-655.

[23]蔡慧, 墨玉清, 薛小敏, 等. 真实世界奥马珠单抗治疗中重度过敏性哮喘的疗效和安全性. 中华临床免疫和变态反应杂志, 2019. 13(03): 199-204.

[24]Huang M, Li J, Liu S, et al. Efficacy of Omalizumab in reducing asthma exacerbation in Asian patients: A pooled analysis of two randomized placebo-controlled studies. International Conference of the American-Thoracic-Society 2019. 199: A1304

[25]Liu C T, Li J, Yang J, et al. Free serum IgE suppression with omalizumab and clinical outcomes in asthma. ERS International Congress 2019. 54: PA2545.

[26]路玲, 林荣军, 管仁政, 等. 五位一体管理模式对学龄期哮喘患儿疾病防控的影响. 中华儿科杂志, 2019. (11): 870-875.

[27]中华医学会呼吸病学分会间质性肺病学组. 特发性肺纤维化诊断和治疗中国专家共识. 中华结核和呼吸杂志, 2019. 39(6): 427-432.

[28]中华医学会呼吸病学分会间质性肺病学组, 中国医师协会呼吸医师分会间质性肺疾病工作委员会. 特发性肺纤维化急性加重诊断和治疗中国专家共识.中华医学杂志, 2019. 99(26): 2014-2023.

[29]中华医学会呼吸病学分会间质性肺疾病学组, 中国医师协会呼吸医师分会间质性肺疾病工作委员会. 中国肺结节病诊断和治疗专家共识. 中华结核和呼吸杂志, 2019. 42(9): 685-693.

[30]Ban C, Yan W, Xie B, et al. Spectrum of interstitial lung disease in China from 2000 to 2012. EurRespir J. 2018.52: 1-3.

[31]Song H, Sun D, Ban C, et al. Independent clinical factors relevant to prognosis of patients with idiopathic pulmonary fibrosis. Med SciMonit. 2019. 25: 4193-4201.

[32]Li BY, Zhang XR, Xu GD, et al.Serum prealbumin is a prognostic indicator in idiopathic pulmonary fibrosis. ClinRespir J.2019.13: 493-498.

[33]Zhou GW, Ren YH, Li J, et al. Safety and diagnostic efficacy of cone beam computed tomography-guided transbronchialcryobiopsy for interstitial lung disease: a cohort study. EurRespir J. 2020. 56: 2000724.

[34] Wu H, Yu Y, Huang H, et al. Progressive pulmonary fibrosis is caused by elevated mechanical tension on alveolar stem cells. Cell. 2020.180(1): 107-121.e17.

[35]Lv T, Jiang K, Wang J, et al. Single-cell RNA sequencing profiling of the effects of aging on alveolar stem cells. Sci China Life Sci. 2019. 62(8): 1028-1037.

[36]Wu J, Song DY, Li ZW, et al. Immunity-and-matrix-regulatory cells derived from human embryonic stem cells safely and effectively treat mouse lung injury and fibrosis. Cell Research. 2020. 30(9): 1-16.

[37]Zhang Z, Lei JP, Shao X, et al. Trends in hospitalization and in-hospital mortality from VTE, 2007 to 2016, in China. Chest. 2018. 155(2): 342-353.

[38]Zhai ZG, Kan QC, Li WM, et al. VTE risk profiles and prophylaxis in medical and surgical inpatients: the identification of Chinese hospitalized patients' risk profile for venous thromboembolism (DissolVE-2)-a cross-sectional study. Chest. 2019. 155(1): 114-122.

[39]Dong F, Zhen KY, Zhang Z, et al. Chinese prevention strategy for venous thromboembolism (CHIPS-VTE) study group (2020): Effect on thromboprophylaxis among hospitalized patients using a system-wide multifaceted quality improvement intervention: rationale and design for a multicenter cluster randomized clinical trial in China. Am. Heart J. 2020. 225: 44-54.

[40]Zhou M, Wang H, Zeng X, et al. Mortality, morbidity, and risk factors in China and its provinces, 1990-2017: A systematic analysis for the global burden of disease study 2017. Lancet. 2019. 394(10204): 1145-1158.

[41]Wang M, Luo X, Xu S, et al. Trends in smoking prevalence and implication for chronic diseases in China: serial national cross-sectional surveys from 2003 to 2013. Lancet Respir Med. 2019. 7(1): 35-45.

[42]Xiao D, Wang C. Rising smoking epidemic among adolescents in China. Lancet Respir Med. 2019. 7(1): 3-5.

[43]Huang K, Yang T, Xu J, et al. Prevalence, risk factors, and management of asthma in China: a national cross-sectional study. Lancet. 2019. 394(10196): 407-418.

[44]Xiao D, Wang C. Tobacco dependence should be recognised as a lethal non-communicable disease. BMJ. 2019. 365: 12204.

[45]Li WHC, Ho KY, Wang MP, et al. Effectiveness of a brief self-determination theory-based smoking cessation intervention for smokers at emergency departments in Hong Kong: a randomized clinical trial. JAMA Intern Med. 2019. 180(2): 206-214.

[46]Bu J, Young KD, Hong W, et al. Effect of deactivation of activity patterns related to smoking cue reactivity on nicotine addiction. Brain. 2019.142(6): 1827-1841.

[47]Liu L, Su G, Wang S, Zhu B. The prevalence of obstructive sleep apnea and its association with pregnancy-related health outcomes: A systematic review and meta-analysis. Sleep Breath. 2019. 23(2): 399-412.

[48]Liu Y, Huang Z, Huang K, et al. The clinical value of N-terminal pro B-type natriuretic peptide in evaluating obstructive sleep apnea in patients with coronary artery disease. J Clin Sleep Med. 2019. 15(10): 1403-1409.

[49]Zhang XL, Dai HP, Zhang H, et al. Obstructive sleep apnea in patients with fibrotic interstitial lung disease and COPD. J Clin Sleep Med. 2019. 15(12): 1807-1815.

[50] Fan J, Wang X, Ma X, et al. Association of obstructive sleep apnea with cardiovascular outcomes in patients with acute coronary syndrome. J Am Heart Assoc. 2019. 8(2): 1-10.

[51] Ma Y, Sun S, Zhang M, et al. Electrocardiogram-based sleep analysis for sleep apnea screening and diagnosis. Sleep Breath. 2020. 24(1): 231-240.

[52] Chang Y, Xu L, Han F, et al. Validation of the nox-t3 portable monitor for diagnosis of obstructive sleep apnea in patients with chronic obstructive pulmonary disease. J Clin Sleep Med. 2019. 15(4): 587-596.

[53] Ning Y, Zhang TS, Wen WW, et al. Effects of continuous positive airway pressure on cardiovascular biomarkers in patients with obstructive sleep apnea: A meta-analysis of randomized controlled trials. Sleep Breath. 2019. 23(1): 77-86.

[54] Benjafield AV, Ayas NT, Eastwood PR, et al. Estimation of the global prevalence and burden of obstructive sleep apnoea: A literature-based analysis. Lancet Respir Med. 2019. 7(8): 687-698.

[55] Su Z, Wang ZJ, Ni XH, et al. Inferring the evolution and progression of small-cell lung cancer by single-cell sequencing of circulating tumor cells. Clin Cancer Res. 2019. 25(16): 5049-5060.

[56] Li L, Li W, Chen N, Zhao H, et al. FLI1 exonic circular RNAs as a novel oncogenic driver to promote tumor metastasis in small cell lung cancer. Clin Cancer Res. 2019. 25(4): 1302-1317.

[57] Bai Y, Qu Y, Wu Z, Ren Y, et al. Absolute quantification and analysis of extracellular vesicle lncRNAs from the peripheral blood of patients with lung cancer based on multi-colour fluorescence chip-based digital PCR. BiosensBioelectron. 2019. 142: 1-8.

[58] Zhang YX, Chang LP, Yang YP, et al. Intratumor heterogeneity comparison among different subtypes of non-small cell lung cancer through multi-region tissue and matched ctDNA sequencing. Mol Cancer. 2019. 7: 18.

[59] Wang ZJ, Duan JC, Cai SL, et al. Assessment of blood tumor mutational burden as a potential biomarker for immunotherapy in patients with non-small cell lung cancer with use of a next-generation sequencing cancer gene panel. JAMA Oncol. 2019. 5(5): 696-702.

[60]Lu S, Fang J, Cao LJ, et al. Preliminary efficacy and safety results of savolitinib treating patients with pulmonary sarcomatoid carcinoma (PSC) and other types of non-small cell lung cancer (NSCLC) harboring MET exon 14 skipping mutations.Cancer Res. 2019 .79 (Suppl. 13): CT031.

[61]Zhou CC, Zhang J, Zhao YQ, et al. AP II study of toripalimab, a PD-1 mAb, incombination with chemotherapy in EGFR+ advanced NSCLC patients failed to prior EGFR TKI therapies. 2019 World Conference on Lung Cancer 2019. Barceiona, Spain.

[62]Zhou CC, Kim SW, Thanyanan R, et al. Alectinib versus crizotinib in untreated Asian patients with anaplastic lymphoma kinase-positive non-small-cell lung cancer (ALESIA): a randomised phase 3 study. Lancet Respir Med.

2019. 7(5): 437-446.

[63]Yang YP, Zhou JY, Zhou JY, et al. Efficacy, safety, and biomarker analysis of ensartinib in crizotinib-resistant, ALK-positive non-small-cell lung cancer: a multicentre, phase 2 trial. Lancet Respir Med. 2019. 8(1): 45-53.

[64]Wu YL, Zhang L, Fan Y, et al. Nivolumab versus docetaxel in a predominantly Chinese patient population with previously treated advanced NSCLC: CheckMate 078 randomized phase Ⅲ clinical trial. J Thorac. Oncol. 2019. 14: 867-875.

[65]Wu YL, Zhang L, Fan Y, et al. KEYNOTE-042 China Study: First-Line Pembrolizumab vs Chemotherapy in Chinese Patients with Advanced NSCLC with PD-L1 TPS≥1%.World Conference on Lung Cancer 2019. Barceiona, Spain.

[66]Zhou C, Chen G, Huang Y, et al. A randomized phase 3 study of camrelizumab plus chemotherapy as 1st line therapy forudvanced/metastatic non squamous non-small cell lung cancer. World Conference on Lung Cancer 2019. Barceiona, Spain.

[67]岳冰清, 陈静瑜. 国际肺移植临床研究热点和亚洲肺移植发展现状. 中华移植杂志(电子版), 2020. 14(2): 87-91.

[68]Mulligan MS, Weill D, Davis RD, et al. National heart, lung, and blood institute and American association for thoracic surgery workshop report: identifying collaborative clinical research priorities in lung transplantation. J Thorac Cardiovasc Surg. 2018. 156(6): 2355-2365.

[69]Su ZQ, Guan WJ, Li SY, et al. Evaluation of the normal airway morphology using optical coherence tomography. Chest. 2019. 156(5): 915-925.

[70]Qi L, Zheng K, Li X, et al. Automatic three-dimensional segmentation of endoscopic airway OCT images. Biomedical Optics Express. 2019. 10(2): 642-656.

[71]Zhou ZQ, Su ZQ, Sun W, et al. Postintubation tracheal stenosis evaluated by endobronchial optical coherence tomography: a canine model study. Respiration: International Review of Thoracic Diseases. 2020. 99(6): 500-507.

[72]Zhou G, Feng Y, Wang S, et al. Transbronchial lung cryobiopsy may be of value for non-resolving acute respiratory distress syndrome: case series and systematic literature review. BMC Pulm Med. 2020. 20(1): 183.

[73]Bo L, Li C, Pan L, et al. Diagnosing a solitary pulmonary nodule using multiple bronchoscopic guided technologies: a prospective randomized study. Lung Cancer. 2019.129: 48-54.

[74]Zhang Y, Xie F, Mao X, et al. Determining factors of endobronchial ultrasound-guided transbronchial needle aspiration specimens for lung cancer subtyping and molecular testing. Endosc Ultrasound. 2019. 8(6): 404-411.

[75]Jiang B, Li XL, Yin Y, et al. Ultrasound elastography: a novel tool for the differential diagnosis of pleural effusion. EurRespir J. 2019. 54(2): 1-11.

[76]Li S, Wang G, Wang C, et al. The REACH trial: a randomized controlled trial assessing the safety and effectiveness of the spiration® valve system in the treatment of severe emphysema. Respiration. 2019. 97(5): 416-427.

[77] Liang W, Hu P, Guo W, et al. Appropriate treatment sessions of flexible bronchoscopic balloon dilation for patients with nonmalignant central airway stenosis. TherAdvRespir Dis. 2019. 13: 1-13.

[78] Zhang HT, Xie YH, Gu X, et al. Management of persistent air leaks using endobronchial autologous blood patch and spigot occlusion: A multicentre randomized controlled trial in China. Respiration. 2019. 97(5): 436-443.

[79] Wan YY, Zhai CC, Lin XS, et al. Safety and complications of medical thoracoscopy in the management of pleural diseases. BMC Pulm Med. 2019. 19(1): 125.

四、精神医学领域研究进展

阙建宇　闫　薇　陆　林

北京大学第六医院

近年来，随着社会经济的快速发展，人们的生活压力不断增大，精神疾病的患病率呈上升趋势。由精神疾病造成的伤残损失健康生命年（years lived with disability，YLD）占所有疾病的 14.6%。精神疾病是我国第二大负担疾病[1]，给社会和经济造成了严重的负面影响。为提升全民精神心理健康水平，国家高度重视，政府相关部门相继印发《健康中国行动（2019—2030）》之"心理健康促进行动"、《健康中国行动——儿童青少年心理健康行动方案（2019—2022 年）》等，将精神心理健康建设工作提升至国家战略层面[2]。

据 2019 年北京大学第六医院研究团队发表于 *The Lancet Psychiatry* 的最新调查数据显示，我国成年人各类精神疾病的终生患病率为 16.6%，其中焦虑障碍的患病率为 7.6%，心境障碍为 7.4%[3]。罹患精神疾病不仅意味着长期饱受精神痛苦的困扰，还伴随着心血管疾病等躯体疾病甚至死亡发生风险的增高。例如，北京大学第六医院研究团队发现焦虑抑郁能够显著增加癌症的发生风险和癌症患者的全因死亡率[4]，严重危害人类健康。然而，精神疾病病因和发病机制未明，缺乏客观的临床诊断依据，很多患者无法耐受现有的治疗方案或治疗效果差，使其呈现病程长、易反复发作、病情迁延不愈等临床特征，临床诊疗过程中存在易漏诊误诊、治疗方法局限、预后差等诸多困境，是全人类亟待攻克的重大医学难题。近年来，随着神经电生理学、神经影像学、分子遗传学和精神药理学等学科的快速发展，我国学者们针对精神疾病开展了大量的研究，力求突破现有的局限性，抢占精神卫生科技创新的制高点。本文将系统地回顾 2019 年我国精神卫生领域取得的重要研究进展。

（一）精神分裂症重要研究进展

精神分裂症是一类重性精神疾病，主要临床表现为认知、情感和行为等多方面的明显异常，复发率和致残率高，严重损害患者的社会功能，给家庭和社会带来巨大的经济负担。

1. 病因和发病机制

精神分裂症的病因和发病机制仍不清楚，但现有证据表明遗传因素在精神分裂症发生发展过程中发挥重要作用。北京大学第六医院研究团队、上海交通大学 Bio-X 研究院研究团队、西安交通大学第一附属医院研究团队联合多个国际知名研究团队在 *Nature Genetics* 上报告了迄今为止东亚地区样本规模最大的一项研究，发现导致精神分裂症风险的常见遗传变异在东亚和欧洲祖先之间具有高度相似性，表明精神分裂症的遗传学基础在人群中广泛存在[5]。中国科学院昆明动物研究所研究团队应用功能基因组学方法鉴别到 132 个可以破坏与转录因子结合过程的风险单核苷酸多态性（SNPs），其中 97 个与大脑的基因表达显著相关，这项研究初步阐明了基因风险位点 SNPs 对靶基因的调控机制[6]。

大脑结构和功能的异常是精神分裂症的发病基础。厦门大学神经科学研究所研究团队应用多能干细胞诱导技术（iPSCs）将精神分裂症患者和健康受试者的皮肤细胞定向分化为发育阶段的中间神经元，结果发现在精神分裂症特异的中间神经元中α-原钙黏附蛋白表达异常，导致中间神经元的突起生长、分枝和突触数目出现缺陷；该研究结果在动物模型和精神分裂症死后脑组织中得到进一步验证，揭示了中间神经元α-原钙黏附蛋白的表达异常是精神分裂症的重要因素之一[7]。复旦大学研究团队应用影像遗传学研究手段发现锌转运体 *SLC39A8* 基因的突变可干扰青春期大脑壳核的正常发育，从而增加成年后精神分裂症的患病风险[8]。西安交通大学第一附属医院研究团队将未经药物治疗的精神分裂症患者肠道微生物移植到小鼠上，发现小鼠外周和脑组织中参与色氨酸降解过程的犬尿氨酸-犬尿喹啉酸通路被激活，小鼠前额叶皮质多巴胺和海马中 5-羟色胺水平上调，从而揭示了肠脑轴在精神分裂症发病过程中的作用机制，为后续转化研究和临床干预提供新思路[9]。

2. 临床诊断和干预

北京大学第六医院研究团队运用基于脑影像特征和机器学习的定量评测方法，在精神分裂症未患病的一级亲属中有效筛选出存在显著脑异常的高危个体，从而提供了可用于精神分裂症早期识别的潜在方法和靶点[10]。中南大学研究团队进行了一项基于社区的随机对照干预试验，发现定期向患者和患者的家庭成员发送服药提醒、健康教育、复发检测和初级医疗服务求助通道的短信，有利于改善患者的药物依从性，降低复发和再入院的风险[11]。

（二）抑郁障碍的重要研究进展

抑郁障碍是一组以情绪持续低落为主要临床表现的常见精神疾病，患病率高达 6.8%[3]，严重困扰患者的学习、工作和生活，是近年来科学家们致力于攻克的科学热点难题。

1. 病因和发病机制

我国学者围绕抑郁障碍的脑神经环路机制展开一系列探索：浙江大学研究团队发现杏仁核胆囊收缩素阳性谷氨酸能神经元可以投射到伏隔核的抑制性神经元，慢性社会应激可通过减少突触前大麻素受体的数量来增强该环路的突触活动，从而产生抑郁样行为；抑制该环路或外源性地给予人工合成大麻素则能够产生抗抑郁样效果，该研究推动人们对抑郁障碍发病机制的理解[12]。浙江大学研究团队和暨南大学研究团队分别阐述了外侧僵核作为氯胺酮快速抗抑郁作用[13]和光照治疗抗抑郁[14]的重要神经中枢，为抑郁障碍精准干预和药物研发提供新思路。此外，中国科学技术大学研究团队应用病毒示踪技术发现中缝背核 5-羟色胺能神经元投射至中央杏仁核，该神经环路的活性降低会引起下游脑区外侧僵核的脱抑制，可能是抑郁和疼痛伴发存在的神经生物学基础[15]。

2. 临床诊断和干预

在可用于临床诊断的生物学标志物研究中，北京大学第六医院研究团队系统性地探索了细胞因子在预测抗抑郁治疗反应中的作用，发现白细胞介素-8 水平在药物治疗反应好的抑郁障碍患者中更低，肿瘤坏死因子-α水平在药物治疗反应好的患者中治疗前后的降低程度显著高于药物治疗反应差者，提示外周细胞因子可能作为预测抗抑郁疗效的潜在生物学标记物[16]。重庆医科大学研究团队通过比较首发未用药、首发用药和健康对照的代谢差异，发现腺苷是区别首发未用药儿童青少年抑郁症和健康人群最有效的诊断标志物。此外，对区别已用药青少年儿童和健康人群，腺苷同样具有一定的临床应用价值[17]。

在抑郁症治疗新方法的探索中，北京大学第六医院研究团队发现髓鞘碱性蛋白衍生多肽（MBP）能够产生抗抑郁作用，其机制可能是由外周炎症因子和内侧前额叶皮层中小胶质细胞活性和 p11 信号传导通路所介导的，该研究创新性提出了靶向中枢神经系统相关抗原治疗抑郁症的免疫新疗法，为抑郁障碍的临床干预提供了新靶点[18]。

（三）焦虑障碍的重要研究进展

焦虑障碍是临床中最常见的精神疾病之一，其主要临床表现为无明确对象或具体内容的感到紧张不安或躯体不适，患者往往感到非常痛苦，严重损害患者的生活质量和社会功能。目前，焦虑障碍的诊断缺乏客观依据，治疗缺乏特异性有效手段，为此我国学者从病因、发病机制到临床治疗开展了诸多研究。

1. 病因和发病机制

浙江大学研究团队发现慢性应激可使 CD4+T 细胞线粒体碎裂，进而激活磷酸戊糖途径合成黄嘌呤，黄嘌呤穿过血脑屏障作用于杏仁核上的嘌呤受体引发小鼠的焦虑行为[19]。南京医科大科研究团队发现焦虑障碍患者的 TMEM74 蛋白表达水平显著下降，在动物模型中进一步探索发现过表达 TMEM74 蛋白能够减轻小鼠焦虑样行为，而特异性敲除 TMEM74 蛋白可导致小鼠焦虑样行为[20]。

2. 临床诊断和干预

华中科技大学研究团队揭示了地西泮抗焦虑的作用机制是通过促进杏仁核 $GABA_A$ 受体锚定蛋白 Gephyrin 的棕榈酰化修饰，从而增加 $GABA_A$ 受体的膜稳定性，该研究为焦虑障碍的药物研发提供了新靶点[21]。暴露疗法作为一种常见的行为疗法，可通过消退恐惧记忆来降低焦虑水平，临床疗效较为肯定。电子科技大学 NeuSCAN 团队进行了一项随机双盲对照试验，研究发现 50mg 的科素亚能够加速恐惧记忆的消退过程，其机制是增强腹内侧前额叶的活动及其对杏仁核的控制[22]。重庆医科大学研究团队应用循证医学方法表明团体认知行为治疗在治疗儿童青少年焦虑障碍方面具有一定优势，其余的心理治疗手段对焦虑障碍虽然具有一定临床疗效但要差于团体认知行为治疗，可作为临床备选方案[23]。

（四）老年性痴呆的重要研究进展

老年性痴呆是一种以认知障碍为临床特征的神经退行性疾病，60岁以上人群的患病率为5.3%，是近年来疾病负担增长速度最快的精神疾病，根据2015年痴呆患者的经济费用调查显示，中国痴呆患者的年总花费为1677.4亿美元[24]。随着我国老龄化程度的不断加重，加快老年性痴呆病因的探索和药物的研发迫在眉睫。

1. 病因和发病机制

清华大学–北京大学生命联合中心研究团队在 *Science* 杂志上首次报告了β-淀粉样蛋白清除工具——人源γ-分泌酶与跨膜 APP 片段复合物的冷冻电镜结构,为老年性痴呆的药物研发提供了新的靶点[25]。厦门大学研究团队发现 RPS23RG1 蛋白可与突触后膜蛋白 PSD-93 和 PSD-95 相互作用,从而达到稳定突触结构和功能的作用;RPS23RG1 蛋白表达水平在阿尔茨海默病患者和动物模型中均有下降,使用 RPS23RG1 衍生多肽治疗可以缓解 *Rps23rg1* 基因敲除小鼠的神经突触和认知功能损害[26]。浙江大学研究团队发现寡聚 Aβ 通过激活突触前 G 蛋白偶联受体,水解突触前膜上的磷脂酰肌醇-4,5-二磷酸,从而造成海马兴奋性递质释放的降低,而选择性地降低突触前膜磷脂酰肌醇-4,5-二磷酸的水解可以显著提高递质释放概率,改善阿尔茨海默病小鼠模型的认知功能[27]。

2. 临床诊断和治疗

大连医科大学研究团队发现在认知损伤出现前,阿尔茨海默病转基因动物模型就已经出现暗周期睡眠增多而亮周期清醒增多的情况,提示睡眠结构紊乱可能是阿尔茨海默病早期表现之一,有利于早期识别并进行尽早干预[28]。在临床治疗上,宣武医院研究团队开展了一项随机对照试验,发现连续 7 周、每周 5 天、每天 30min 的认知训练能够显著改善血管性轻度认知障碍患者的认知功能,其神经机制与认知训练后患者脑默认网络与执行控制网络间的连接显著增强相关,该研究从认知测评和神经机制两方面证实了认知训练对认知功能的改善作用,为临床上有效预防和早期干预血管性痴呆提供了有力手段[29]。

(五)自闭症的重要研究进展

儿童自闭症是一种最常见、最具代表的广泛性发育障碍,其临床表现以社会交往障碍、交流障碍、局限的兴趣及刻板与重复的行为方式为主,是导致我国儿童精神残疾的最大病种,给患者家庭和社会带来沉重的经济负担。

1. 病因和发病机制

南京医科大学研究团队发现组蛋白去甲基化酶 KDM5 功能降低可引起肠道微生物失调,从而导致肠屏障功能受损,进而产生社交行为异常。通过抗生素治疗或喂食植物乳杆菌,能部分挽救 KDM5 蛋白功能缺失果蝇的社交行为、寿命和细胞表型,提示调节肠道菌群可作为自闭症的潜在干预手段[30]。暨南大学研究团队发现敲除 *Dock4* 基因可诱导出社交障碍等一系列自闭症样行为,其机制为 *Dock4* 基因敲除后无法通过激活下游 Rac1 蛋白来调控海马中谷氨酸受体表达,从而导致兴奋性突触传递的降低;提高 Rac1 活性或 NMDAR 功能可改善 *Dock4* 基因敲除小鼠的社交行为障碍[31]。中国科学院研究团队发现孕期接触抑菌物质三氯生可显著增加后代患自闭症的风险,其机制可能是三氯生进入胎儿体内抑制其神经元的维甲酸信号通路,破坏突触可塑性,该研究结果对预防自闭症发生具有重要参考价值[32]。

2. 临床诊断和治疗

自闭症的早期诊断和早期干预对改善自闭症的预后至关重要，不同诊断工具和心理测量方法具有不同的特异度和灵敏度，我国学者通过系统综述发现，DSM 诊断系统在我国自闭症的识别和诊断上最为常用[33]。自闭症干预缺乏具有良好循证医学证据的有效手段，教育以及行为途径的康复训练是当下最主流的干预手段。来自香港大学的一项随机对照试验（PEERS 项目）显示，对高功能的自闭症患者进行为期 14 周在父母协助下的人际关系丰富训练，可提升社交技巧知识和社会功能，减轻自闭的症状，且干预效果能够持续 3 个月[34]。

（六）总结和展望

随着传统生物医学模式向现代生物–心理–社会医学模式的转变，当代精神医学的概念早已超越了传统精神病学所涵盖的范畴，其服务与研究对象也大大拓宽，不再只关注如精神分裂症、双相情感障碍等重性精神疾病，对抑郁障碍、焦虑障碍、适应不良等其他精神疾病也愈加关注，同时也更加注重提升全民精神卫生素养，预防和减少各类精神心理或行为问题的发生。这种疾病理念的转变、基础医学理论的创新和技术的日新月异为当代精神医学的发展带来良好的契机。从"实施健康中国战略"的角度出发，未来我国精神卫生事业发展应围绕以下几个方向开拓创新、砥砺前行。

1. 全面深入地探索各类精神疾病的病因和发病机制

精神疾病是一类复杂的脑疾病，涉及信息加工、情绪、思维、认知等高级功能。未来应增强多学科交叉融合意识，促进临床医生、科研工作者和技术人员的深度交流，有机地应用遗传学、生物信息学、神经影像学和多能干细胞诱导技术等现代研究手段，从分子、细胞、环路到行为表型全面深度解析精神疾病的病因和发病机制，为临床治疗奠定基础。

2. 建立各类精神疾病的早期诊断和预后预测模型

未来应通过建立精神疾病的大样本队列，明确各类精神疾病的客观、可定量的生物标记物，并建立灵敏度高、特异性强的精神疾病早期诊断和预后预测模型，致力于研发可用于早期预防、早期识别及早期干预的新方法和新技术，从而有效降低精神疾病的发病率、减缓疾病进程、预防复发。

3. 着力完善精神卫生服务体系建设

目前，在各级政府和精神卫生从业人员的共同努力下，精神卫生学科得到较快的发展，但精神卫生学科体系建设依然较为薄弱，精神卫生服务能力尚无法满足人民日益增长的服务需求，精神卫生从业人员整体素质参差不齐，缺乏多学科交叉的复合型创新人才。未来，应充分把握互联网技术快速发展的优势，开展线上教学培训和临床诊疗服务，通过建立精神专科医联体和联盟促进地区间精神卫生体系协调发展，帮助患者尽早摆脱精神心理问题的困扰，提升全民心理健康水平，助力健康中国行动。

主要参考文献

[1] GBD. 2017 Global Burden of Diseases. https://vizhub.healthdata.org/gbd-compare/ 2020.

[2] Bao Y, Meng S, Sun Y, et al. Healthy China Action plan empowers child and adolescent health and wellbeing. Lancet Public Health. 2019. 4(9): e448.

[3] Huang Y, Wang Y, Wang H, et al. Prevalence of mental disorders in China: a cross-sectional epidemiological study. Lancet Psychiatry. 2019. 6(3): 211-224.

[4] Wang YH, Li JQ, Shi JF, et al. Depression and anxiety in relation to cancer incidence and mortality: a systematic review and meta-analysis of cohort studies. Mol Psychiatry. 2020. 25(7): 1487-1499.

[5] Lam M, Chen CY, Li Z, et al. Comparative genetic architectures of schizophrenia in East Asian and European populations. Nat Genet. 2019. 51(12): 1670-1678.

[6] Huo Y, Li S, Liu J, et al. Functional genomics reveal gene regulatory mechanisms underlying schizophrenia risk. Nat Commun. 2019. 10(1): 670.

[7] Shao Z, Noh H, Bin Kim W, et al. Dysregulated protocadherin-pathway activity as an intrinsic defect in induced pluripotent stem cell-derived cortical interneurons from subjects with schizophrenia. Nat Neurosci. 2019. 22(2): 229-242.

[8] Luo Q, Chen Q, Wang W, et al. Association of a schizophrenia-risk nonsynonymous variant with putamen polume in adolescents: A voxelwise and genome-wide association study. JAMA Psychiatry. 2019. 76(4): 435-445.

[9] Zhu F, Guo R, Wang W, et al. Transplantation of microbiota from drug-free patients with schizophrenia causes schizophrenia-like abnormal behaviors and dysregulated kynurenine metabolism in mice. Mol Psychiatry. 2019. 25(11): 2905-2918.

[10]Jing R, Li P, Ding Z, et al. Machine learning identifies unaffected first-degree relatives with functional network patterns and cognitive impairment similar to those of schizophrenia patients. Hum Brain Mapp. 2019. 40(13): 3930-3939.

[11]Xu DR, Xiao S, He H, et al. Lay health supporters aided by mobile text messaging to improve adherence, symptoms, and functioning among people with schizophrenia in a resource-poor community in rural China(LEAN): A randomized controlled trial. PLoS Med. 2019. 16(4): e1002785.

[12]Shen CJ, Zheng D, Li KX, et al. Cannabinoid CB(1) receptors in the amygdalar cholecystokinin glutamatergic afferents to nucleus accumbens modulate depressive-like behavior. Nat Med. 2019. 25(2): 337-349.

[13]Cui Y, Hu S, Hu H. Lateral habenular burst firing as a target of the rapid antidepressant effects of ketamine. Trends Neurosci. 2019. 42(3): 179-191.

[14]Huang L, Xi Y, Peng Y, et al. A visual circuit related to habenula underlies the antidepressive effects of light therapy. Neuron. 2019. 102(1): 128-142.e8.

[15]Zhou W, Jin Y, Meng Q, et al. A neural circuit for comorbid depressive symptoms in chronic pain. Nat Neurosci. 2019. 22(10): 1649-1658.

[16]Liu JJ, Wei YB, Strawbridge R, et al. Peripheral cytokine levels and response to antidepressant treatment in depression: a systematic review and meta-analysis. Mol Psychiatry. 2020. 25(2): 339-350.

[17]Zhou X, Liu L, Lan X, et al. Polyunsaturated fatty acids metabolism, purine metabolism and inosine as potential independent diagnostic biomarkers for major depressive disorder in children and adolescents. Mol Psychiatry. 2019. 24(10): 1478-1488.

[18]Han Y, Sun CY, Meng SQ, et al. Systemic immunization with altered myelin basic protein peptide produces sustained antidepressant-like effects. Mol Psychiatry. 2020. 25(6): 1260-1274.

[19]Fan KQ, Li YY, Wang HL, et al. Stress-induced metabolic disorder in peripheral CD4(+)T cells leads to anxiety-like behavior. Cell. 2019. 179(4): 864-879.e19.

[20]Shao LX, Jiang Q, Liu XX, et al. Functional coupling of Tmem74 and HCN1 channels regulates anxiety-like behavior in BLA neurons. Mol Psychiatry. 2019. 24(10): 1461-1477.

[21]Shen ZC, Wu PF, Wang F, et al. Gephyrin palmitoylation in basolateral amygdala mediates the anxiolytic action of benzodiazepine. Biol Psychiatry. 2019. 85(3): 202-213.

[22]Zhou F, Geng Y, Xin F, et al. Human extinction learning is accelerated by an angiotensin antagonist via ventromedial prefrontal cortex and its connections with basolateral amygdala. Biol Psychiatry. 2019. 86(12): 910-920.

[23]Zhou X, Zhang Y, Furukawa TA, et al. Different types and acceptability of psychotherapies for acute anxiety disorders in children and adolescents: A network meta-analysis. JAMA Psychiatry. 2019. 76(1): 41-50.

[24]Jia L, Quan M, Fu Y, et al. Dementia in China: epidemiology, clinical management, and research advances. Lancet Neurol. 2020. 19(1): 81-92.

[25]Zhou R, Yang G, Guo X, et al. Recognition of the amyloid precursor protein by human γ-secretase. Science. 2019. 363(6428): eaaw0930.

[26]Zhao D, Meng J, Zhao Y, et al. RPS23RG1 Is required for synaptic integrity and rescues Alzheimer's disease-associated cognitive deficits. Biol Psychiatry. 2019. 86(3): 171-184.

[27]He Y, Wei M, Wu Y, et al. Amyloid β oligomers suppress excitatory transmitter release via presynaptic depletion of phosphatidylinositol-4, 5-bisphosphate. Nat Commun. 2019. 10(1): 1193.

[28]Zhang F, Zhong R, Li S, et al. Alteration in sleep architecture and electroencephalogram as an early sign of Alzheimer's disease preceding the disease pathology and cognitive decline. Alzheimers Dement. 2019. 15(4): 590-597.

[29]Tang Y, Xing Y, Zhu Z, et al. The effects of 7-week cognitive training in patients with vascular cognitive impairment, no dementia(the Cog-VACCINE study): A randomized controlled trial. Alzheimers Dement. 2019. 15(5): 605-614.

[30]Chen K, Luan X, Liu Q, et al. Drosophila histone demethylase KDM5 regulates social behavior through immune control and gut microbiota maintenance. Cell Host Microbe. 2019. 25(4): 537-552.e8.

[31]Guo D, Peng Y, Wang L, et al. Autism-like social deficit generated by Dock4 deficiency is rescued by restoration of Rac1 activity and NMDA receptor function. Mol Psychiatry. 2019. Doi: 10.1038/s41380-019-0472-7.

[32]Hao Z, Wu Q, Li Z, et al. Maternal exposure to triclosan constitutes a yet unrecognized risk factor for autism spectrum disorders. Cell Res. 2019. 29(10): 866-869.

[33]Wang J, Hedley D, Bury SM, et al. A systematic review of screening tools for the detection of autism spectrum disorder in mainland China and surrounding regions. Autism. 2020. 24(2): 285-296.

[34]Shum KK, Cho WK, Lam LMO, et al. Learning how to make friends for Chinese adolescents with autism spectrum disorder: A randomized controlled trial of the Hong Kong Chinese version of the PEERS® Intervention. J Autism Dev Disord. 2019. 49(2): 527-541.

五、妇产科领域研究进展

乔　杰　李　蓉　赵扬玉　郭红燕
北京大学第三医院
国家妇产疾病临床医学研究中心

　　妇幼健康是全民健康的重要基石，是人类可持续发展的基础和前提。《"健康中国2030"规划纲要》、《"十三五"卫生与健康规划》、《"十三五"国家科技创新规划》等一系列战略规划，均将促进妇幼健康列为核心内容之一。然而，目前我国正面临严峻的生育危机和妇幼健康挑战：出生人口大幅减少，育龄人群不孕不育率持续增高，出生缺陷发生率居高不下，新生育形势下高龄产妇激增、高危妊娠问题日益凸显，这给我国人口质量与可持续发展及母婴健康造成重大危害。因此，我国妇产医学领域一直聚焦如何提高妇产疾病的精准化防治能力，提升生殖健康和妇幼保健水平。2019年度，我国妇产医学领域在妇科肿瘤精准诊疗、产科母体医学及胎儿医学研究、生殖发育调控机制解析及生殖疾病诊治、出生缺陷防治等方面取得了一系列突出进展。

（一）妇科肿瘤病因学研究及精准诊疗

1. 妇科肿瘤发病机制

2013 年美国癌症基因组图谱计划（TCGA）整合了基因组、转录组和蛋白质组学等多组学研究，基于分子病理标志物，将子宫内膜癌分为 POLE 亚型、微卫星不稳定亚型、低拷贝亚型、高拷贝亚型 4 个亚型，简称 TCGA 分子分型。分子分型为子宫内膜癌的精准诊疗提供了新思路与方向，也是目前子宫内膜癌的研究热点。北京大学第三医院研究团队发现基于 MMR、p53 蛋白的免疫组织化学染色和 POLE 基因突变检测的子宫内膜样癌分型策略能够较好模拟"TCGA 分子分型"，降低检测成本以及技术平台需求[1]。北京协和医院研究团队利用深度基因组测序研究子宫内膜癌前病变和子宫内膜癌的基因组改变，确定了中国人群子宫内膜癌的易感基因及突变率[2]。卵巢癌是最常见的妇科肿瘤，全球年发病率超过 20 万人。高级别浆液性卵巢癌在所有卵巢恶性肿瘤中致死率最高，且极易发生腹腔转移。重庆医科大学附属第三医院研究团队发现 m6A 阅读器 YTHDF1 通过调控蛋白翻译影响高级别浆液性卵巢癌的进展，其高表达促进肿瘤进程并预示病人不良临床预后；同时发现 YTHDF1 基因在多种肿瘤中高度扩增，提示该分子在癌症诊疗的潜在应用价值[3]。

2. 妇科肿瘤的筛查诊断

宫颈癌是目前唯一可以通过接种疫苗预防的癌症。我国宫颈癌发病人数较多，严重威胁女性健康。虽然国外疫苗的疗效已经过临床验证，但是成本过高，普及力度欠佳，因此我国自主研发 HPV 疫苗尤为重要。目前中国医学科学院肿瘤医院研究团队承担的国产原研 HPV 疫苗III期临床试验已经完成，并已进入药监局的审批阶段。降低宫颈癌发病率的另一有效手段是进行宫颈癌筛查，北京协和医院研究团队提出适合中国国情的城镇宫颈癌筛查策略，即每 5 年 1 次 HPV 检测或每 3 年 1 次液基细胞学检测方案[4]。

3. 妇科肿瘤的精准治疗

（1）妇科肿瘤精准手术治疗

淋巴结转移是子宫内膜癌和宫颈癌的主要转移途径之一，盲目大范围清扫淋巴结会增加手术并发症风险，降低患者生活质量且对患者预后无明显改善作用。前哨淋巴结指原发肿瘤经淋巴管引流的第一个或数个淋巴结，可以反映整个区域淋巴结转移情况。目前的前哨淋巴结示踪探针存在靶部位蓄积不足，滞留时间短和染色影响视野的问题亟待改进，北京大学工学院生物医学工程系研究团队提出基于纳米技术的多模成像探针用于前哨淋巴结成像在未来具有较大临床转化潜质[5]。华中科技大学同济医学院附属同济医院研究团队将多肽 TMTP1 修饰吲哚青绿标记的纳米胶束用于靶向示踪宫颈癌前哨淋巴结，体内验证试验表明其可以用于术中精准实时导航[6]。临床研究方面，中国医学科学院肿瘤医院研究团队的前瞻性对照研究证实腹腔镜子宫内膜癌分期术中，碳纳米粒示踪前哨淋巴结并活检的安全性及有效性，且宫颈注射效果优于宫底注射[7]。此外，微创手术根治性子宫切除术已成为早期宫颈癌的一种常用治疗方法，然而，前期研究表明微创手术根治性子宫切除术治疗早期宫颈癌生存率不及开腹根治性子宫切除术[8,9]，这引发了学术界的热议。我国学者认为举宫器因素、研究中心影响因素和外科医生的学习曲线因素均对研究结果有不可忽略的影响，不同手术入路方式对早期宫颈癌的临床疗效和生存率仍有待验证，华中科技大学同济医院研究团队、北京协和医院研究团队分别牵头两项多中心临床试验，针对该问题开展研究[10]。

（2）妇科肿瘤靶向治疗

PARP 抑制剂作为卵巢癌第一个真正意义的靶向药，无论作为维持治疗还是后线治疗均极大改善了卵巢癌的治疗效果，但由于其"联合致死"的作用机制，仅携带 BRCA 突变或同源重组缺陷的患者可以从中明显获益。如何扩大 PARP 抑制剂的获益人群，提高其疗效是目前研究热点之一。军事科学院军事医学研究院研究团队发现去甲酰化酶 USP15 调节同源重组修复和肿瘤细胞对 PARP 抑制剂的反应，认为 USP15 可以作为 PARP 抑制剂应用的生物标志物之一[11]。四川大学华西临床医学院研究团队发现沉默 cyclin D1 可以损伤 DNA 双链修复能力，从而提高 BRCA 野生型卵巢癌对 PARP 抑制剂的敏感性[12]。临床应用方面，国产新型原研 PARP 抑制剂已经进入Ⅲ期临床试验，其联合抗血管生成药物的临床试验也正在进行中[13]。

（3）妇科肿瘤免疫治疗

免疫检查点抑制剂治疗在黑色素瘤、肺癌等癌症的治疗取得了令人瞩目的成就，且已获批用于高肿瘤突变负荷的所有实体瘤，但在卵巢癌中总体治疗有效率不足 15%。免疫检查点抑制剂治疗卵巢癌有效率低，考虑可能与免疫抑制的肿瘤微环境相关。目前研究热点是如何改善卵巢癌的免疫抑制环境，提高免疫治疗疗效。中国人民解放军海军军医大学（第二军医大学）研究团队研究结果表明双重阻断CXCL12/CXCR4 和 PD-1/PD-L1 通路可以改善免疫抑制的肿瘤微环境，从而延长卵巢癌小鼠的生存期[14]。

（二）产科母体医学及胎儿医学研究

在全国产科人的努力下，以保障母婴安全为第一原则，2019 年我国孕产妇死亡率为 17.8/10 万，较 2018 年 18.3/10 万进一步下降。自 2016 年"全面放开二孩"政策实施后，我国孕产妇人群特点与疾病特征也在发生变化[15]，剖宫产后再次妊娠人群的增加，高龄产妇的增加，均给产科从业者带来了挑战。"十三五"期间启动了高龄产妇的超大规模队列研究，截至 2019 年年底累计纳入高龄产妇近 2 万人，入库生物样本 4 万余份，建立了中国国家高龄产妇队列，并通过共享机制，为多维度地系统了解高龄产妇疾病谱特点及诊治策略提供了重要的资源保障，奠定了后期高质量临床研究开展的基础。在产科疾病诊治方面，2019 年度我国母体医学及胎儿医学取得了一系列显著进展。

1. 胎盘植入规范化管理

在母体医学方面，我国既往剖宫产率较高，随着"全面放开二孩"政策的实施，剖宫产后再次妊娠的人群增加，胎盘植入性疾病发生率在我国呈现逐年升高趋势。北京大学第三医院研究团队提出的胎盘植入超声评分法在临床进行了广泛的推广及应用，并以此为基础逐渐形成了规范的胎盘植入管理模式——以评分为基础的胎盘植入风险分层管理及多学科团队管理模式，并提出"胎盘植入九步手术法"[16]。准确的术前评估，规范的分层管理及手术方法的改进，降低了胎盘植入患者术中出血量及不良结局的发生。在侵袭性胎盘植入的处理中，介入技术如腹主动脉球囊阻断、髂内动脉球囊阻断技术均用于辅助减少术中出血，已在我国多家医疗机构应用。2019 年华西医科大学研究团队通过回顾性队列研究对其有效性进行了进一步的论证，提出在凶险性前置胎盘及胎盘植入孕妇剖宫产术中同时行子宫切除，髂内动脉球囊阻断组与对照组相比，并不能有效降低出血量和术中输血量，也不能减少术后 ICU 入住率[17]。成都妇女儿童中心医院研究团队对髂内动脉球囊阻断与腹主动脉球囊阻断在止血中的作用进行了对照研究，发现腹主动脉球囊阻断在胎盘植入术中出血的处理上更具有优势[18]。上述研究结果为髂内动脉球囊阻断技术在胎盘植入患者围术期管理中的作用提供更多信息。

2. 妊娠并发症研究

随着社会经济发展以及生育政策调控，高龄产妇增加，代谢性疾病如妊娠期糖尿病及孕前糖尿病合并妊娠成为值得关注的妊娠并发症。既往，我国在妊娠期糖尿病的中国标准制定以及规范管理及治疗上已进行了相关工作。2019 年北京大学研究团队利用以人群为基础的回顾性队列研究，通过对 31 个省市 64 万名备孕妇女孕前空腹血糖（FPG）筛查及其妊娠结局随访结果的深入分析，详细描述了我国育龄女性孕前糖尿病的发病现状、孕前诊断率及控制情况，进一步阐明孕前空腹血糖水平对自然流产、早产、巨大胎儿、小于胎龄儿、出生缺陷及围产儿死亡等不良妊娠结局发生风险的影响，明确孕前血糖异常对于各类不良妊娠结局的危害[19]。

妊娠期高血压疾病是一种严重的妊娠并发症，也是孕产妇死亡直接产科原因中的重要因素。多年来众多学者致力于子痫前期的预测及预防，2019 年北京协和医院研究团队与新加坡、日本、韩国等多国合作进行了一项亚洲地区的前瞻性多中心研究[20]，提出（可溶性 fms 样酪氨酸激酶 1）/ PIGF（胎盘生长）比值的下限 38，对于怀疑患有子痫前期的亚洲女性具有可短期预测子痫前期的临床价值，可能有助于防止不必要的干预。目前 sFlt-1/PIGF 的预测作用已纳入《妊娠期高血压疾病诊治指南（2020）》版中，指导临床应用。另一方面，随着医学界对微生物尤其是肠道菌群的认识不断深化，围产领域聚焦"母体—胎盘—胎儿"微生物与母婴健康的研究逐渐取得开拓性进展，北京大学第三医院研究团队揭示妊娠期母体肠道菌群及其代谢物失衡与妊娠期并发症——子痫前期的相关性[21]，为通过微生物调控改善母体与子代近远期健康带来新的契机。

3. 胎儿宫内治疗

在胎儿医学方面，复杂双胎的宫内治疗近年来发展迅速。单绒毛膜双胎合并双胎输血综合征、选择性胎儿生长受限、双胎之一畸形等并发症的风险高达 20%～30%，孕期处理棘手，北京大学第三医院研究团队针对上述疾病开展宫内治疗新技术研究，总结分析单绒毛膜双羊膜囊双胎之一结构畸形的临床特点，探讨不同类型超声软指标的预后及有创性产前诊断在高双胎孕妇中的应用指征及临床价值[22]，在国内率先将微波消融技术引入选择性减胎治疗。双胎输血综合征 1 期患者是否应采取介入性治疗在国内外均有争议[23]，该团队针对此问题开展研究，通过总结 120 例临床病例的回顾性研究得出结论：激光治疗和羊水减量治疗均比期待治疗获得更好的临床结局[24]。上述研究将为复杂性双胎临床诊治指南的修订提供科学依据。

（三）生殖发育调控机制解析及生殖疾病诊治

1. 生殖与发育机制研究

近年来随着前沿生命技术的发展，我国生殖医学研究有了跨越式发展。2019 年度，我国学者在生殖与发育调控机制相关领域的研究取得了一系列国际领先成果。北京大学第三医院研究组与北京大学研究组合作，全面发展高精度单细胞多组学测序技术，首次重构了人类胚胎着床过程，系统解析了受精后第 5 天到第 14 天这一关键发育过程中的基因表达调控网络和 DNA 甲基化动态变化过程[25]。研究对 65 个着床期人类胚胎共超过 8000 个单细胞进行了单细胞转录组或多组学测序分析，发现人类胚胎在着床过程中呈现出明确的细胞谱系特化，三个细胞谱系（上胚层、原始内胚层和滋养外胚层）逐渐显示出独特的基因表达特征，不同细胞谱系具有截然不同的 DNA 甲基化动态变化特征，提示基因表达调控网络和 DNA 甲基化可能共同协调决定囊胚阶段后的细胞谱系命运决定。这一成果系统解析了人围着床期胚胎发育的核心生物学特征和关键调控机制，入选2019 年度"中国生命科学十大进展"。

同时，多个研究团队利用模式动物从不同层面探索哺乳动物早期胚胎发育动态调控特征。中国科学院多个专家研究组共同合作，通过构建小鼠早期胚胎的高分辨率时空转录组图谱，揭示了三胚层分化的细胞谱系和多能性在时间和空间上的动态变化及其调控网络，建立了早期胚胎三胚层细胞谱系分化的新理论，对经典发育生物学层级谱系理论进行了修正和补充[26]。中国科学院动物研究所专家组及中国科学院昆明动物研究所研究组合作建立了发育至早期原肠运动以后的体外食蟹猴胚胎培养系统，提供了灵长类动物早期胚胎发育过程中羊膜细胞的基因表达特征，重新定义了多种灵长类动物早期胚胎细胞类型[27]。昆明理工大学灵长类转化医学研究院研究组利用体外培养系统解析了灵长类胚胎着床后特别是原肠运动时期重要的分子与细胞生物学事件，同时揭示了灵长类着床后胚胎发育中不同细胞谱系间的相互作用[28]。在此基础上，昆明理工大学灵长类转化研究院研究组与云南省第一人民医院合作，进一步开发三维人囊胚培养体系，绘制了人原肠前胚胎的发育全景图，为理解着床后人类胚胎发育提供了新思路[29]。有性生殖过程中生殖细胞发生的标志事件是减数分裂，发生染色质结构重组以促进后代的遗传多样性，然而目前对减数分裂交叉重组调控的分子机制还缺乏深入了解。山东大学研究团队与哈佛大学合作，通过对人及多种真核生物减数分裂交叉重组进行研究发现了一种新的减数分裂重组调控机制，即同一细胞内各条染色体之间在重组频率上存在协同变化，并揭示染色体轴长度的协同变化调控机制及其在生物进化与适应中的重要作用[30]。此外，山东大学研究组与中国科学院北京基因组研究所研究组合作，比较小鼠和人类精子及早期胚胎发育过程中的染色体结构动态变化情况，发现人类早期胚胎发育中染色质高级结构的建立依赖于拓扑结构域边界的形成，但是与小鼠不同，人类拓扑结构域主要在 8 细胞阶段逐步形成[31]。以上系列研究对于深入理解胚胎发育调控过程具有重要意义。

2. 生殖障碍性疾病及胎源性疾病研究

"十三五"期间国家启动了自然出生人群和辅助生殖人群的超大规模队列研究，截至 2019 年年底累计纳入逾 7 万家庭，入库生物样本 60 余万份，建立了中国国家出生队列的实施标准、质控体系和共享机制，为多维度、全周期地系统了解生育力衰退的影响因素，维护人口安全提供了全新视角和重要资源保障。

除了基础理论的拓展，2019 年度我国学者利用生殖疾病专病队列开展了一系列高质量临床研究：针对辅助生殖技术安全性，山东大学研究团队通过多中心临床研究证实，全胚冷冻单囊胚移植较新鲜单囊胚移植可显著提高胚胎着床率、妊娠率、活产率及单胎新生儿体重，为临床胚胎移植策略提供循证依据，但同时冷冻复苏单囊胚移植的母亲伴随子痫前期风险增加，给该方案的临床应用提出了重要警示[32]。多囊卵巢综合征（PCOS）是一种临床表现高度异质性的内分泌代谢紊乱症候群，是育龄妇女无排卵性不孕最主要的原因，然而其发病机制复杂不清，缺乏病因学治疗手段。北京大学第三医院研究团队提出肠道菌群–胆汁酸–IL-22 通路调控肠道免疫诱导 PCOS 发病的新机制，发现 PCOS 患者与健康人相比肠道菌群及其代谢产物胆汁酸谱具有明显差异，且伴随肠道免疫因子 IL-22 的下降；胆汁酸 GDCA 或 IL-22 干预可以显著改善 PCOS 样小鼠模型激素异常、动情周期紊乱、卵巢多囊样变、生育力下降与胰岛素抵抗；进一步机制研究揭示胆汁酸激活肠道 3 型固有淋巴细胞的 GATA3 通路刺激 IL-22 分泌而改善 PCOS 表型，系统阐释了肠道菌–胆汁酸–IL-22 轴在 PCOS 发病中的关键作用，为防治 PCOS 提供了新视角[33]。针对胎源性疾病，上海交通大学研究团队阐明了宫内营养不良引发子代哮喘易感性增加的表观遗传机制[34]。另外，我国学者前期通过人类生殖资源库的建设，已陆续报道了 20 多个人类不育的致病突变，2019 年复旦大学研究团队首次发现并命名了人类新的孟德尔遗传病、离子通道病及糖基化疾病"卵子死亡"，明确了其致病基因 PANX1，并揭示了致病机制[35]。以上研究为临床诊疗策略的修订完善提供了高质量的循证医学证据，为各类生殖障碍性疾病、胎源性疾病提供潜在的干预策略。

3. 出生缺陷防治研究

在出生缺陷防治方面，在胚胎植入前/产前诊断领域，从染色体病到基因组病再到单基因病，随着临床检测的需求不断深入，筛查诊断的技术不断发展。既往临床胚胎植入前遗传诊断过程中仍然存在扩增过程基因组不能完全覆盖、碱基错配等问题，影响突变位点连锁诊断。为了矫正由于扩增测序引入的错误，提高胚胎诊断准确性，北京大学第三医院研究团队开发全基因组染色体单倍型分析方法 scHaplotyper，实现在染色体水平分析突变位点所在区域的遗传信息，解决临床上各种复杂的致病突变的诊断难题，包括染色体平衡易位携带者的正常与携带胚胎的鉴别、染色体平衡易位联合单基因、单基因联合白细胞抗原配型（HLA）配型、多种致病基因联合诊断等[36]。在产前诊断领域，随着全外显子组测序（WES）的检测成本不断降低、报告时效性不断提高，以及临床遗传咨询能力不断提升，已成为胎儿超声异常现行"核型+CMA"产前诊断方法的有力补充，从而逐渐形成"核型+CMA→WES"新型产前诊断模式。中国人民解放军总医院等多家医院对8例非亲缘父母的胎儿骨骼发育不良的遗传原因进行包括trio WES在内的系列检测，鉴定了2个复合杂合突变，4个新发突变，在缺乏明确的图像学证据和足够的临床经验的情况下WES策略提供了强有力的方法学补充[37]。

此外，我国学者开展了从孕前预防到出生后诊断治疗的相关产品自主研发，包括孕前出生缺陷一级预防检测技术设备研发及应用、无创产前诊断自动化一体式工作站研制、新生儿遗传代谢病人工智能辅助筛查诊断试剂盒、儿童重症遗传病药物，以及基于3D打印技术和生物材料制造个体化的耳鼻组织结构等。在前沿技术创新中，中国科学院研究组与中国农业科学院研究组合作，建立了新一代基因编辑工具脱靶检测技术GOTI，并使用该技术发现之前普遍认为安全的单碱基基因编辑技术存在严重的、无法预测的DNA脱靶问题，筛选到既保留高效的单碱基编辑活性又不会造成额外脱靶的新一代高保真单碱基编辑工具，为未来单碱基编辑技术应用提供了重要基础[38,39]。

（四）我国妇产医学领域及发展趋势

1. 我国妇产医学领域优势及差距

我国由于人口基数大，妇产疾病病种多而复杂，关于妇科肿瘤诊治、产科并发症与宫内治疗、生殖障碍性疾病与辅助生殖等相关研究积累了丰富的临床经验，奠定了良好的基础，形成了鲜明的特色，同时基础研究与临床研究结合紧密，多学科交叉合作成绩斐然，发表了一系列高水平论文，引起国际同行的广泛关注。然而，与国际领先水平相比，我国在妇产医学领域科技发展仍然面临以下问题：①基础研究领域仍需要深入解析，包括人类生殖调控规律和生长障碍发生机理、生命早期不良环境和疾病发病关系、危害孕产妇安全重大疾病的病生理机制、妇科肿瘤免疫学调控机制等；②高质量临床研究欠缺，不足以提供循证医学证据，进而制定的符合我国人群特征的临床诊疗指南较少；③基础研究与临床转化之间连接不足，限制了成果的转化应用，在自主创新技术及产品方面与发达国家仍存在较大差距。

2. 我国妇产医学发展趋势

未来我国妇产医学研究领域应进一步发展基础理论和前沿技术，全方位、多维度解析影响妇幼健康的致病因素和发病机制；发展妇科肿瘤靶向药物联合应用及改善免疫抑制环境的治疗方法；构建有利于人类生殖健康研究的新型模型和研究体系，建立可用于生育力维护、提高妊娠成功率的新技术和新产品等；同时加快完善临床–基础–转化协同研究模式，提升我国妇产医学研究水平，改善妇幼健康水平和出生人口质量。

主要参考文献

[1] Du N, Liu Y, Ren C, et al. Clinical application of TCGA molecular classification in endometrial endometrioid

carcinoma. Chinese Journal of Pathology. 2019. 48(8): 596-603.

[2] Wang Y, Yu M, Yang J X, et al. Genomic comparison of endometrioid endometrial carcinoma and its precancerous lesions in Chinese patients by high-depth next generation sequencing. Frontiers in Oncology. 2019.9: 1-12.

[3] Liu T, Wei QL, Jing J, et al. The m6A reader YTHDF1 promotes ovarian cancer progression via augmenting EIF3C translation. Nucleic Acids Res. 2020. 48(7): 3816-3831.

[4] Ma L, Wang Y Y, Gao X H, et al. Economic evaluation of cervical cancer screening strategies in urban China. Chinese J Cancer Res. 2019. 31(6): 974-983.

[5] Hameed S, Chen H, Irfan M, et al. Fluorescence guided sentinel lymph node mapping: from current molecular probes to future multimodal nanoprobes. Bioconjugate Chem. 2019. 30(1): 13-28.

[6] Wei R, Jiang GY, Lv MQ, et al. TMTP1-modified indocyanine green-loaded polymeric micelles for targeted imaging of cervical cancer and metastasis sentinel lymph node *in vivo*. Theranostics. 2019. 9(24): 7325-7344.

[7] Zuo J, Wu LY, Cheng M, et al. Comparison study of laparoscopic sentinel lymph node mapping in endometrial carcinoma using carbon nanoparticles and lymphatic pathway verification. J Minim Invas Gyn. 2019. 26(6): 1125-1132.

[8] Ramirez PT, Frumovitz M, Pareja R, et al. Minimally invasive versus abdominal radical hysterectomy for cervical cancer. New Engl J Med. 2018. 379(20): 1895-1904.

[9] Melamed A, Margul DJ, Chen L, et al. Survival after minimally invasive radical hysterectomy for early-stage cervical cancer. New Engl J Med. 2018.379(20): 1905-1914.

[10]Chao XP, Li L, Wu M, et al. Efficacy of different surgical approaches in the clinical and survival outcomes of patients with early-stage cervical cancer: protocol of a phase III multicentre randomised controlled trial in China. Bmj Open. 2019. 9(7): 1-8.

[11]Peng YH, Liao QC, Tan W, et al. The deubiquitylating enzyme USP15 regulates homologous recombination repair and cancer cell response to PARP inhibitors. Nature Communications. 2019. 10(1): 1-15.

[12]Zhong Q, Hu ZY, Li Q, et al. Cyclin D1 silencing impairs DNA double strand break repair, sensitizes BRCA1 wildtype ovarian cancer cells to olaparib. Gynecologic Oncology. 2019. 152(1): 157-165.

[13]Wang L, Yang CY, Xie CY, et al. Pharmacologic characterization of fluzoparib, a novel poly (ADP-ribose) polymerase inhibitor undergoing clinical trials. Cancer Sci. 2019. 110(3): 1064-1075.

[14]Zeng Y, Li BH, Liang YY, et al. Dual blockade of CXCL12-CXCR4 and PD-1-PD-L1 pathways prolongs survival of ovarian tumor-bearing mice by prevention of immunosuppression in the tumor microenvironment. Faseb J. 2019.33(5): 6596-6608.

[15]Li HT, Xue M, Hellerstein S, et al. Association of China's universal two child policy with changes in births and birth related health factors: national, descriptive comparative study. BMJ. 2019. 366: l4680.

[16]Wang Y, Zeng L, Niu Z, et al. An observation study of the emergency intervention in placenta accreta spectrum. Arch Gynecol Obstet. 2019.299(6): 1579-1586.

[17]Chen M, Lv B, He G, et al. Internal iliac artery balloon occlusion during cesarean hysterectomy in women with placenta previa accreta. Int J Gynaecol Obstet. 2019.145(1): 110.

[18]Mei Y, Zhao H, Zhou H, et al. Comparison of infrarenal aortic balloon occlusion with internal iliac artery balloon occlusion for patients with placenta accreta. BMC Pregnancy Childbirth. 2019.19(1): 147.

[19]Wei Y, Xu Q, Yang H, et al. Preconception diabetes mellitus and adverse pregnancy outcomes in over 6.4 million women: A population-based cohort study in China. PLoS Med. 2019.16(10): e1002926.

[20]Bian X, Biswas A, Huang X, et al. Short-term prediction of adverse outcomes using the sFlt-1 (soluble fms-like tyrosine kinase 1)/PlGF (placental growth factor) ratio in Asian women with suspected preeclampsia. hypertension. 2019.74(1): 164-172.

[21]Wang J, Gu X, Yang J, et al. Gut microbiota dysbiosis and increased plasma LPS and TMAO levels in patients with preeclampsia. Front. Cell. Infect. Microbiol. 2019. 9: 409.

[22]王静, 罗金英, 杨静, 等.单绒毛膜双羊膜囊双胎之一结构畸形的临床特点分析.中华妇产科杂志.2019.(2): 87-92.

[23]Meng X, Yuan P, Gong L, et al. Forty-five consecutive cases of complicated monochorionic multiple pregnancy

treated with microwave ablation: A single-center experience. Prenat Diagn. 2019. 39(4): 293-298.

[24]Yang J, Yuan PB , Wei Y, et al. A cohort analysis of patients with stage I twin-to-twin transfusion syndrome from a Major Referral Hospital in Northern China. Maternal-Fetal Medicine. 2019.1(2): 73-80.

[25]Zhou F, Wang R, Yuan P, et al. Reconstituting the transcriptome and DNA methylome landscapes of human implantation. Nature. 2019.572(7771): 660-664.

[26]Peng G, Suo S, Cui G, et al. Molecular architecture of lineage allocation and tissue organization in early mouse embryo. Nature. 2019.572(7770): 528-532.

[27]Ma H, Zhai J, Wan H, et al. *In vitro* culture of cynomolgus monkey embryos beyond early gastrulation. Science. 2019. 366(6467): eaax7890.

[28]Niu Y, Sun N, Li C, et al. Dissecting primate early post-implantation development using long-term *in vitro* embryo culture. Science.2019.366(6467): aaw5754.

[29]Xiang L, Yin Y, Zheng Y, et al. A developmental landscape of 3D-cultured human pre-gastrulation embryos. Nature.2020.577(7791): 537-542.

[30]Wang S, Veller C, Sun F, et al. Per-nucleus crossover covariation and implications for evolution. Cell. 2019. 177(2): 326-338.e16.

[31]Chen X, Ke Y, Wu K, et al. Key role for CTCF in establishing chromatin structure in human embryos. Nature. 2019. 576(7786): 306-310.

[32]Wei D, Liu JY, Sun Y, et al. Frozen versus fresh single blastocyst transfer in ovulatory women: a multicentre, randomised controlled trial. Lancet. 2019. 393(10178): 1310-1318.

[33]Qi X, Yun C, Sun L, et al. Gut microbiota-bile acid-interleukin-22 axis orchestrates polycystic ovary syndrome. Nat Med. 2019. 25(8): 1225-1233.

[34]Chen X, Lin H, Yang D, et al. Early-life undernutrition reprograms CD4(+)T-cell glycolysis and epigenetics to facilitate asthma. J Allergy Clin Immunol. 2019.143(6): 2038-2051.e12.

[35]Sang Q, Zhang Z, Shi J, et al. A pannexin 1 channelopathy causes human oocyte death. Sci Transl Med. 2019.11(485): eaav8731.

[36]Yan Z, Zhu X, Wang Y, et al. scHaplotyper: haplotype construction and visualization for genetic diagnosis using single cell DNA sequencing data. BMC Bioinformatics.2020. 21(1): 41.

[37]Yang K, Shen M, Yan Y, et al. Genetic analysis in fetal skeletal dysplasias by trio whole-exome sequencing. Biomed Res Int. 2019. 2492590.

[38]Zuo E, Sun Y, Wei W, et al. Cytosine base editor generates substantial off-target single-nucleotide variants in mouse embryos. Science. 2019. 364(6437): 289-292.

[39]Zhou C, Sun Y, Yan R, et al. Off-target RNA mutation induced by DNA base editing and its elimination by mutagenesis. Nature. 2019. 571(7764): 275-278.

六、药学领域研究进展

杜冠华 王守宝 吕 扬

中国医学科学院药物研究所

药学科学发展既是推动医学科学发展的重要动力，也是社会经济建设和发展的重要组成部分。在国际新形势下，全球医疗支出不断增加，国内外对健康的需求不断增长，各种组学、生物网络、超级计算机、系统生物学、人工智能、大数据、精准医学，基因编辑等理论和技术的快速发展及多学科间不断交叉与融合促进了药学研究的发展，同时也对药学研究提出了更高的要求。重视药物创新和转化研究已成为发达国家医药产业发展的根本战略，也为药学科学发展带来了新的契机和挑战。同时，随着我国药学科学的发展，进一步暴露了以前发展中存在的问题，为后续发展提出了需要思考和解决的新课题。

（一）2019 年我国药学研究的主要进展

1. 创新药物研发取得一定成果

经过 20 余年的努力，我国新药研发已经基本完成了以仿制为主向、仿制与创新结合的战略转变，药物创新和创新药物研发已经成为药学领域的共识，制药企业创新意识不断增强，创新能力不断提高。在国家"十一五"、"十二五"和"十三五"重大新药创制专项的支持下，创新药物研发在近些年取得明显进展，新药不断出现。2017 年和 2018 年若说是进口药的上市潮，2019 年则可谓是国内生产厂家生产批文的丰收年，以利妥昔单抗注射液、阿达木单抗注射液、贝伐珠单抗注射液等为代表的多个生物类似药获批，多个国内自主研发的创新药物也纷纷获批上市，包括我国首个长效 GLP-1 类降糖药周制剂——聚乙二醇洛塞那肽、全球首创新一代治疗炎症性和自身免疫性疾病的非激素类新型小分子化学药——本维莫德、阿尔茨海默病新药——甘露特钠胶囊（GV-971，商品名：九期一）上市注册申请的有条件批准，以及用于常规胃镜检查的镇静 1 类创新药注射用甲苯磺酸瑞马唑仑（商品名：瑞倍宁）、用于铂敏感的 1 类创新药甲苯磺酸尼拉帕利胶囊（商品名：则乐）和一类新药甲磺酸氟马替尼片等。中药方面，久等多年的儿科新药小儿荆杏止咳颗粒、芍麻止痉颗粒的注册批件也在 2019 年终获批，并且全是中成药。此外，中国药企的国际化也有了新的突破，布鲁顿酪氨酸蛋白激酶（Bruton's tyrosine kinase，BTK）抑制剂泽布替尼（商品名：Brukinsa）获得 FDA 加速批准上市，用于治疗既往接受过至少一项疗法的成年套细胞淋巴瘤（MCL）患者，这是第一次出现中国本土新药获 FDA 认证。

2. 药学相关研究体现出明显的创新性

（1）药理学研究进展

药理学是连接医学与药学、基础与临床、生命科学与化学及材料科学等多学科的一门特殊学科，通常称为桥梁学科。药理学发展是药物创新的重要基础。2019 年，我国药理学研究进展显著，基础研究、新药研究和临床应用研究均有明显进步。2019 年中国学者无论是在国际学术期刊上发表药理学和药学论文的数量，还是科研成果的质量，都有了长足地提高，在国际上产生了广泛的影响。另外，由中国药学会和中国医学科学院药物研究所共同主办的《药学学报》英文刊 *Acta Pharmaceutica Sinica B*（APSB）影响因子达到 7.097，再创新高。由中国药理学会、中国科学院上海药物研究所共同主办的《中国药理学报》英文版（*Acta Pharmacologica Sinica*）的 SCI 期刊影响因子也在逐年稳步上升，达到 5.064。这些进步表明，我国药理学和药学学科在能力建设与规模化程度上又迈上了一个新的台阶。此外，中药药理学是药理学的一个分支学科，近年来，中药药理学工作者围绕中药复方物质基础、作用机制、代谢过程、组方原理等科学问题进行了系统研究，并取得了显著进展。

（2）药物化学研究进展

药物化学是现代药物研究的重要内容，是药学发展的核心学科之一。通过药物化学手段合成化合物，是现代药物研究的主要物质来源之一。药物化学不仅解决药物发现和研究过程的资源来源，也是制药产业的技术支撑。经过长期发展，化合物合成的理论基础和技术方法不断完善、提高，在计算机辅助分子设计技术、组合化学合成技术等广泛应用的基础上，化学生物学、人工智能等新技术使药物化学的发展进入新的历史时期，研究内容也从化学反应基础理论和技术方法的认识与创新，逐渐转移到特定活性化合物的获得、化合物的结构改造，以及对化学物质生物活性和作用靶点的认识等更具体的研究领域。在 2019 年出版的 *Natural Small Molecule Drugs from Plants* 一书对国内外的天然小分子药物进行了梳理和总结，共计 100 余种，详细介绍了每种药物的理化性质、剂型与适应证、来源记载、研发历程、药理作用、临床应用、综合评价等。目前这些天然小分子药物有些依然在临床应用，有些药物由于有了更好的替代药物而不再使用，但在药物发展过程中曾经发挥了重要治疗作用，书中依然收载。

（3）制剂技术研究进展

随着生物医药科学的发展，尤其是在国家产业结构调整中，生物医药产业作为战略性新兴产业受到广泛重视。我国药物制剂研究水平近年来有了快速提高，使国内仿制和生产的药品质量有明显提升，但是，我国药物制剂的整体水平仍然明显落后于国际先进水平，成为制约我国药品质量、制剂出口和影响国际市场竞争力的重要因素之一。近几年很多研究显示，晶型状态是影响药物质量的重要因素之一，药物晶型研究的重大意义和价值受到广泛认可，药物晶型研究有了长足的发展，特别是晶型药物概念的引入，对于药物制剂研究提出了新的要求和认识。2019 年我国出版的《晶型药物（第二版）》一书作者结合近年来的研究实践，在收集有关国内外研究成果的基础上，进一步更新完善了相关研究内容，对晶型药物的研究和质量控制具有较高的参考价值。近年来，随着缓控释技术的进步和材料的发展，基础研究水平不断提升，应用基础研究不断深化，缓控释制剂有了较大进展，有效提高了我国固体口服制剂的水平、产品附加值和市场竞争力。此外，经皮促透技术、纳米技术、渗透泵控释技术、组织主动靶向技术等，也是近年研究的热点，在我国制剂学研究中都有明显的进展。

（4）分析技术研究进展

药物分析是药物标准研究的重要手段，也是进行药物质量控制的重要手段。药物分析技术手段的提高，无论对于药物研究还是药品生产和应用，都具有重要意义。长期以来，我国药物以仿制为主，制药工业基础比较薄弱，药品质量控制的分析技术能力比较差。科技进步为药物分析提供了大量新型精密的仪器设备，这些设备的应用改善了药物分析的设备条件，提高了药物分析的整体水平。同时，我国药物分析专业人员的技术水平也在不断提高，对于微量成分的检测、复杂成分的检测等都取得显著进步。但是，目前应用的先进仪器全部都是进口设备，检测方法也均是基于这些仪器建立的方法，因此，药物分析中的原始创新受到影响。目前，不断涌现的生物技术药物及我国独特药物品种中药的分析需求对药物分析检测提出了更高的要求，也凸显了药物分析在我国药物研发、生产和流通过程中的重要地位。

3. 生命科学新发现为药学研究奠定了坚实基础

现代科技发展体系中，生命科学研究与医药学研究一直是息息相关的。以重大生命科学问题为目标，多学科交叉融合、综合应用创新技术亦是当前药学研究的新模式和大趋势。现代自然科学理论和方法的进步，大量前沿新技术和新方法的引入，生命科学得到前所未有的发展和提高，极大地推动了药学研究发展进程。以下简单介绍 2019 年与药学研究关联较为密切的我国生命科学研究重大进展。

1）长期有争议的反刍动物进化历史得到了阐明，该研究成果探索开拓了研究重大生命现象的新途径，解析了反刍动物独特性状的遗传基础，阐明了反刍动物进化和极端环境适应的机制，对器官再生、抗肿瘤、节律紊乱和骨质疏松等健康医学的研究具有重要启示意义。

2）结合视觉神经生物医学与创新纳米技术，利用可吸收红外光并转化为可见光的上转换纳米材料，导入动物视网膜中使其靶向锚定在感光细胞上，首次实现动物裸眼红外光感知和红外图像视觉能力。该研究在加密、安全、人机交互，以及视觉疾病（如色盲等）治疗和眼科药物递送等方面具有应用潜力。

3）一项多学科合作的研究团队历时 6 年，率先在国际上解析了药靶 MmpL3 和"药靶—药物"复合物的高分辨率晶体结构，揭示了 MmpL3 的工作机理及新药 SQ109 杀死细菌的全新分子机制。该研究首次勾勒了小分子抑制剂如何精确靶向 MmpL3 及其超家族质子内流通道的三维图像，为新型抗生素的研发、解决全球日趋严重的细菌耐药问题开辟了一条全新途径，也为我国研发具有自主知识产权的抗结核新药奠定了重要的基础。

4）结构生物学的飞速发展为蛋白质结构解析提供了强有力的工具，也为新药研发构建了结构理论和靶点基础。近年来，冷冻电镜技术在研究生物大分子结构方面取得了突飞猛进的发展，基于冷冻电镜的受体信号转导复合物的高分辨率三维结构不断出现。RyR2 的 8 个冷冻电子显微镜（cryo-EM）结构见诸报道，它们共同揭示了不同形式 CaM 的分子识别特征，并提供了对 CaM 对 RyR2 通道门控调节的见解。我国科学家们通过研究成功地利用单粒子低温电子显微镜（single-particle cryogenic electron microscopy）对人类 T 细胞受体复合物进行了研究，或能为后期科学家们深入研究机体免疫反应的分子机制提供一个更好的平台，也有望助力开发诸如自身免疫性疾病等多种人类疾病的新型疗法。

4. 前沿科学技术为药学科学发展提供新动力

科技发展已经成为医药行业快速成长的强大动力，多种新技术在生物医药科学中的应用，推动了医药科学的进步。近年来，以互联网、移动互联网、大数据、物联网、虚拟现实（VR）、增强现实（AR）、3D 打印、人工智能、5G 技术等科学技术为代表的新技术、新应用层出不穷，改变了人们在生产、生活中的场景，也为开发大健康产业海量信息和商业模式的创新提供了强大的信息技术支撑，其他领域的科学技术将为健康产业未来的发展带来无尽的可能。前沿技术迅速发展，取得突破性进展。以腺相关病毒（AAV）为载体的基因治疗和 siRNA 药物都有新的药物获批上市，标志着技术的成熟应用。

CRISPR 和 iPSC 等技术在 2019 年取得重大突破，向临床应用迈出了重要的一步。2019年"人工智能+制药"迎来大发展，通过借助人工智能技术，能够有效提升医药公司的药物研发速度，缩短研发周期，节省资金投入，从源头上控制住了药品成本。不仅如此，人工智能技术的应用，还能有助于拓展新的研发方向，提高创造力。

新兴技术崭露头角，着眼药物研发和治疗棘手疾病，为创新药物研发带来了新的曙光。

1）中国科学家在寻找新的 SuFEx 反应砌块的过程中，意外发现一种安全、高效合成罕见的硫（VI）氟类无机化合物 FSO_2N_3（氟磺酰基叠氮）的方法，他们同时发现该化合物对于一级胺类化合物有极高的重氮转移反应活性和选择性。基于这种模块化的合成方式，短时间内对于给定药物小分子或者大分子砌块进行万次以上的改造是可行的，合成效率的提高对于药物先导分子的发现将起到直接的作用。发表在《新英格兰医学杂志》上的一项国内研究为感染 HIV 的一例急性淋巴细胞白血病患者选择了一名 HLA 匹配的干细胞移植供者，随后用 CRISPR/Cas9 技术对供者干细胞进行了基因组编辑，敲除 *CCR5*，之后输入感染 HIV 的受者体内。

2）亨廷顿舞蹈症的分子机理还不十分明确，尚缺少特效治疗药物。国内多学科团队开创性地提出基于自噬小体绑定化合物（ATTEC）的药物研发原创概念，并巧妙地通过基于化合物芯片和前沿光学方法的筛选，发现了特异性降低亨廷顿病致病蛋白的小分子化合物。该化合物被称为"小分子胶水"，能够直瞄靶心，牢牢地将自噬相关蛋白 LC3 及亨廷顿蛋白（HTT）黏在一起，进而将 HTT 蛋白包裹进入自噬小体进行降解。同时，该"小分子胶水"只靶向突变的 HTT 蛋白，并不黏附野生型 HTT 蛋白，使其得以安然无恙。该技术创新为亨廷顿病的临床治疗带来新的曙光。

（二）重点领域有待加快创新发展，发挥我国药学研究的优势，补其不足

1. 中医药是中国传统医学的重要宝藏，亟待守正创新，推动其现代化

中医药学是我国人民经过几千年的实践总结出来的认识健康和疾病发生发展规律的一套知识体系，具有较为完善的系统理论和确切的临床疗效。2019 年，中医药发展走过了不平凡的又一年。2019 年 9 月 17 日，中国中医科学院研究员屠呦呦被授予"共和国勋章"荣誉，凸显新中国成立 70 年中医药事业成绩斐然。2019 年 10 月，习近平总书记对中医药工作作出重要指示，强调："要遵循中医药发展规律，传承精华，守正创新，加快推进中医药现代化、产业化，坚持中西医并重，推动中医药事业和产业高质量发展，推动中医药走向世界，充分发挥中医药防病治病的独特优势和作用，为建设健康中国、实现中华民族伟大复兴的中国梦贡献力量。"同月，《中共中央、国务院关于促进中医药传承创新发展的意见》（简称《意见》）发布，为新时代传承创新发展中医药事业指明了方向。2019 年 10 月 25 日，全国中医药大会在北京召开，这是新中国成立 70 年以来，第一次以国务院名义召开的全国中医药大会。

2019 年也是中医药开启全球合法化进程具有里程碑意义的一年。2019 年 5 月 25 日，第 72 届世界卫生大会审议通过了《国际疾病分类第十一次修订本（ICD-11）》，首次纳入起源于中医药的传统医学章节，建立了以中医药为基础、兼顾日、韩传统医学内容的病证分类体系，传统医学 150 条疾病和 196 条证候（不含特指和非特指病征）条目被纳

入传统医学章节。

2. 天然产物是我国药物发现的重要资源，差距仍然显著

天然化合物是自然界生物在千百万年进化过程中，通过自然选择保留下来的二次代谢产物，具有化学多样性、生物多样性和类药性，许多药物都直接或间接来源于天然化合物。据美国国家癌症研究所（NCI）统计，1981～2006 年世界范围内推出的 1148 个药物小分子化学实体中，52% 与天然产物有关，包括天然产物药物（5%）、源于天然产物药物（23%）、天然产物仿制药（20%）、源于天然产物的全合成药物（4%）。因此，天然药物化学在新药研发中具有举足轻重的地位。2019 年，我国学者在天然药物化学领域进行了大量的研究与探索，在人才培养、论文发表、创新药物研制等方面取得了显著成绩，研究成果得到国际同行认可。

我国在中药和天然药物研发方面具有独特优势，利用现代技术方法进行研发和生产，全面提高了产业化水平。但对比国际先进发展国家的现状，我国天然产物研究与国际先进水平仍然存在显著差距。品种研究仍需要加强，尤其是研发具有国际市场竞争力的中药产品，是具有重要意义的工作。

3. 新药研发投入和产业化规模继续增长，创新能力和竞争力依然薄弱

从新药研发和产业化来看，我国研发资金投入、小分子药物、创新能力和创新成果与国际先进水平比较，还存在一定的差距。创新药物的数量和竞争力明显薄弱，由于近年科技界受到浮躁风气的影响，创新能力没有得到应有的提高；仿制药物质量水平缺乏科学的评价手段和盲目的评价行为，严重影响了药品质量的提高；药品生产能力在大量资金投入和大量外国设备购进的情况下超速提高，硬件条件可达世界一流，但过程管理和技术水平仍然是制约新药研发的关键因素。

生物技术药物发展具有极大吸引力，我们曾经认为我国生物技术药物与国际整体发展的起步阶段较为接近，差距最小，赶超的希望最大。但是，经过近 20 年的发展，由于基础研究的知识积累和技术积累严重不足，在国际上生物技术药物不断上市和专利到期的形势下，我国生物技术药物研发和仿制能力的不足已经显现。在当前情况下，亟待调整研发策略，抓住重点内容和关键技术，扎扎实实做好研发工作，全面提高整体技术水平。

4. 我国药学人才培养取得了长足进步，但仍面临严峻挑战

药学人才是推动医药事业改革发展、推进健康中国建设的重要保障。国内各类药学教育机构构成了我国药学专业教育的框架，为我国培养了一大批生命科学和生物技术方面的人才。同时，高校与相关企业进行产学研合作，探索出跨学科、跨校、跨行业、跨国合作的办学模式。但随着现代药学的不断发展，学科划分越来越细，我国药学人才培养仍面临严峻挑战，主要表现在以下 4 方面：①开设药学专业的院校及招生数量迅速增加，但专业设置趋同，扩招存在盲目性。在师资力量尚不完全具备的情况下，大批药学专业的开设，对于培养合格人才的要求还有巨大的差距；②我国医药产业开始由以仿制为主向以创新为主的战略转移，但药学教育课程体系及考核制度陈旧，培养的学生缺乏创新能力；③药学教育内容与实际社会医疗卫生需求不相适应，学生缺乏实践能力，"重理论轻实践，重知识轻能力"；④发达国家药学教育已完成"以药品为中心"向"以患者为中心"的理念转型，我国药学教育还停留在"以药品为中心"层面，落后于社会需求，偏离了药学教育的核心目标和价值。在这种情况下，培养具有独立工作能力和发展潜力的优秀人才必然受到影响，这是药学教育中必须认真对待和亟待解决的问题。

5. 药品质量面临严峻挑战

药品质量问题是社会公认的问题，不仅是仿制药物的质量问题，还有中药品种的质量问题、生物技术药物的质量问题，都是我们面临的直接危害人民健康的重大问题，需要经过扎实的研究，充分利用科学技术的进步和成果，调动科学家和社会的力量，共同努力，才有可能实现药品的质量提高。药品质量的提高应该是药品质量本质的提高，所谓药品质量的本质就是能够控制药品临床疗效的质量。所谓质量标准，应是能够保证药品疗效的质量标准，而不是简单的物质的含量、物质的纯度、制剂的崩解溶出等表面现象，因为这些表面的控制指标并不能控制药物的疗效，检验结果完全一致也不能保证临床的结果完全一致，如同穿着完全一样的制服却不能说明所有穿该制服的人都有同样的素质一样，单纯追求某些指标的完全一致并不能从根本上解决问题。提高药品质量要依靠科学，要有科学的态度和科学知识。以解决质量问题为工作核心，提高我国药物质量是完全可能的。

（三）我国药学研究的发展方向和趋势

1. 药学体系建设需要进一步完善，创新能力有待提高

我国现代药学科学发展已经过一个多世纪的历程，在艰难曲折的发展过程中，不仅为中华民族的健康提供了保障，还为世界药学科学的发展做出了重要贡献。药学科学的发展正面临新的历史时期，社会需求不断增加，发展任务十分艰巨，机遇与挑战同在，困难和制约因素亟待克服。

2. 努力为创新药物研究优化发展环境

我国是一个人口众多的大国，创新药物研究是必须重视的工作。近十几年来，国家投入了大量经费和人力、物力，启动了"重大新药创制"科技重大专项，极大调动了医药企业与医药工作者对药物研发的热情和积极性，我国新药研发的成果不断出现，研发能力有明显提高。但是，由于在创新药物研发中的科学环境问题、药品注册审评问题、上市应用过程中复杂的众多环节存在的问题，直接影响创新药物的研发和产业化，有待全面改革和优化。努力优化创新药物的发展环境，为创新药物的发展提供良好的成长环境，不仅有利于创新药物在临床上的科学应用，直接造福于我国人民，提高医疗水平，保障人民健康，还可以有效促进医药产品的国际化，提高国际市场的竞争力，实现我国创新药物研究的稳定持续发展，在世界药学科学发展中，做出我国应有的贡献。

3. 深化探索药学专业人才培养新模式

随着科学技术的发展与进步，我国药学的发展积极与传统医药、现代医学、现代新

兴技术、应用开发及人文科学相整合。药物教育充分利用现代新兴技术，如云计算、大数据、人工智能、3D 打印技术。近年来人工智能研究的开展，将为药学发展提供强有力的技术支撑，让药学"如虎添翼"，培养适应时代发展的新型药学人才。此外，当前临床药师、执业药师等药学服务型人才缺口巨大，加强药学教育体系的规范化管理，引导高校合理调整和转型，使相当一批院系能成为定向培养输送药学服务型人才的基地，并从政策上给予支持，积极探索药学专业人才培养新模式，以适应药学教育发展的需要，确保我国药学学科专业教育健康快速发展。

4. 科学用药是我国医药工作的长期目标

科学用药即合理用药或安全用药，是以药物防病治病的基本要求，也是人们共同的追求。但是，真正实现科学用药是难度非常大的工作，涉及多学科、多方面。医学与药学教育的知识结构和理性实践需要认真评价，药物知识的有效传播和普及需要加大力度，科学用药的社会环境有待优化。药学知识亟待普及，这种知识的普及不仅仅是面向民众的一般科普，还应在医药工作者中进行普及和再教育。大批药学工作者努力传播药学知识，但同时受到不公平的待遇，甚至还有很多的偏见，这种现象直接影响了科学用药知识的普及。

5. 重视临床药理学研究是提高药物研发和医疗水平的关键

根据我国新药的研究现状，临床药理学的研究得到快速发展，不仅研究能力和条件有了大幅提高，而且一些研究已经与国际接轨，达到国际先进水平；药物的临床合理应用和药物治疗学研究逐渐受到重视，具有重要临床使用价值的研究成果不断出现。近年来，临床药理学家在新药临床研究中做了大量工作，推动了我国新药研发工作的进展。但是，我们必须看到，我国临床药理学研究的整体水平和管理水平与国际先进水平比较还很低，尤其是管理水平直接影响了药物临床研究的进展。

国内外临床药理学学术交流不断扩展和深入，中国药理学会临床药理学专业委员会在 2019 年举办多次全国性学术大会，促进了国际学术交流和人才培养，为推动我国临床药理学的发展起到了重要作用。由于临床治疗的需要及计算机技术的快速发展，群体药动学（population pharmacokinetics，PPK）的研究得到了发展，在研究方法、程序上都不断拓宽，应用范围也不断扩大，极大促进了合理化、个体化给药。药动学和药效学（pharmacokinetics and pharmacodynamics，PK & PD）结合研究药物相互作用研究的进程对新药的研究和临床评价也有较大的指导意义。PPK 的研究方法已逐渐成为临床药动学研究的重要手段，国内在群体药动学方面的研究已有明显发展。

主要参考文献

[1] 国家药品监督管理局. 2019 年度药品审评报告. [2020-8-6]. https://www.nmpa.gov.cn/yaopin/ypjgdt/20200731114330 106.html.

[2] 中国科协. 中国科协生命科学学会联合体公布 2019 年度"中国生命科学十大进展". [2020-8-7]. https://baijiahao. baidu.com/s?id=1655364469393570437.

[3] Du GH. Natural Small Molecule Drugs from Plants. Singapore: Springer. 2018 : 741.

[4] 吕扬, 杜冠华. 晶型药物(第 2 版). 2019. 北京: 人民卫生出版社.

[5] Meng G, Guo T, Ma T, et al. Modular click chemistry libraries for functional screens using a diazotizing reagent. Nature. 2019. 574: 86-89.

[6] Gong D, Chi X, Wei J, et al. Modulation of cardiac ryanodine receptor 2 by calmodulin. Nature. 2019. 572: 347-351.

[7] 经济参考报. 2019 年中医药大事盘点. [2020-8-18]. http://www.ce.cn/xwzx/gnsz/gdxw/202001/08/t20200108_34065687.shtml.

[8] Zhang B, Li J, Yang XL, et al. Crystal structures of membrane transporter mmpl3, an anti-tb drug target.Cell. 2019. 176(3): 636-648.e13.

[9] Ma YQ, Bao J, Zhang Y W, et al. Mammalian near-infrared image vision through injectable and self-powered retinal nanoantennae. Cell. 2019. 177(2): 243-255.e15.

[10]Xu L, Wang J, Liu YL, et al. CRISPR-edited stem cells in a patient with HIV and acute lymphocytic leukemia. N Engl J Med. 2019. 381: 1240-1247.

[11]Li Z, Wang C, Wang Z, et al. Allele-selective lowering of mutant HTT protein by HTT-LC3 linker compounds. Nature. 2019. 575: 203-209.

七、生物医药领域研究进展

李　烨　盛丰年
中国医学科学院医药生物技术研究所

（一）引言

根据国家药品监督管理局药品审评中心（Center for Drug Evaluation，NMPA）发布的《2019 年度药品审评报告》显示，2019 年国家药品监督管理局药品审评中心共受理我国生物制品注册申请 1179 件，比 2018 年（923 件）增加 28%，其中受理生物制品 IND（investigational new drug）申请 312 件、受理生物制品 NDA（new drug application）124 件，分别较 2018 年增长了 4% 和 45.9%，均创历年新高。

312 件生物制品 IND 申请治疗领域分布如图 1 所示，其中 1 类治疗用生物制品 IND 申请 119 件，涵盖 95 个品种，治疗领域分布如图 2 所示。

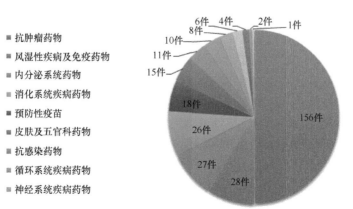

图 1　2019 年批准的生物制品 IND 申请适应证治疗领域分布情况（彩图请扫封底二维码）
数据来源：国家药品监督管理局药品审评中心网站

ee

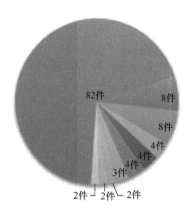

1类治疗用生物制品IND申请

- 抗肿瘤药物
- 风湿性疾病及免疫药物
- 皮肤及五官科药物
- 呼吸系统疾病及抗过敏药物
- 抗感染药物

图 2　2019 年受理的 1 类治疗用生物制品 IND 申请治疗领域分布情况（彩图请扫封底二维码）

数据来源：国家药品监督管理局药品审评中心网站

可以看出，在获批临床的治疗用生物制品中，以恶性肿瘤、风湿性疾病及免疫系统疾病为药企主要关注的领域，皮肤及五官科药物、呼吸系统疾病及抗过敏药物和抗感染领域用药紧随其后。

单克隆抗体依旧占据治疗用生物制品获批临床的主体地位。2019 年共有 35 个单抗受理获批进口/上市（仅统计申请类型为新药和进口数据），206 个受理获批临床。国产细胞疗法首次获批临床是 2019 年的最大亮点。

（二）进展

2019 年，一系列生物医药法律法规、产业政策和技术标准相继出台，我国疫苗、生物类似药和细胞治疗药物研发、生产方面均取得了重要进展。

1. 法律法规、产业政策和技术标准

2019 年 12 月 1 日，第十三届全国人民代表大会常务委员会第十一次会议审议通过的全球首部综合性疫苗管理法律《中华人民共和国疫苗管理法》开始施行。这是经 2018 年长春长生生物狂犬疫苗造假事件、长春长生生物和武汉生物百白破问题疫苗事件，及更早时山东非法经营疫苗系列案件发生后，为回应人民群众关切，全面贯彻习近平总书记关于食品药品"四个最严"的要求，落实党中央、国务院关于强化疫苗管理的重大改革举措。有关部门将分散在多部法律法规中的疫苗研制、生产、流通、预防接种、异常反应监测、保障措施、监督管理、法律责任等规定进行全链条统筹整合，提升了法律层级，强化了法律措施，增强疫苗立法的针对性、实效性和可操作性。《中华人民共和国疫苗管理法》的出台将会极大推动整个疫苗行业的发展和管理。

2019 年 4 月 28 日，国家药品监督管理局印发了《药品信息化追溯体系建设导则》、《药品追溯码编码要求》两项信息化标准；8 月 26 日再次印发《疫苗追溯基本数据集》、《疫苗追溯数据交换基本技术要求》、《药品追溯系统基本技术要求》三项信息化标准。至此，疫苗信息化追溯体系建设所需的 5 项标准已经全部发布实施。这 5 项标准既相互

协调，又各有侧重，有效解决了疫苗追溯过程中不同环节不同系统的数据共享难题，为尽早实现《中华人民共和国疫苗管理法》要求的"全过程最小包装单位疫苗可追溯、可核查"奠定了基础。同时，为进一步规范和提高疫苗临床研发水平，加强疫苗质量安全监管，国家药品监督管理局还组织制定了《预防用疫苗临床可比性研究技术指导原则》。

2019 年 3 月 12 日，为规范生物技术研究开发安全管理，促进并保障我国生物技术研究开发活动健康有序开展，维护国家生物安全，国家科学技术部起草了《生物技术研究开发安全管理条例（征求意见稿）》，征求社会各界意见。3 月 29 日，国家卫生健康委员会办公厅发布《体细胞治疗临床研究和转化应用管理办法（试行）（征求意见稿）》，面向社会公开征求意见。其中明确指出，对体细胞临床研究进行备案管理，并允许临床研究证明安全有效的体细胞治疗项目经过备案在相关医疗机构进入临床应用，由申请备案的医疗机构按照国家发展和改革委员会等 4 部门《关于印发推进医疗服务价格改革意见的通知》有关要求，向当地省级价格主管部门提出收费申请，但临床研究阶段不得向受试者收取任何研究相关费用。8 月 28 日，由国家发展和改革委员会、教育部、科技部、工业和信息化部、民政部等 21 部委联合发布的《促进健康产业高质量发展行动纲要（2019—2022 年）》指出，要加快新一代基因测序、肿瘤免疫治疗、干细胞与再生医学、生物医学大数据分析等关键技术研究和转化，推动重大疾病的早期筛查、个体化治疗等精准化应用解决方案和决策支持系统应用。11 月 6 日国家发展和改革委员会修订颁布的《产业结构调整指导目录（2019 年本）》将儿童药、短缺药以及基因治疗药物、细胞治疗药物等首次加进鼓励类目录。11 月 28 日，国家药品监督管理局食品药品审核查验中心发布了《GMP 附录—细胞治疗产品》（征求意见稿），这是国内首部针对细胞治疗产品的 GMP 附录，弥补了我国在细胞治疗产品生产质量控制法规层面和技术层面的空白。

在标准方面，由生物芯片上海国家工程研究中心牵头组织全国 20 多家单位领域专家制定的我国生物样本库首个国家标准 GB/T 37864—2019《生物样本库质量和能力通用要求》于 8 月 30 日正式发布。高质量生物样本库能快速实现大样本验证，将科研成果快速转化、产业化并投入临床应用，是开展转化医学的关键环节，已被列为国家重大战略资源，也是涉及国家安全的重大基础工程。该标准是在中国医药生物技术协会组织生物样本库分会十年的行业标准实践基础上完成的，并与国际标准保持了高度一致性。该标准作为生物样本库领域首个国标，对于我国生物样本库学科发展有重大意义，为生物样本库标准化建设奠定坚实基础，也标志着我国生物样本库行业将进入全面标准化的时代。

2. 疫苗研发和生产

（1）13 价肺炎球菌多糖结合疫苗

2019 年 12 月 30 日，国家药品监督管理局公布已批准玉溪沃森生物技术有限公司申报的 13 价肺炎球菌多糖结合疫苗（PCV13）的上市注册申请。PCV13 主要用于婴幼儿（6 周龄～5 岁）的主动免疫，以预防由 13 种肺炎链球菌血清型 1、3、4、5、6A、6B、7F、9V、14、18C、19A、19F 和 23F 引起的侵袭性疾病（包括菌血症性肺炎、脑膜炎、败血症和菌血症等）。这是我国首个自主研发生产的国产疫苗，也是全球第二个同类产品。

（2）人乳头瘤病毒（HPV）疫苗

目前，已在国内上市的 HPV 疫苗产品有英国葛兰素史克公司生产的针对 HPV16、18 型的双价疫苗、美国默沙东公司生产的针对 HPV6、11、16、18 型的四价疫苗和针对 HPV6、11、16、18、31、33、45、52、58 型的九价疫苗，以及国内企业厦门万泰沧海生物技术有限公司的二价疫苗。其中，厦门万泰沧海生物技术有限公司的二价 HPV 疫苗（大肠杆菌）于 2019 年 12 月 30 日获国家药品监督管理局批准上市并取得药品注册批件，这是国内首个获批的国产 HPV 疫苗，主要针对 HPV16、18 型病毒感染，可用来预防女性宫颈癌和男、女生殖器癌，以及生殖器疣。另外，沃森生物子公司上海泽润生物科技有限公司自主研发的二价 HPV 疫苗于 6 月 15 日收到了国家药品监督管理局出具的新药生产申请《受理通知书》，预计未来 1～2 年内可上市。

同时，药物临床试验登记与信息公示平台显示，国内已登记在案的 HPV 疫苗临床试验共有 36 项，已完成临床试验的有 12 项。涉及的企业有上海博唯生物科技、北京康乐卫士生物技术、国药中生生物技术研究院、北京生物制品研究所、成都生物制品研究所、上海生物制品研究所、北京万泰生物药业股份有限公司、上海泽润生物科技有限公司等。北京万泰生物药业股份有限公司的二价和九价 HPV 疫苗已进入 II 期临床试验；成都生物制品研究所和中国生物研究院联合研发的一类新药"11 价重组 HPV 疫苗"获准进行 II 期临床试验；沃森生物的九价 HPV 疫苗研发已进入 I 期临床试验最后阶段，该疫苗除了包含 16、18 型乳头瘤病毒以外，还增添了对 6、11、31、33、45、52 和 58 共 7 种亚型乳头瘤病毒的保护能力。此外，中生集团、双鹭药业、华兰生物、智飞生物、沃森生物等众多企业正在开展 HPV 疫苗临床前研究。

（3）重组诺如病毒疫苗

诺如病毒是急性病毒性胃肠炎的头号病原，全球每年有约 6.85 亿人次感染和逾 21 万人死亡。近年来，在我国诺如病毒感染频发，且逐年上升，是中国亟待解决的突发公共卫生安全问题。目前，我国已有两个诺如病毒疫苗处于临床试验阶段。其中，兰州生物制品研究所有限责任公司、国药中生生物技术研究院有限公司、北京生物制品研究所有限责任公司联合申报的"重组诺如病毒二价疫苗"于 2019 年 3 月获得国家药品监督管理局药品审批中心临床试验许可，为国内第一个获批临床研究的同类疫苗。GI 和 GII 是引起人类急性胃肠炎的主要基因群，该疫苗组分中包括的 GI.1 和 GII.4 是两个关键基因型。中国科学院上海巴斯德研究所与安徽智飞龙科马生物制药有限公司联合攻关开发的四价重组诺如病毒疫苗已于 5 月 30 日获得国家药品监督管理局批准，作为国家 I 类预防性生物制品正式进入临床研究，这是国内第二个重组诺如病毒疫苗，包含 4 种诺如病毒主要流行基因型的重组病毒样颗粒抗原，理论上可以预防 80%～90% 的诺如病毒感染及其引起的急性胃肠炎。

（4）重组带状疱疹（CHO 细胞）疫苗

2019 年 5 月 21 日，国家药品监督管理局有条件批准重组带状疱疹疫苗进口注册申请，用于 50 岁及以上成人带状疱疹的预防。国家药品监督管理局在有条件批准本品上市的同时，针对本品虽境外已上市但缺乏国内全面流行病学数据，以及采用新佐剂是否会导致潜在免疫介导性疾病风险等问题，要求申请人继续全面做好上市后研究，及时开展药物警戒，更新国内外临床安全性和有效性数据，完善说明书，充分保障患者用药安全、有效、风险可控。2019 年 9 月 30 日，该疫苗获得药品批件。目前国内缺少对带状疱疹的有效预防和治疗手段，本品获批上市进一步满足了公众特别是我国老龄患者的临床用药需求。

3. 生物类似药

生物类似药，主要指抗体药物，包括单抗、抗体偶联药物（ADC）、双特异性抗体、Fc 融合蛋白、抗体片段、多克隆抗体等。其中，单抗药物占据 8 成市场份额，应用最广泛的适应证为自身免疫病和肿瘤。2019 年，国产生物药新药、进口生物制品共计获批生产/进口 67 个，其中有 6 个单抗类生物药，包括含 PD-1 靶点的 I 类治疗用生物制品 2 个、单抗类生物类似药 4 个。

（1）单抗生物类似药

国内获批的首个生物类似药——上海复宏汉霖生物制药有限公司的利妥昔单抗注射液，用于复发或耐药的滤泡性中央型淋巴瘤、先前未经治疗的 CD20 阳性III-IV期滤泡性非霍奇金淋巴瘤与 CD20 阳性弥漫大 B 细胞淋巴瘤（DLBCL）的治疗。国内利妥昔单抗于 2018 年在研并注册申报的企业已经有 14 家，复宏汉霖、信达生物、海正药业、正大天晴、信达生物等争相布局，竞争十分激烈。

广东百奥泰生物制药股份有限公司的阿达木单抗注射液于 2019 年 11 月 4 日获批上市，这是国内获批的首个阿达木单抗生物类似药，适应证为强直性脊柱炎、类风湿关节炎和银屑病等自身免疫性疾病。截至 2019 年底，海正药业的阿达木单抗注射液也已处于审批状态，信达生物、复宏汉霖也提交了上市申请。阿达木单抗是全球首个获批上市的全人源化抗 TNF-α 药物，截至目前已经获批的适应证包括类风湿性关节炎、幼年特发性关节炎和银屑病关节炎等。该药在美国和欧盟等地区先后获批 17 种适应证，已在全球 98 个国家和地区销售。

齐鲁制药有限公司研制的贝伐珠单抗注射液（商品名：安可达）于 2019 年 12 月 6 日获批上市，是国内首个获批上市的贝伐珠单抗生物类似药，主要用于晚期、转移性或复发性非小细胞肺癌、转移性结直肠癌患者的治疗。贝伐珠单抗是利用重组 DNA 技术制备的一种人源化单克隆抗体 IgG1，通过与人血管内皮生长因子（VEGF）结合，抑制 VEGF 与其受体结合，阻断血管生成的信号传导途径，抑制肿瘤细胞生长。

2019 年 5 月 21 日，国家药品监督管理局有条件批准地舒单抗注射液（英文名：Denosumab Injection）进口注册申请，用于骨巨细胞瘤不可手术切除或者手术切除可能导致严重功能障碍的成人和骨骼发育成熟的青少年患者治疗。地舒单抗注射液是由安进公司开发的一种新型 RANKL 抑制剂，为是人核因子 κB 受体激活因子配体（RANKL）的全人化单克隆 IgG2 抗体，对可溶性、跨膜形式的人 RANKL 具有高度亲和力和特异性。适用于治疗不可手术切除或者手术切除可能导致严重功能障碍的骨巨细胞瘤，属临床急需境外新药名单品种。本品获批上市填补了此类患者的治疗空白，满足其迫切的临床需求。

达雷妥尤单抗注射液，为全球首个抗 CD38 单克隆抗体，也是用于治疗多发性骨髓瘤的首个单克隆抗体，适用于治疗既往经过蛋白酶体抑制剂和免疫调节剂治疗后无药可选的多发性骨髓瘤。2019 年 7 月 4 日，国家药品监督管理局有条件批准达雷妥尤单抗注射液（英文名：Daratumumab Injection）进口注册申请，用于单药治疗复发和难治性多发性骨髓瘤成年患者，包括既往接受过一种蛋白酶体抑制剂和一种免疫调节剂且最后一次治疗时出现疾病进展的患者。达雷妥尤单抗是一种人源化、抗 CD38 IgG1 单克隆抗体，与肿瘤细胞表达的 CD38 结合，通过补体依赖的细胞毒作用（CDC）、抗体依赖性细胞介导的细胞毒作用（ADCC）和抗体依赖性细胞吞噬作用（ADCP），以及 Fcγ 受体等多种免疫相关机制诱导肿瘤细胞凋亡。达雷妥尤单抗注射液的上市将为复发和难治性多发性骨髓瘤患者提供新的治疗手段。

（2）靶向 PD-1 的免疫治疗药物

2019 年 5 月 29 日，苏州盛迪亚生物医药有限公司的注射用卡瑞利珠单抗获得了复发难治性经典型霍奇金淋巴瘤的适应证的上市批准，5 月 30 日获得江苏省药品 GMP 认证，注射用卡瑞利珠单抗是恒瑞医药自主研发的人源化抗 PD-1 单克隆抗体，可与人 PD-1 受体结合并阻断 PD-1/PD-L1 通路，恢复机体的抗肿瘤免疫力，从而形成癌症免疫治疗基础，适用于至少经过二线系统化疗的复发或难治性经典型霍奇金淋巴瘤患者的治疗。2019 年 12 月 26 日，百济神州（上海）生物科技有限公司的替雷利珠单抗获得国家药品监督管理局上市批件，批准用于治疗至少经过二线系统化疗的复发或难治性经典型霍奇金淋巴瘤（R/R cHL）患者；这是一款人源化 IgG4 抗 PD-1 单克隆抗体，设计目的是避免与巨噬细胞表面 FcγR 受体结合进而激活巨噬细胞的吞噬作用，以减少其对 T-效应细胞的负面影响。截至 2019 年底，国内 PD-1 药物达到 6 个，除上述两个药品外，还包括纳武利尤单抗（商品名：Opdivo）和帕博利珠单抗（商品名：Keytruda）两个进口药品，以及 2018 年 12 月获批的特瑞普利单抗和信迪利单抗两个国产药品。其中，上海君实生物医药科技股份有限公司研发的特瑞普利单抗注射液（商品名：拓益）是首个国产 PD-1 单抗，为我国企业独立研发、具有完全自主知识产权的生物制品创新药品，用于治疗既往标准治疗失败后的局部进展或转移性黑色素瘤。

（3）靶向 PD-L1 药物

截至 2019 年底，全球共上市 3 款抗 PD-L1 全人单克隆抗体，包括阿斯利康的 Imfinzi（durvalumab）、罗氏的 Tecentriq（atezolizumab），以及德国默克和辉瑞联合开发的 Bavencio（avelumab）。其中，阿斯利康的 PD-L1 单抗（durvalumab）获准上市，用于治疗同步放化疗后未进展的不可切除、III 期非小细胞肺癌，另有辉瑞、基石药业、恒瑞医药、康宁杰瑞等企业的候选药正在开展III期临床。预计不久中国将迎来首款 PD-L1 抗体新药的上市。

（4）贝利尤单抗

国家药品监督管理局通过优先审评审批，批准英国葛兰素公司的贝利尤单抗（Belimumab）进口注册申请，用于正在接受标准治疗的活动性、自身抗体阳性的系统性红斑狼疮（SLE）成人患者。它是全球首个作用于 B 淋巴细胞刺激因子（BLyS）的抑制剂，是一种重组的完全人源化 IgG2λ 单克隆抗体，可与可溶性 BLyS 高亲和力结合并抑制其活性，将为 SLE 患者治疗提供新的选择。

（5）司库奇尤单抗

诺华制药司库奇尤单抗（Secukinumab）在华获批。作为全球首个白介素-17A 抑制剂，用于治疗符合系统治疗或光疗指征的中度至重度斑块状银屑病的成年患者。为我国首个白介素类治疗中至重度银屑病药物，也是 2018 年国家药品监督管理局药品审评中心发布《第一批临床急需境外新药名单》中首个获批的银屑病生物制剂。与 TNFα 类药物相比，本品疗效更好，其获批上市为此类患者提供了一种新作用机制的药物选择。

（6）双特异性抗体

2018 年 12 月由罗氏研发的艾美赛珠单抗（舒友立乐®emicizumab，）获得国家药品监督管理局批准，用于存在凝血因子Ⅷ抑制物的 A 型血友病患者（先天性凝血因子Ⅷ缺乏）的常规预防性治疗，以防止出血或降低出血发生的频率。艾美赛珠单抗是一种人源化、双特异性单克隆抗体，可模拟凝血因子Ⅷ的辅因子功能，促进 FⅨa 对 FX 的活化，使 FⅧ功能障碍或完全缺乏 FⅧ的血友病 A 患者体内产生一定的凝血酶，从而减少自发性或外伤后出血的风险。也是目前唯一获批的能够通过皮下注射的血友病 A 治疗药物。

康宁杰瑞的 KN046 处在临床Ⅱ期。KN046 是人源化 PD-L1-CTLA-4 双特异性抗体，用于靶向进入肿瘤微环境，从而减少对外周系统的不良反应，已获准在澳大利亚和我国进行临床试验。

注射用重组人源化抗 HER2 双特异性抗体（KN026）可有效识别两个不同的 HER2 表位，临床前药效研究显示 KN026 与罗氏的 Herceptin + Perjeta 联合用药相比，具有优效或等效作用。

信达生物双特异性抗体 IBI318 获得 NMPA 临床试验批件，是针对 PD-1 及肿瘤相关抗原（TAA）的重组全人源免疫球蛋白 G1（IgG1）双特异性抗体，用于血液肿瘤及晚期实体瘤的治疗。信达生物的 IBI302 抗 VEGF/补体双特异性抗体，处于Ⅰ期临床，用于老年黄斑变性的治疗。

恒瑞的 SHR1209 申报临床，是国内第 4 家申报临床的 PCSK9 单抗，主要针对高胆固醇血症进行治疗。此前，君实的 JS002 和信达生物的 IBI306 已经进入Ⅰ期临床试验的阶段，康融东方的 AK102 处于资料发补状态。此外，国内天广实、智仁美博、嘉和生物等均有 PCSK9 单抗的研发。

友芝友已有两款产品：第一款是注射用重组抗 HER2 和 CD3 人源化双特异性抗体，处于临床Ⅰ期，拟用于治疗 HER2 表达的转移性乳腺癌、胃癌等恶性肿瘤；另一款是注射用重组抗 EpCAM 和 CD3 人鼠嵌合双特异性抗体，主要针对 EpCAM 表达阳性结直肠癌和卵巢癌等恶性腹水患者。

中山康方 AK104 是国际上首个进入临床试验的同时针对 CTLA-4 和 PD-1 的双特异性抗体，已于 2017 年 9 月在澳大利亚启动国际多中心临床试验。

荣昌生物 RC28-E 注射液是 VEGFR 和 FGFR 双靶标融合蛋白，用于治疗血管新生相关的疾病。该药物有两种剂型：RC28-E 为眼用剂型，用于眼底疾病；RC28-T 为普通注射剂，用于肿瘤治疗。

天广实 MBS301 是全球首个岩藻糖全敲除的双功能抗体，能够同时结合 HER2 抗原的 D2 和 D4 结构域，从而起到帕妥珠和曲妥珠两个单抗药物联用的效果，用于 HER2

阳性的乳腺癌和胃癌治疗。

（7）抗体偶联（ADC）药物

抗体偶联药物的开发进度慢于单抗产品，目前已提交上市申请的有维布妥昔单抗、恩美曲妥珠单抗。其中维布妥昔单抗为武田制药和 Seattle Genetics 合作研发，武田制药享有除美国和加拿大以外地区的销售、开发权利。

国内申报抗体偶联药物的企业较多，靶点集中于 Her2，以 Her2 单抗+药物的模式居多，而药物多采用微管抑制剂。进展较快的为百奥泰的 BAT8001，已进入临床Ⅲ期；荣昌生物的 RC48-ADC 完成了 HER2 阳性局部晚期或转移性尿路上皮癌Ⅱ期临床。恒瑞医药 SHR-A1403 为国内首个获得 FDA 批准临床的抗体偶联药物，目前共有 2 个产品（SHR-A1403 和 SHR-A1201）处在临床Ⅰ期。

（8）生物类似药热门靶点

国内针对 VEGF（R）、TNFα、PD-(L)1、CD20、EGFR、HER2、RANKL 等靶点的抗体药物已有 200 多个品种获得 CDE 受理，涵盖阿达木单抗、贝伐珠单抗、曲妥珠单抗、利妥昔单抗、依那西普、英夫利昔单抗、地舒单抗、雷珠单抗、奥马珠单抗等近 50 种原研药。其中获批临床数量最多的生物类似药有阿达木单抗（修美乐）、曲妥珠单抗（赫赛汀）、贝伐珠单抗（安维汀）、利妥昔单抗（美罗华）和英夫利昔单抗（类克）共 5 个。

a. TNF-α 为靶点

以 TNF-α 为靶点的药物中，目前三生国健的益赛普和海正药业的安百诺、赛金生物的强克已上市。

除上市品种外，阿达木单抗的临床申报最为激烈。百奥泰、海正药业、信达生物、复宏汉霖 4 家企业的阿达木单抗均处在新药注册申请阶段。除此之外，5 家公司的阿达木单抗处在临床Ⅲ期。英夫利昔单抗为人鼠嵌合单抗，免疫原性比全人源的阿达木单抗强，目前中信国健、海正药业（HS626）、迈博制药（CMAB008）、嘉和生物（GB242）的产品处于Ⅲ期临床。

融合蛋白类的产品中，除已上市的 3 个品种外，齐鲁制药的产品申报的 2 个适应证处于Ⅲ期临床，赛金生物的强克已获批适应证为强直性脊柱炎，后续开展类风湿性关节炎的Ⅲ期临床。

b. Her2 为靶点

罗氏研发的以 Her2 为靶点的药物有三款，包括曲妥珠单抗、帕妥珠单抗、恩美曲妥珠单抗，其中曲妥珠单抗上市最早，是全球销售额前 10 位的药物之一。国产在研的帕妥珠单抗进展最快的为齐鲁制药和正大天晴，处于Ⅰ期临床。以 her2 为靶点的药物中，复宏汉霖的 HLX02 是最接近上市的国产药物，其他上海生物制品研究所责任有限公司（国药集团下属公司）、华兰生物、正大天晴、海正药业、嘉和生物、安科生物、百奥泰等的药品均处于Ⅲ期临床。

c. CD20 为靶点

除复宏汉霖外，华兰生物、正大天晴、嘉和生物、海正药业、信达生物的产品均处于Ⅲ期临床，适应证均为弥漫性大 B 细胞淋巴瘤。

d. VEGF 为靶点

在我国，无论是以 VEGF 为靶点的抗体药研发，还是贝伐珠单抗类似药研发，竞争格局都较为激烈。齐鲁制药的贝伐珠单抗类似药上市之后，有 28 种 VEGF 单抗药物处于临床试验的各阶段，其中 18 种的适应证为癌症，涉及 13 家药企。目前信达生物（IBI305）已提交上市申请。安科生物、神州细胞工程有限公司、华兰生物、正大天晴、恒瑞医药、复宏汉霖等 11 家公司的产品均处于临床Ⅲ期。

e. 免疫检验点为靶点

针对免疫检查点的新型抗肿瘤药物已成为全球肿瘤药物研发热点。PD-1 靶点累计申报达 54 家，其中单抗 42 款、双抗 12 款。恒瑞医药、复宏汉霖、基石药业、乐普生物、君实生物、怀瑜药业/怀越生物/昀怡健康、百济神州、瑞阳生物等药企更是同时申报了 PD-1 抗体和 PD-L1 抗体。

（9）罕见病药物

依洛硫酸酯酶 α 注射液，为国内首个且唯一用于治疗罕见病 IVA 型黏多糖贮积症（MPS IVA，Morquio A 综合征）的酶替代治疗药物，属临床急需境外新药名单品种。黏多糖贮积症是严重危及生命且国内尚无有效治疗手段的疾病，本品获批上市填补了我国此类患者的用药空白。

注射用阿加糖酶 β，为治疗罕见病法布雷病的长期酶替代疗法药物，属临床急需境外新药名单品种。法布雷病是严重危及生命且国内尚无有效治疗手段的疾病，已列入我国第一批罕见病目录。

4. 细胞治疗

2019 年起，我国对干细胞临床研究机构与项目备案实行动态管理。截至 2019 年 9 月，国家批准干细胞临床治疗研究医院增至 106 家，军队系统的医院 12 家，一共 118 家机构，备案项目增至 62 个。

国家药品监督管理局药品审评中心公开数据显示，国内有超过 130 家公司正在开发细胞和基因疗法，涵盖 CAR-T/T 细胞受体疗法（TCR-T）和腺相关病毒（AAV）到溶瘤病毒。在干细胞治疗骨关节炎、糖尿病足、急性心肌缺血、地中海贫血、帕金森氏病等领域，取得了进展。

我国监管部门也对细胞免疫疗法采取了积极的审评态度，截至目前已经有 14 个 CAR-T 项目获批进入临床，并有多个项目正在审批阶段，已经获得 IND 批准的企业包括南京传奇、合源生物、药明巨诺、恒润达生、复星凯特、银河生物、重庆精准、斯丹赛、科济生物、上海细胞治疗集团、华道生物、博生吉安科、南京驯鹿医疗和诺华制药。

我国设立"干细胞及转化研究"重点专项，支持针对神经、呼吸、消化系统或皮肤等方面某一种重大疾病或损伤，利用临床级干细胞产品进行细胞治疗的临床研究，同时国家还支持在多能干细胞或成体干细胞中进行基因改造，获得治疗性细胞。截至 2019 年 10 月，国内干细胞临床研究备案并启动项目共计 16 项，涉及的疾病包括：中度难治性溃疡性结肠炎、乙型病毒性肝炎肝硬化、糖尿病足、骨关节炎、2 型糖尿病、小儿脑瘫、胃癌、中重度难治性系统性红斑狼疮、卵巢储备功能减退、移植后抗宿主病、中重度早起急性脑梗死、卵巢早衰、子宫内膜修复、肺损伤、重度出血性膀胱炎、硬化症。

随着干细胞技术的飞速进展，世界药企巨头如拜耳、新基、葛兰素史克、辉瑞等也纷纷在中国境内申请临床试验。

上海细胞治疗集团以 CD19 为靶点的非病毒载体 CD19 CAR-T 细胞注射液（BZ019）获批临床，用于 CD19 阳性成人复发或难治性弥漫大 B 细胞淋巴瘤，包括原发纵隔大 B 细胞淋巴瘤及发生转化的滤泡性淋巴瘤的治疗。这也是国内第一家、国际上第三家非病毒载体系统（国际上第二个使用 PB 转座子技术）制备的 CAR-T 细胞治疗新药。

西比曼生物科技集团研发的人源脂肪间充质祖细胞注射液治疗膝骨关节炎获得临床试验默示许可，成为继新的相关指导原则颁布后，国内首个经干细胞临床研究备案并进入临床试验的干细胞制品。此前，西比曼生物科技集团申请的异体人源脂肪间充质祖细胞注射液 AlloJoin 治疗膝骨关节炎已获得国家药品监督管理局药品审评中心的临床试验默示许可。

国家药品监督管理局药品审评中心受理诺华 CTL019 临床试验申请。CTL019 是诺华旗下的突破性 CAR-T 新药，也是全球首款获批的 CAR-T 疗法，用于治疗儿童和年轻成人（2～25 岁）的复发性/难治性急性淋巴细胞白血病。CTL019 使用嵌合抗原受体（CAR）技术对患者自身 T 细胞进行重"编程"，后将其重新输回患者体内，这些细胞扩增并与 CD19$^+$肿瘤细胞靶向结合，杀死肿瘤细胞。该疗法目前已经在白血病和 B 细胞淋巴瘤的临床治疗中显示出很好的临床疗效。

南京驯鹿医疗全人源 BCMA 嵌合抗原受体自体 T 细胞注射液获批临床，该产品由驯鹿与信达生物联合开发。它以慢病毒为基因载体转染自体 T 细胞，CAR 包含全人源 scFv、CD8a 铰链和跨膜、4-1BB 共刺激和 CD3z 激活结构域。

（三）未来发展方向和趋势

1. 国内疫苗研发热点方向为多联多价疫苗、多糖蛋白结合疫苗、新型疫苗佐剂、重组病毒样颗粒疫苗、治疗性疫苗等

多联多价疫苗由于经济性和安全性优势目前已成为全球市场主流。《关于进一步加强疫苗流通和预防接种管理工作意见》中明确提出支持新型疫苗特别是多联多价疫苗的研发和产业化。目前基于 DTaP（百白破）的多联疫苗系列、多价流脑疫苗及 Hib 联苗、麻腮风—水痘联苗、多价肺炎球菌结合疫苗及 HPV 多价疫苗等已有多家企业进行了布局。

未来国内，儿童和青少年市场中 HPV 疫苗将成为最大的品种，其次为肺炎 13 价疫苗、DTaP 为基础的四联/五联/六联疫苗、EV71 疫苗、MCV4。成人新型疫苗中带状疱疹将成为最大的品种，其次为肺炎球菌多糖疫苗、HPV 疫苗、四价流感疫苗。

2. 国产抗体国际化发展路径成为趋势

随着中国加入人用药品注册技术要求国际协调会议（ICH），以及全球生物药和生物类似物监管政策的不断明朗，目前已有越来越多的国内企业参与到新药全球合作与同步研发的网络中。药企可以按相同的技术要求向多个国家或地区的监管机构申报，大大节约研发和注册的成本。国内企业生物类似物、创新性抗体药物通过海外合作和授权、海外申报等途径开拓国际市场。

双特异性抗体目前国内已有一定的技术基础，信达、友芝友、博生吉、康宁杰瑞、健能隆等为代表的先头部队企业通过技术合作或自主开发的方式进行了抢先布局，未来3～5年，随着技术的发展和产品的上市，国内双特异性抗体领域将逐步成熟。

目前全球共上市 3 款重组抗 PD-L1 全人单克隆抗体，包括阿斯利康的 Imfinzi（durvalumab）、罗氏的 Tecentriq（atezolizumab），以及德国默克和辉瑞联合开发的 Bavencio（avelumab）。罗氏和阿斯利康的 PD-L1 在中国申报上市，另有辉瑞、基石药业、恒瑞医药、康宁杰瑞等企业的候选药正在开展III期临床。

PCSK9 单抗抑制剂是继他汀类药物之后最有前景的降脂类药物。与他汀类降脂药物相比，拥有更加强效的降脂效率以及更加明显的安全性优势，这类药物在国内的临床应用潜力巨大。目前全球已有两款 PCSK9 单抗上市，分别为 alirocumab 和 evolocumab。其中 alirocumab（Praluent）由赛诺菲和再生元联合开发，是全人源 IgG1 型单克隆抗体。evolovumab 是一种人单克隆免疫球蛋白 G2（IgG2），由安进和安斯泰来开发。

国内 PCSK9 单抗抑制剂类新药开发的第一梯队有 4 家，分别为君实生物、信达生物、康融东方及恒瑞医药。君实生物 JS002、信达生物 IBI-306、康融东方 AK102 均处于 I 期临床，恒瑞医药 SHR1209 临床注册已获批准。此外，还有上海嘉和生物、北京天广实、北京智仁美博等也加入了 PCSK9 单抗开发队伍。

3. 细胞治疗与基因治疗将有更广阔的临床应用

目前全球有 18 种干细胞产品获批上市。涉及的适应证包括膝骨关节炎、急性心梗、退行性关节炎、移植物抗宿主病、克罗恩病、赫尔勒综合征、血栓闭塞性动脉炎、膜缘干细胞缺乏症、腺苷脱氨酶缺乏症、Buergers 病引起的严重肢体缺血病症和阿尔茨海默病等。细胞治疗药物美国目前已上市的有 14 个，中国无上市产品。

根据科睿唯安 Clarivate 数据，目前我国处于活跃状态的细胞治疗药物共 328 个，158 家公司参与研发。截至目前，CDE 已经受理 49 个细胞治疗的 IND 申报。其中 CAR-T 产品 32 个，干细胞产品 8 个。获得临床许可的 19 个，其中 CAR-T 产品 13 个，TCR-T 产品 1 个，干细胞产品 3 个，其他细胞产品 2 个。大多数的细胞治疗研究都是在癌症、神经、心血管和炎症等领域进行。

CAR-T 技术未来将整合细胞治疗、基因治疗，以及基因编辑技术，因而通用型 CAR-T、实体瘤 CAR-T 等具备广阔的市场前景。多靶点、个体化且缩短制备周期将是今后癌症细胞免疫治疗的方向，例如，多靶点 CAR-T、TCR-T 细胞免疫疗法，短制备周期的通用型 CAR-T，肿瘤抗原特异性或新抗原特异性 TCR 与 TIL、肿瘤新生抗原免疫疗法等个体化疗法也将成为重点。虽然目前我国还没有 CAR-T 疗法作为药品获批上市，但已获批临床的在研产品不在少数。预计未来国内将会有多个 CAR-T 产品陆续上市。

B 细胞成熟抗原（BCMA）正在成为 CAR-T 治疗的热点，因为与 CD19 靶点类似，BCMA-CAR-T 治疗后虽然也杀伤了正常的浆细胞，但患者可以通过免疫球蛋白给药来维持机体免疫力，因此各大 CAR-T 公司纷纷抢进这一领域。

干细胞技术的发展，已经改变了越来越多的罕见病的治疗格局，如多糖贮积症和克罗恩病等罕见病已经有获批上市的干细胞疗法可用。同时，治疗罕见病的一些干细胞疗法已经进入到了临床后期阶段，如针对渐冻症（干细胞疗法 NurOwn®）、帕金森氏病（干细胞疗法 ISC-hpNSC）等的干细胞疗法距离临床应用越来越近。

（四）结语

从全球来看，生物医药方兴未艾。从国内来看，我国生物制药行业发展迅速，国家从政策、资金、人才方面都给予了大力支持，我国与国际水平之间的差距日渐缩小。但在创新品种方面，绝大部分抗体新药研发公司并非从基础研究衍生转化。我们应充分利用国家政策，加大科研资金投入和人才培养力度，加快生物药研发速度，提高生物药的产品质量，相信在不久的将来，越来越多我国自己研发的创新生物技术药物将进入国内外市场。

主要参考文献

[1] 2019 年度药品审评报告. 国家药品监督管理局药品审评中心网站. [2020-07-30]. http://www.cde.org.cn/news.do?method=viewInfoCommon&id=68f4ec5a567a9c9a.

[2] 2019 年生物制品国内申报数创历史新高. [2020-11-12]. https://www.sohu.com/a/368094944_321531.

[3] 中国医药生物技术协会. 2019 年中国医药生物技术十大进展评选结果揭晓. 中国医药生物技术. 2020.15(1): 2-4.

[4] 信达生物双特异性抗体 IBI318 获得国家药品监督管理局颁发的临床试验批件. [2020-11-12]. https://xueqiu.com/9517383519/120908820.

[5] 医药行业周度简评：不管原研还是仿药，国内药品"全国竞争"或将逐渐变成"全球竞争"及其他. [2020-11-12]. https://xueqiu.com/3770558188/128582792.

[6] 国内抗体新药研发格局：2020. [2020-11-12]. http://www.360doc.com/content/20/0601/12/36241576_915847921.shtml.

八、公共卫生领域研究进展

李立明[1]　王　波[2]

1. 北京大学公共卫生学院

2. 北京大学医学部美年公众健康研究院

公共卫生是通过有组织的社区努力来预防疾病、延长寿命、促进健康和提高效益的科学与艺术；这些努力包括改善环境卫生，控制传染病，教育人们注意个人卫生，组织医护人员提供疾病早期诊断和预防性治疗的服务，以及建立社会机制来保证每个人都能达到足以维护健康的生活标准[1]。公共卫生研究是公共卫生科学与技术的重要体现，更是公共卫生决策与行动的重要支持。本文重点介绍 2019 年度我国在公共卫生领域取得的重要研究进展，在此基础上分析总结我国公共卫生领域研究的优势和不足，并探讨我国公共卫生领域研究的发展方向和趋势。

（一）2019 年度我国公共卫生领域重要研究进展

1. 新发与再发传染病

蜱传疾病是全球关注的公共卫生问题。我国学者发现了一种经由蜱叮咬传播的新型 RNA 病毒——阿龙山病毒（Alongshan virus，ALSV）[2]，并提示该病毒可能与我国东北部地区的某些发热性疾病有关。该病毒是全世界首个感染人的分节段黄病毒，可能通过全沟硬蜱传播，这一发现对于蜱传疾病的防控具有指导意义，同时也为蜱传疾病的研究提供了新方向。近 20 年来，新型病原体引起的呼吸道传染病受到更多重视。研究者对 2013~2017 年我国人感染 H7N9 疫情进行了分析[3]，累计发现 40 起聚集性病例，估计有效再生数（effective reproductive number，R_e）的上限为 0.12（95%CI 0.10-0.14），并且在五波周期性流行中没有差异，表明 H7N9 禽流感病毒的人际传播能力未发生改变，仍为有限的人传人，未来仍需持续关注其人际传播力。

再发传染病方面，基于 2010~2015 年全国流感监测数据的研究发现[4]，我国甲型 H1N1、甲型 H3N2 和乙型流感相关的超额呼吸疾病死亡率分别为 1.6/10 万人季、2.6/10 万人季和 2.3/10 万人季，每年流感导致的超额呼吸疾病死亡高达 88 100 例。其中，60 岁以上老年人占 80%，其超额死亡率达到 38.5/10 万人季，远高于 60 岁以下人群（1.5/10 万人季），老年人群是我国流感死亡的重点人群。麻疹和风疹均为重要的疫苗可预防疾病，但尚不清楚乙脑减毒活疫苗与麻疹风疹联合疫苗同时接种是否影响后者的免疫效果。研究者在我国 8 个区县开展的一项多中心、非劣效性随机对照试验表明[5]，8 月龄儿童同时接种乙脑减毒活疫苗不会影响麻疹风疹联合疫苗的免疫效果，也不会增加疫苗接种不良反应，证实了我国现行麻疹免疫策略的科学性，也为有关国家消除麻疹、控制风疹和扩大乙脑免疫接种提供了重要信息。我国正致力于实现 WHO 西太区消除麻疹的目标（在良好的监测系统下本土麻疹传播已中断至少 12 个月）。有学者总结了 2013 年以来我国在消除麻疹方面取得的进展[6]，我国麻疹发病率从 2013 年的每百万人口 20.4 例下降到 2018 年的每百万人口 2.8 例，报告的麻疹相关死亡从 2015 年的 32 例下降到 2018 年的 1 例。我国要实现消除麻疹这个目标，就必须确保充足的疫苗供应，加强现有的免疫规划策略，持续改进实验室监测、疫情调查与应对，加强入学疫苗接种记录检查，对未接种 2 剂含麻疹成分疫苗的学生、医务人员及其他麻疹高危成人进行疫苗接种。

2. 慢性非传染性疾病

在慢病及其危险因素的流行方面，研究者使用全国卫生服务调查数据分析了2003~2013年我国吸烟率的变化[7]。研究发现，男性吸烟率始终维持在很高水平（48.0%左右），而女性吸烟率总体上很低，但40岁以下女性吸烟率逐渐上升（从1.0%上升到1.6%），15~24岁青少年吸烟率大幅增加（从8.3%上升到12.5%），需要采取更有效的控烟政策来降低烟草相关的慢病负担。中国成人肺部健康研究（The China Pulmonary Health Study）[8]首次明确我国20岁以上成人哮喘患病率达到4.2%，成人哮喘患者达到4570万，其危险因素包括吸烟、过敏性鼻炎、儿童时期肺炎或支气管炎和父母呼吸疾病史。哮喘患者中仅28.8%获得过医生诊断，仅23.4%接受过肺功能检测，仅5.6%接受过吸入性糖皮质激素治疗。这显示我国哮喘规范化诊疗与管理不足，急需提高公众认识并推广规范化治疗。中国精神卫生调查（China Mental Health Survey，CMHS）[9] 首次揭示我国精神障碍患病率，2013～2015年我国成人任意精神障碍（除痴呆外）终生患病率为16.6%，各类精神障碍按终生患病率由高到低依次为焦虑障碍（7.6%）、心境障碍（7.4%）、酒精药物使用障碍（4.7%）、间歇暴发性障碍（1.5%）、精神分裂症及其他精神病性障碍（0.7%）和进食障碍（0.1%），65岁及以上人群痴呆患病率为5.6%，该调查为我国精神健康政策制定和卫生资源配置提供了依据。

在慢病的疾病负担方面，我国最新的疾病负担研究发现[10]，1990～2017年我国居民疾病谱发生了重大改变，传染病、营养不良性疾病和孕产期疾病负担大幅降低，慢性非传染性疾病负担增加，脑卒中和缺血性心脏病取代下呼吸道感染和新生儿疾病，成为疾病负担的主要原因，收缩压高、吸烟、高钠饮食和颗粒物空气污染是导致2017年我国死亡和DALYs的四大危险因素。该研究明确了当前影响我国居民健康的主要因素，表明慢病防控应当成为我国医疗卫生的优先和重点。针对脑血管疾病（CVD）疾病负担的研究也发现[11]，1990～2016年我国CVD导致的每年死亡由251万增加到397万，CVD标化患病率增加14.7%，其中缺血性心脏病、缺血性脑卒中分别增加19.1%和36.6%，同时CVD疾病负担在不同地区存在较大差异。基于全国癌症死亡数据的研究发现[12]，2014年我国20岁以上癌症死亡中45.2%可归因于23种可改变的危险因素，男性和女性最主要危险因素分别为吸烟和水果摄入低，分别导致35.9%和15.6%的癌症死亡，同时引起癌症死亡的可改变危险因素在不同地区之间存在很大差异，应当因地制宜实施针对性的癌症预防策略。

在慢病的病因学方面，中国慢性病前瞻性研究（China Kadoorie Biobank，CKB）采用孟德尔随机化方法分析饮酒与心血管疾病风险的关联[13]，发现饮酒与脑卒中风险呈持续线性正相关，即酒精摄入持续增加脑卒中的风险，日酒精摄入每增加40g，则脑卒中风险增加35%。受混杂变量或因果倒置的干扰，既往研究发现的适量酒精摄入对脑卒中的保护作用并非因果关联，该发现为制定酒精控制政策提供了重要证据。既往有关饮茶与癌症风险的关联存在不一致，CKB研究基于大规模人群的长期随访发现[14]，饮茶者往往同时伴有吸烟和饮酒，在不吸烟且不过量饮酒的人群中，未见饮茶对总体癌症的保护作用，也未发现饮茶对肺癌、结直肠癌、肝癌、乳腺癌和宫颈癌风险的保护作用，无论是否饮茶，肿瘤风险均随吸烟量和饮酒量的增加而上升。基于历次全国营养与健康调查数据开展的比较风险评估（comparative risk assessment）研究发现[15]，不健康的饮食是心血管代谢疾病（心血管疾病与糖尿病）的重要死亡原因。1982年、1992年、2002年和2010～2012年不健康的饮食分别导致62.2%、57.9%、56.2%和51.0%的心血管代谢疾病死亡，2010～2012年高钠摄入、低水果摄入、低omega-3脂肪酸摄入是心血管代谢疾病死亡的三大饮食因素。在血脂与脑卒中（尤其是出血性脑卒中）的关联上，对我国6项前瞻性队列研究（超过26万人群）的合并分析发现[16]，随着总胆固醇（TC）、低密度脂蛋白胆固醇（LDL-C）和甘油三酯（TG）的升高，缺血性脑卒中风险相应增加；与160～199.9mg/dl相比，TC<120mg/dl个体发生出血性脑卒中的风险增加43%；与HDL-C 50～59.9 mg/dl相比，HDL<50mg/dl个体发生缺血性脑卒中与出血性脑卒中风险均显著

增加，这些发现为防控不同类型脑卒中提供了更多证据。

在慢病风险预测方面，有研究者在全基因组关联研究 meta 分析的基础上[17]，识别了 19 个与非小细胞肺癌（NSCLC）有关的易感基因位点，进而建立中国人群多基因风险得分（polygenic risk score，PRS），并在 CKB 队列中评估其预测肺癌高危人群的有效性，发现所建立的 PRS 能够以剂量反应的方式成功预测肺癌风险。与低风险者相比，高风险者发生肺癌的风险增加 96%，该发现为肺癌高危人群的筛检提供了有效遗传学手段。

大型人群队列研究对于阐明慢病的复杂病因及危险因素发挥重要作用。近年来，我国大型队列研究日益增加。中华预防医学会陆续发布《大型人群队列研究数据处理技术规范（T/CPMA 001-2018）》[18]、《大型人群队列研究数据安全技术规范（T/CPMA 002-2018）》[19]、《大型人群队列现场调查管理技术规范（T/CPMA 001-2019）》[20]、《大型人群队列终点事件长期随访技术规范（（T/CPMA 002-2019）》[21]等团体标准。这些标准均以 CKB 研究为基础制定，旨在建立符合国情和可推广的人群队列建设的行业标准和规范化操作流程，指导和规范我国已建立或拟开展的大型人群队列，最大程度支持慢病的病因研究与防控决策。

3. 伤害

我国最新的伤害负担研究发现[22]，2017 年我国需要救治的新发伤害达到 7710 万例，伤害导致 73.4 万死亡，伤害造成的死亡占总死亡 7.0%，造成的疾病负担占全部 DALYs 的 10.0%，且不同省份之间伤害 DALYs 率差别极大（澳门最低，云南最高）。1990~2017 年我国伤害发生率增加了 50.6%，但伤害引起的死亡和疾病负担均明显下降，标化死亡率和 DALYs 率分别下降 44.3% 和 48.1%。对我国 2006~2016 年道路交通死亡的分析发现[23]，我国道路交通死亡率从 2006 年的 12.6/10 万上升到 2011 年的 15.5/10 万，之后下降到 2016 年的 10.4/10 万，男性、老年人群和农村地区的道路交通死亡率更高，在城乡之间和不同省份之间存在明显差异，表明我国需要采取系统性和可持续措施加强道路交通安全。

4. 环境健康

数项研究评估了环境颗粒物污染的健康危害，为制定空气质量政策、修订空气质量标准和降低疾病负担提供了科学证据。中国动脉粥样硬化性心血管疾病风险预测研究（Prediction for Atherosclerotic Cardiovascular Disease Risk in China，China-PAR）发现[24]，细颗粒物 $PM_{2.5}$ 长期暴露增加高血压发病的风险，$PM_{2.5}$ 每增加 $10\mu g/m^3$，高血压发病风险增加 11%。基于全国 184 个城市颗粒物污染数据的时间序列研究发现[25]，$PM_{2.5}$ 短期暴露与心血管疾病入院风险增加有关。$PM_{2.5}$ 每增加 $10\mu g/m^3$，当日心血管疾病、缺血性心脏病和缺血性脑卒中入院数分别增加 0.26%、0.31% 和 0.29%。如果全国年均 $PM_{2.5}$ 浓度达到我国 2 级标准（$35\mu g/m^3$）、1 级标准（$15\mu g/m^3$）或 WHO 标准（$10\mu g/m^3$），则每年心血管病入院数分别减少 36 448 例、85 270 例或 97 516 例。全球范围的多国多城市合作研究使用全球 652 个城市的颗粒物污染数据和死亡数据发现[26]，颗粒物空气污染增加居民死亡风险。PM_{10} 的 2 天平均浓度每增加 $10\mu g/m^3$，居民每日全死因死亡、心血管死亡和呼吸疾病死亡分别增加 0.44%、0.36% 和 0.47%。$PM_{2.5}$ 每增加 $10\mu g/m^3$，居民每日全死因死亡、心血管死亡和呼吸疾病死亡分别增加 0.68%、0.55% 和 0.74%，并且颗粒物短期暴露与每日死亡风险之间的关联不存在阈值，即颗粒物污染对健康危害的浓度没有下限。

在室内环境污染的健康危害方面，CKB 研究通过对 27.8 万不吸烟者的长期随访发现[27]，与清洁燃料相比，固体燃料使用者因呼吸疾病住院或死亡的风险增加 36%，而从固体燃料转换为清洁燃料者的相应风险增加 14%。进一步分析发现，固体燃料中木柴的风险高于煤炭，固体燃料使用时间越长风险越高，而使用通风炉灶能够适当降低风险。该研究为我国推进固体燃料向清洁燃料转型和降低呼吸疾病负担提供了重要依据。

5. 妇女儿童健康

妇幼健康方面，使用全国妇幼卫生年报系统（Annual Report System on Maternal and Child Health，ARMCH）数据开展的研究发现[28]，1996～2015 年我国孕产妇死亡率迅速下降。从 108.7/10 万下降到 12.8/10 万（年均下降 8.5%），全国 2838 个区县（99.5%）实现了联合国千年发展目标的要求。2015 年全国不同区县孕产妇死亡率仍存在显著差异，最低的区县（浙江南湖区）可达到 3.4/10 万，最高的区县（西藏札达县）可达到 830.5/10 万。该研究为我国在可持续发展目标时代持续降低孕产妇死亡率提供了路线图。早产对新生儿的短期和长期健康均具有不良影响，这也是重要的公共卫生问题。全国分娩调查（The China Labor and Delivery Survey）发现[29]，以妊娠满 24 周至不足 37 周的分娩定义为早产，2015～2016 年我国所有分娩中早产发生率为 7.3%，活产婴儿中早产发生率为 6.7%。进一步分析发现，70.5% 的早产发生在妊娠 34 周以后，42.7% 为医源性早产，约 1/3 早产的原因不明。医源性早产的高发也表明减少不必要医学干预的重要性。既往已证实叶酸能够预防神经管畸形，但对先天性肢体短缩畸形（congenital limb reduction defect）的预防效果并不明确。研究者基于大型人群队列的分析发现[30]，在我国北方育龄妇女中，叶酸补充能够减少 76% 的肢体短缩畸形，在南方人群中则未能证实叶酸的保护效果，这种南北差异可能与北方人群叶酸水平较低有关。

儿童少年健康方面，关于 2005～2016 年我国 5～14 岁儿童死亡的研究发现[31]，传染病和营养性疾病、慢性非传染性疾病和伤害引起的死亡分别占 6.6%、39.0% 和 53.2%，以伤害所占的比例最大。溺水、癌症和交通事故是 5～14 岁儿童的三大死因，表明多数儿童死亡来自可预防或可治疗的伤害与慢病。有研究者使用全国学生体质与健康调研数据评估社会经济发展与儿童营养状况的关联[32]，发现随着社会经济发展，1995～2014 年间我国 7～18 岁儿童少年发育迟缓率从 8.1% 下降到 2.4%，消瘦率从 7.5% 下降到 4.1%，而超重/肥胖率从 5.3% 上升到 20.5%，社会经济指标与发育迟缓和消瘦呈负相关，与超重/肥胖呈正相关，且该关联在农村地区更显著。这表明在社会经济发展同时，迫切需要采取政策行动促进儿童少年健康饮食和体力活动。

6. 卫生体系

有研究总结了新一轮医改实施 10 年以来我国全民健康覆盖（universal health

coverage）取得的进展和存在的差距[33]，认为我国在改善医疗卫生服务公平性和降低居民疾病经济负担上取得了显著进展，且在社会经济状况较差的人群中表现得尤为突出。同时，新一轮医改在医疗服务质量、慢病防控、服务提供效率、卫生费用控制和公众满意度方面仍存在不足。为满足人口老龄化和慢病负担加重带来的健康需求，研究者建议结合战略性购买策略和信息技术，通过改革医院和初级卫生保健体系的激励机制与治理、改善初级卫生保健的质量、向公众倡导预防和健康维护的价值，建立以初级卫生保健为基础的整合型服务体系。

（二）我国公共卫生研究的优势和不足

2019 年度我国公共卫生领域研究的进展具有以下特点：①围绕我国重要公共卫生问题开展，能够为新发再发传染病防治、慢性非传染性疾病与伤害防控，及改善环境健康和妇女儿童健康提供良好的科学证据，更好地支持健康政策制定与公共卫生干预的开展；②首次揭示了具有全国代表性的成人哮喘患病率、成人精神障碍患病率和早产发生率等重要流行病学基础数据，为政府开展宏观卫生政策制定和卫生资源配置提供了基础依据；③以中国慢性病前瞻性研究为代表的大型人群队列研究蓬勃开展，为我国提供了来自中国人群的高质量和本土化病因学证据，同时在大型人群队列相关技术规范和标准化建设上迈出了可喜的步伐；④与多国研究人员合作开展的公共卫生研究明显增加，充分体现了我国公共卫生研究者的国际合作意识和全球视野。

但同时，也应对我国公共卫生领域研究的不足有清醒的认识：①新发传染病相关的研究基础较为薄弱。在突发传染病监测、新发病原体快速检测、病原溯源与变异追踪、新型疫苗应急研发、靶向抗病毒药物研发、药物快速筛选评估等领域缺乏关键技术储备，重大疫情预测预警研究和突发公共卫生事件应对研究明显不足，同时生物安全防护实验室等科研支撑条件不足，也限制了病原学研究的开展。这些短板均在本次新冠肺炎疫情应对中也得到了体现；②旨在促进公共卫生研究成果应用的实施性研究不足。作为连接公共卫生研究成果与公共卫生实践的桥梁，实施性研究能够促进科研成果的及时转化，并推动健康政策持续有效实施，我国公共卫生政策行动迫切需要本土的实施性研究证据的支持[34]；③对健康社会决定因素的研究有待加强。在病因学研究上，多数研究考察传统环境暴露、生活习惯、饮食因素和遗传因素及其交互作用对健康的影响，有关人群社会、经济和心理因素的流行病学研究（尤其是人群队列研究）较少，需要更多关注影响健康的社会因素[35]。

（三）我国公共卫生研究的发展方向和趋势

后疫情时代我国公共卫生研究将呈现加速发展的态势。基于近年国内外公共卫生面临的主要挑战和研究热点，及有关公共卫生与预防医学研究发展的认识[34-37]，提出以下几项我国公共卫生研究的发展方向和趋势。

1. 更加重视新发传染病

重大突发传染病持续威胁人类健康和社会发展，是今后我国公共卫生研究的重点方向。针对全球生物安全风险，未知生物病原体及环境变化对人体健康威胁，亟待加强新发传染病相关的疾病监测、病原学诊断、预警预测、疫苗研制、药物研发、公共卫生应急和重大疫情防控研究，特别是暴发流行期间的实时研究应对和即时证据提供。由于多数新型病原体来源于野生动物，未来研究需关注动物传染病和生态环境变化对人类健康的影响，国际倡导的星球健康（planetary health）将迎来更快发展。

2. 注重系统整合与交叉融合

围绕心血管疾病、恶性肿瘤、代谢性疾病等重大慢病研究，传统流行病学与高通量组学技术结合形成的系统流行病（systems epidemiology）将成为现代病因学研究的重要方向。同时，需促使流行病学研究模式实现从黑箱策略向系统方法转变。基础医学、临床医学、信息科学、数据科学、人工智能科学、实施科学和人文社会科学等领域的交叉融合将成为公共卫生研究的新趋势，这将促进跨学科的合作与协同创新，带动公共卫生研究整体水平的提升，并应用于全人群全生命周期的健康维护。连接公共卫生科学与实践的实施性研究将获得更多重视。

3. 坚持大型队列研究的主旋律

大型人群队列在研究设计和样本规模上具有独特的优势，能够针对多种暴露和多种结局开展研究，识别人类复杂疾病的基因—环境交互作用，为制定慢病防控政策和公共卫生指南提供高质量的研究证据，开启了本土科学证据生产、评价与应用的新时代。未来的发展方向将是组建具有生物样本库的超大规模自然人群队列，及多种专病队列、特殊人群队列和区域人群队列及其共享整合。

4. 迎接数字化公共卫生

随着信息技术、数据科学和人工智能的进展，公共卫生正在迎来数字化时代。健康医疗大数据可应用于未知病原的快速筛检、公共卫生监测、疾病负担研究和健康管理等方面，促进公共卫生领域的知识转化与整合。数字流行病学技术和人工智能在新发传染病疫情监测预警方面将发挥愈发重要的作用。信息技术将持续应用于大型人群队列的建设，通过链接电子病历信息、疾病监测数据和常规登记数据获取更加丰富的疾病结局，为公共卫生研究提供广阔平台。

5. 发展精准公共卫生

精准医学给公共卫生研究带来了新的发展契机。疾病负担的主要原因和危险因素往往存在地区、人群之间的差异，"一刀切"的防控策略和干预措施难以达到最佳效果。与面向个体的精准医学不同，精准公共卫生面向细分的人群，基于循证医学证据，旨在更高效地识别高危人群与健康的社会决定因素，因地、因人群制宜实施针对性的疾病防控措施，实现更具成本效益的疾病预防和健康改善。

6. 拥抱全球健康

全球化促进了传染病的快速传播。WHO 已经宣布的 6 次"国际关注的突发公共卫生事件（PHEIC）"均由新发或再发传染病引起，同时全球化也促进了不健康饮食和不良生活方式等慢病危险因素在全球的流行，越来越多的公共卫生问题跨越了国界和地域。这就需要相关公共卫生研究具备国际和全球视野，积极开展国际合作，共同应对全球的公共卫生问题，促进全球健康，构建人类健康命运共同体。

主要参考文献

[1] Winslow CE. The untilled fields of public health. Science. 1920. 51(1306): 23-33.

[2] Wang ZD, Wang B, Han SZ, et al. A new segmented virus associated with human febrile illness in China. N Engl J Med. 2019. 380(22): 2116-2125.

[3] Wang X, Wu P, Pei Y, et al. Assessment of human-to-human transmissibility of avian influenza A(H7N9) virus across 5 waves by analyzing clusters of case patients in mainland China, 2013-2017. Clin Infect Dis. 2019. 68(4): 623-631.

[4] Li L, Liu Y, Wu P, et al. Influenza-associated excess respiratory mortality in China, 2010-15: a population-based study. Lancet Public Health. 2019. 4(9): e473-e481.

[5] Li Y, Chu SY, Yue C, et al. Immunogenicity and safety of measles-rubella vaccine co-administered with attenuated Japanese encephalitis SA 14-14-2 vaccine in infants aged 8 months in China: a non-inferiority randomised controlled trial. Lancet Infect Dis. 2019. 19(4): 402-409.

[6] Ma C, Rodewald L, Hao L, et al. Progress toward measles elimination-China, January 2013-June 2019. MMWR Morb Mortal Wkly Rep. 2019. 68(48): 1112-1116.

[7] Wang M, Luo X, Xu S, et al. Trends in smoking rrevalence and implication for chronic diseases in China: serial national cross-sectional surveys from 2003 to 2013. Lancet Respir Med. 2019. 7(1): 35-45.

[8] Huang K, Yang T, Xu J, et al. Prevalence, risk factors, and management of asthma in China: a national cross-sectional study. Lancet. 2019. 394(10196): 407-418.

[9] Huang Y, Wang Y, Wang H, et al. Prevalence of mental disorders in China: a cross-sectional epidemiological study. Lancet Psychiatry. 2019. 6(3): 211-224.

[10] Zhou M, Wang H, Zeng X, et al. Mortality, morbidity, and risk factors in China and its provinces, 1990-2017: a systematic analysis for the Global Burden of Disease Study 2017. Lancet. 2019. 394(10204): 1145-1158.

[11] Liu S, Li Y, Zeng X, et al. Burden of cardiovascular diseases in China, 1990-2016: findings from the 2016 Global Burden of Disease Study. JAMA Cardiol. 2019. 4(4): 342-352.

[12] Chen W, Xia C, Zheng R, et al. Disparities by province, age, and sex in site-specific cancer burden attributable to 23 potentially modifiable risk factors in China: a comparative risk assessment. Lancet Glob Health. 2019. 7(2): e257-e269.

[13] Millwood IY, Walters RG, Mei XW, et al. Conventional and genetic evidence on alcohol and vascular disease aetiology: a prospective study of 500 000 men and women in China. Lancet. 2019. 393(10183): 1831-1842.

[14] Li X, Yu C, Guo Y, et al. Association between tea consumption and risk of cancer: a prospective cohort study of 0.5 million Chinese adults. Eur J Epidemiol. 2019. 34(8): 753-763.

[15] He Y, Li Y, Yang X, et al. The dietary transition and its association with cardiometabolic mortality among Chinese adults, 1982-2012: a cross-sectional population-based study. Lancet Diabetes Endocrinol. 2019. 7(7): 540-548.

[16] Gu X, Li Y, Chen S, et al. Association of lipids with ischemic and hemorrhagic stroke: A prospective cohort study among 267 500 Chinese. Stroke. 2019. 50(12): 3376-3384.

[17] Dai J, Lv J, Zhu M, et al. Identification of risk loci and a polygenic risk score for lung cancer: A large-scale prospective cohort study in Chinese populations. Lancet Respir Med. 2019. 7(10): 881-891.

[18] 中华预防医学会. 大型人群队列研究数据处理技术规范(T/CPMA 001-2018). 中华流行病学杂志, 2019. 40(1): 7-11.

[19] 中华预防医学会. 大型人群队列研究数据安全技术规范(T/CPMA 002-2018). 中华流行病学杂志, 2019. 40(1): 12-16.

[20]中华预防医学会. 大型人群队列现场调查管理技术规范(T/CPMA 001-2019). 中华流行病学杂志, 2019. 40(7): 739-747.

[21]中华预防医学会. 大型人群队列终点事件长期随访技术规范(T/CPMA 002-2019). 中华流行病学杂志, 2019.40(7): 748-752.

[22]Duan L, Ye P, Haagsma JA, et al. The burden of injury in China, 1990-2017: findings from the Global Burden of Disease Study 2017. Lancet Public Health. 2019. 4(9): e449-e461.

[23]Wang L, Ning P, Yin P, et al. Road traffic mortality in China: analysis of national surveillance data from 2006 to 2016. Lancet Public Health. 2019. 4(5): e245-e255.

[24]Huang K, Yang X, Liang F, et al. Long-term exposure to fine particulate matter and hypertension incidence in China. Hypertension. 2019. 73(6): 1195-1201.

[25]Tian Y, Liu H, Wu Y, et al. Association between ambient fine particulate pollution and hospital admissions for cause specific cardiovascular disease: Time series study in 184 major Chinese cities. BMJ. 2019. 367: 16572.

[26]Liu C, Chen R, Sera F, et al. Ambient particulate air pollution and daily mortality in 652 cities. N Engl J Med. 2019. 381(8): 705-715.

[27]Chan KH, Kurmi OP, Bennett D, et al. Solid fuel use and risks of respiratory diseases. a cohort study of 280,000 Chinese never-smokers. Am J Respir Crit Care Med. 2019. 199(3): 352-361.

[28]Liang J, Li X, Kang C. Maternal mortality ratios in 2852 Chinese counties, 1996-2015, and achievement of Millennium Development Goal 5 in China: a subnational analysis of the Global Burden of Disease Study 2016. Lancet. 2019. 393(10168): 241-252.

[29]Chen C, Zhang JW, Xia HW, et al. Preterm birth in China between 2015 and 2016. Am J Public Health. 2019. 109(11): 1597-1604.

[30]Liu J, Li Z, Ye R, et al. Folic acid supplementation and risk for congenital limb reduction defects in China. Int J Epidemiol. 2019. 48(6): 2010-2017.

[31]Fadel SA, Boschi-into C, Yu S, et al. Trends in cause-specific mortality among children aged 5-14 years from 2005 to 2016 in India, China, Brazil, and Mexico: an analysis of nationally representative mortality studies. Lancet. 2019. 393(10176): 1119-1127.

[32]Dong Y, Jan C, Ma Y, et al. Economic development and the nutritional status of Chinese school-aged children and adolescents from 1995 to 2014: an analysis of five successive national surveys. Lancet Diabetes Endocrinol. 2019. 7(4): 288-299.

[33]Yip W, Fu H, Chen A, et al. 10 years of health-care reform in China: progress and gaps in universal health coverage. Lancet. 2019. 394(10204): 1192-1204.

[34]杨淞淳, 吕筠, 李立明. 流行病学研究新进展. 中华流行病学杂志, 2020. 41(1): 1-5.

[35]毛琛, 王岚, 李立明. 我国流行病学学科发展 70 年的历程与成就. 中华流行病学杂志, 2019. 40(10): 1173-1179.

[36]王波, 李立明. 国际公共卫生新进展. 中华流行病学杂志, 2016. 37(1): 1-4.

[37]王波, 李立明. 流行病学研究进展. 上海预防医学, 2016. 28(1): 3-6.

第四章 中国医学重大进展

一、遴选背景及方法介绍

高东平 张 冉 杨 渊

中国医学科学院医学信息研究所

（一）背景

医学科学研究是推动医学发展，提升疾病预防、筛查、治疗和康复能力，进而提高国民整体健康水平的重要手段。随着社会经济的发展，我国医学科技创新投入不断加大，研究实力整体加强，科学研究成果备出，一些医学领域的研究水平已经迈入世界前列。医学科学研究的发展促进了对疾病发生发展机制的认识，为减少疾病伤痛，延长预期寿命，推动健康中国建设产生了深远的影响。

为增进社会各界对我国医学科学研究的关注，展示医学研究成果，宣传科学精神、科学知识和科学方法，推动引导我国医学科技创新，中国医学科学院以客观数据为基础，遵从定量分析与定性研究相结合、数据挖掘与专家论证相结合的原则，组织开展了2019年度中国医学重大进展研究遴选工作。

此次研究遴选工作主要分为两部分：一是由医学信息研究所通过数据挖掘和信息研判提供进展初筛和凝练结果；二是依托中国医学科学院6个学部专家咨询委员会的197位在医药卫生领域取得杰出成就、享有卓著声誉的院士、专家对进展初筛和凝练结果进行评选，进而获得我国临床医学、口腔医学、基础医学与生物学、药学、卫生健康与环境学、生物医学工程与信息学分领域2019年度重大进展。

（二）研究方法

2019年度中国医学重大进展围绕医学领域重大科学发现、重要产品，在以专家为核心、多维数据为支撑的原则下，以2019年1月1日至2019年12月31日为时间节点，以我国学者发表的医学研究论文数据，国家药品监督管理局批准上市的药物产品信息，批准上市或进入特别审查程序的国产创新医疗器械为基础数据，采用文献计量学与替代计量学相结合的方法进行初步筛选，获得"2019年度中国医学重大进展核心数据集"，进而通过专家对数据多轮的研判，最终确定2019年度我国医学重大进展。

在具体研究方法流程上分为制定遴选标准、多维数据采集、数据分析与研判和专家遴选4个阶段。

1. 制定遴选标准

中国医学重大进展界定为在我国医学科学研究、医疗技术创新、药物或医疗器械等产品研发方面所取得的具有国际影响力，突破我国医学科技创新和产品开发瓶颈，能够解决重大问题，或是为国家带来明显经济或社会效益的突出进展。因此，在进行中国医学重大进展遴选时，制定以下遴选标准：

(1) 发表于综合类顶级期刊上的医学研究论文；

(2) 发表于医学各学科顶级期刊上的研究论文；

(3) 具有一定的学术影响力；

(4) 具有较高社会影响力；

(5) 国家药品监督管理局审批上市的创新药（I 类新药）和首仿药（3.1 类新药）；

(6) 国家药品监督管理局批准注册或进入特别审查程序的国产创新医疗器械。

2. 多维数据来源

多维数据采集阶段，以 2019 年 1 月 1 日至 2019 年 12 月 31 日为时间节点，采集了我国学者发表的医学研究论文约 10 万篇，国家药品监督管理局批准上市的药物产品 245 个，国家药品监督管理局批准注册或进入特别审查程序的国产创新医疗器械 1135 个。

依据前期制定的遴选标准，将医学研究论文限定为三个范围：一是 2019 年高被引论文；二是发表在 *Nature*，*Science*，*Cell*，*The Lancet*，*New England Journal of Medicine*（*NEMJ*），*Journal of the American Medical Association*（*JAMA*），*British Medical Journal*（*BMJ*），*Proceedings of the National Academy of Sciences of the United States of America*（*PNAS*）8 个综合类顶级期刊；三是医学各学科领域（JCR 学科分类）5 年影响因子排名前 5 位的期刊。通过数据去重，对作者、机构进行限定，得到医学研究论文约 5000 篇，纳入"2019 年度中国医学重大进展核心数据集"。药物和医疗器械信息来源于国家药品监督管理局官方数据库，通过去除同类药品不同制剂、不同剂量，同类医疗器械不同研发企业等冗余数据，得到国家药品监督管理局批准上市的药物 100 个，国家药品监督管理局审批通过或进入特别审查程序的国产创新医疗器械（III 类）115 个，纳入"2019 年度中国医学重大进展核心数据集"。

3. 数据分析与研判

综合论文被引频次、替代计量学（Altmetrics）、期刊影响因子等多维度评判指标，进一步借助领域专家和医学情报学专家对进展内容进行研判与研讨，补充重大进展内容，确定重要进展备选数据。对备选数据进行分析、解读，提炼研究内容，明确推荐理由，形成进展主题凝练结果。将相应的进展主题映射至 6 个学部，其中临床医学部共 63 个进展主题，口腔医学部 5 个进展主题，基础医学与生物学部 68 个进展主题，药学部 19 个进展主题，卫生健康与环境学部 15 个进展主题，生物医学工程与信息学部 27 个进展主题。

4. 专家评选

以问卷形式邀请中国医学科学院 6 个学部咨询委员会的 197 位院士、专家评选确定医学重大进展。通过评选，最终确定 2019 年度我国医学领域 39 个重大进展（表 1）。

表1　2019 年度中国医学重大进展 39 项

一、临床医学重大进展

1. 获得帕博利珠单抗、阿来替尼、纳武单抗治疗非小细胞肺癌高级别临床证据

2. 揭示腹腔镜微创手术治疗局部进展期胃癌的远期疗效

3. Gemcitabine 联合 Cisplatin 诱导化疗局部晚期鼻咽癌效果更好

4. 首例 CRISPR-Cas9 编辑干细胞治疗感染艾滋病的急性淋巴细胞白血病患者

5. 发现胞内第二信使环单磷酸腺苷缺乏导致的肠道免疫微环境紊乱是儿童结肠炎及炎症性肠病的共性发病机制

6. 证实冷冻单囊胚移植可提高单胎活产率

7. 证实闭角型青光眼高危患者不宜广泛使用预防性激光治疗

8. 发现阻塞性睡眠呼吸暂停与大型非心脏手术后 30 天内发生心血管疾病呈正相关关系

9. 证实替卡格雷联合阿司匹林治疗对轻度脑卒中或短暂性脑缺血有益

10. 明确糖尿病患者控烟、饮食等心血管健康指标与后续心血管疾病风险间的关系

二、口腔医学重大进展

1. 绘制口腔—头颈黏膜恶性黑色素瘤基因组特征图谱并提供潜在治疗策略

2. 水凝胶再生疗法可实现高水平的牙周组织再生

三、基础医学与生物学重大进展

1. 人类胚胎着床发育过程及其机制解析

2. 发现肿瘤氨代谢异常的分子机制及功能

3. 研发高精度单碱基编辑工具及新型脱靶检测技术

4. 成功建立新型转基因自闭症灵长类动物模型

5. 多组学技术发现肝癌精准诊治新靶点

6. 揭示尿苷二磷酸葡萄糖抑制肺癌转移的新功能

7. 发现功能成熟细胞在体外长期维持的新方法

8. 揭示环形 RNA 在天然免疫过程中的重要功能

9. 揭示肠道病毒和基孔肯雅病毒入侵细胞的分子机制

10. 揭示阿尔茨海默病相关γ-分泌酶与底物识别结构基础

四、药学重大进展

1. 罗沙司他为肾性贫血带来全新治疗方案

2. 抗癌新药泽布替尼（Zanubrutinib）获美国 FDA 批准上市

3. 阿尔茨海默病治疗药物甘露特纳胶囊（商品名：九期一）获批上市

4. 解析蛋白质结构为新药研发提供结构理论基础

5. 寻常型银屑病治疗药物本维莫德乳膏（商品名：欣比克）获批上市

6. 抗感染新药可利霉素（商品名：必特）获批上市

7. 揭示环鸟腺苷酸合成酶（cGAS）抵抗病毒感染的重要调控机制

五、卫生健康与环境学重大进展

1. 确证大气颗粒物浓度增加与居民总死亡率、心血管和呼吸道疾病死相关

2. 揭示收缩压高、吸烟、高钠饮食和环境颗粒物污染是导致中风和缺血性心脏病等疾病的危险因素

3. 首次明确中国成人喘息症状性哮喘共计 4570 万人

4. 全国大样本流行病学调查揭示成人精神障碍患病率及分布特点

5. 揭示吸烟和不良饮食等 23 个中国成人癌症死亡的危险因素

六、生物医学工程与信息学重大进展

1. 国产"人工心脏"取得突破

2. 中国首台自主知识产权碳离子治疗系统获批上市

3. 正电子发射及 X 射线计算机断层成像扫描系统获批上市

4. 全球首个艾滋病毒（HIV）尿液自检试剂获批上市

5. 基于病历深度学习的人工智能辅助诊断应用

（三）概念界定与解释

文献（论文）：包括 Web of Science 中经过同行评议公开发布的研究型期刊论文。

高被引论文：根据 ESI 数据库的界定，高被引论文指论文被引频次位于该学科所有论文的前 1%。

期刊 5 年影响因子：期刊前 5 年发表的论文在该报告年份中总被引次数除以该期刊前 5 年刊载论文数量。

替代计量学：是单篇论文评价（article-level metrics）、科研成果计量（eurekometrics）、科研发现计量（erevnametrics）、科学计量学 2.0（Scientometrics 2.0）等众多研究的合流，与科学交流的网络化密切相关，重视在线新型计量指标，尤其重视基于社交网络数据的计量指标。

二、临床医学重大进展

孙晓北　付玉伟

中国医学科学院医学信息研究所

成果 1. 获得帕博利珠单抗、阿来替尼、纳武单抗治疗非小细胞肺癌高级别临床证据

KEYNOTE-42 是一项由 32 个国家的 213 家中心完成的随机III期研究，入组了 1274 例初治无 EGFR/ALK 敏感变异、PD-L1 TPS 评分≥1%的局部晚期/晚期 NSCLC，按 1∶1 随机分为帕博利珠单抗组（200mg q3w 最多 35 周期）或含铂方案化疗组（4～6 周期）。主要终点为 PD-L1 TPS≥50%、≥20%和≥1%患者的总生存（OS）。入组患者中，599 例（47%）患者 TPS≥50%，818 例（64%）患者 TPS≥20%。中位随访时间 12.8 个月。TPS 不同表达组中，帕博利珠单抗组的 OS 显著优于标准化疗组（≥50%：HR 0.69，95%CI 0.56-0.85，p=0.0003；≥20%：HR 0.77，95%CI 0.64-0.92，p=0.0020；≥1%：HR 0.81，95%CI 0.71-0.93，p=0.0018）。TPS≥50%、≥20%和≥1%患者中，帕博利珠单抗组和化疗组的中位生存时间分别为 20.0 个月 vs. 12.2 个月、17.7 个月 vs. 13.0 个月、16.7 个月 vs. 12.1 个月。治疗毒性方面，帕博利珠单抗组和化疗组的≥3 级治疗相关不良事件率分别为 15%和 41%，治疗相关死亡率均为 2%。该研究结果支持帕博利珠单抗成为无 EGFR/ALK 敏感变异，PD-L1 TPS 低表达的局部晚期/晚期 NSCLC 的一线治疗。

由中国、韩国和泰国 21 个医疗中心共同参与的随机III期研究 ALESIA 将 187 例 ALK 阳性 NSCLC 亚洲患者，按 2∶1 随机分为阿来替尼（600mg 每日两次）或克唑替尼（250mg）治疗组。研究同时纳入了无症状中枢神经系统（CNS）转移患者。主要终点为研究者评估的无进展生存（PFS）。入组患者中，125 例随机分到阿来替尼组，62 例随机分到克唑替尼组。阿来替尼组和克唑替尼组中位随访时间分别为 16.2 个月和 15.0 个月。阿来替尼组的研究者评估 PFS 显著优于克唑替尼组（HR 0.22，95%CI 0.13-0.38，p<0.0001；中位 PFS 时间：无法估算 vs. 11.1 个月）。独立评估委员会评估的阿来替尼组

PFS 也更长（HR 0.37，95%CI 0.22-0.61，*p*<0.0001）。两组客观缓解率为阿来替尼组91%，克唑替尼组 77%，且前者的反应持续时间更长（HR 0.22，95%CI 0.12-0.40，*p*<0.0001）；CNS 客观缓解率为阿来替尼组 73%，克唑替尼组 22%。尽管阿来替尼组的治疗时间更长（14.7 个月 vs. 12.6 个月），但阿来替尼组发生 3～5 级不良事件（29% vs. 48%）或严重不良事件（15% vs. 26%）的患者更少。该研究进一步在亚洲人群重复了 ALEX 研究结果，证实阿来替尼应被推荐作为 ALK 阳性晚期 NSCLC 一线治疗的首选。

　　CheckMate 078 是一项多中心随机III期研究，入组了含铂双药化疗后出现疾病进展的 NSCLC 患者，按 2∶1 随机分为纳武单抗（3mg/kg q2w）或多西他赛（75mg/m^2 q3w）组。主要终点为总生存。研究共入组了 504 例患者，研究人群以中国人群为主（451 例来自中国），其中 338 例随机分到纳武单抗组，166 例随机分到多西他赛组。纳武单抗组与多西他赛组的中位生存时间分别为 12.0 个月和 9.6 个月（HR 0.68，97.7%CI 0.52-0.90，*p*=0.0006）。客观缓解率（ORR）和中位持续缓解时间（mDOR）上，纳武利尤单抗也显示出较多西他赛更好的效果（ORR：16.6% vs. 4.2%；mDOR：未达到 vs. 5.3 个月）。在药物安全性方面，纳武单抗组≥3 级治疗相关不良事件的发生率低于多西他赛组（10% vs. 48%）。该研究是第一项评估 PD-L1 抑制剂在以中国人群为主的经治 NSCLC 患者中治疗效果的III期研究。与 CheckMate 017 和 CheckMate 057 结果一致，CheckMate 078 研究证实对于经治 NSCLC，纳武单抗疗效优于多西他赛。

　　成果 2：揭示腹腔镜微创手术治疗局部进展期胃癌的远期疗效

　　来自北京大学肿瘤医院、南方医科大学南方医院等 14 个中心的研究人员在 *JAMA* 杂志发表题为 "Effect of Laparoscopic vs Open Distal Gastrectomy on 3-Year Disease-Free Survival in Patients With Locally Advanced Gastric Cancer，The CLASS-01 Randomized Clinical Trial" 的文章。研究确证了腹腔镜远端胃切除术治疗局部进展期胃癌患者的 3 年无病生存率非劣于开放手术。此外，腹腔镜和开放远端胃切除术患者 3 年总体生存率及累计复发率无统计学差异。

　　研究背景：逾 90% 的早期胃癌可通过手术切除治愈，腹腔镜远端胃切除术及局限性淋巴结清扫被推荐用于治疗胃中部或下部三分之一的早期胃癌。相比之下，局部进展期胃癌（T2-4aN0-3M0）由于需要清扫 D2 淋巴结，更具技术难度。目前无法确定腹腔镜下是否能进行充分有效的 D2 淋巴结清扫。因此，中国腹腔镜胃肠外科学会（CLASS）发起了一项多中心随机临床试验（CLASS-01 trial）来验证腹腔镜远端胃切除术治疗局部进展期胃癌患者的 3 年无病生存率非劣于开放手术的构想。

　　研究方法：本研究是一项非劣性、非盲、随机临床试验。中国 14 家医院参与了这项试验，研究时间为 2012 年 9 月至 2017 年 12 月，共纳入 1056 名临床局部进展期（T2-4aN0-3M0）组织学确诊为胃腺癌的患者。在按受试点、年龄、癌症分期和组织学分层后，受试者按 1∶1 随机分组，分别接受腹腔镜远端胃切除术（*n* = 528）或开放性远端胃切除术（*n* = 528），并行 D2 淋巴结清扫。术后行至少 36 个月的随访，主要终点为 3 年无病生存率，次要终点为 3 年总体生存率及累计复发率。本研究选择了 3 年无病生存率的-10% 的非劣效界值，通过 Kaplan-Meier 法计算 3 年无病生存率和总生存率，采用多变量混合效应 Cox 回归分析评估手术类型对无病生存率和总生存率的影响，并采用竞争风险生存回归计算累计复发率。

研究结果：1056 例病人中，1039 例[98.4%，平均年龄 56.2 岁，313 例（30.1%）女性，接受手术腹腔镜远端胃切除术（$n=519$）vs. 开放远端胃切除术（$n=520$）]，999 例（94.6%）完成研究。腹腔镜组 3 年无病生存率为 76.5%，开放手术组为 77.8%，两组绝对差异为 −1.3%，97.5%CI −6.5%-∞，不超过预先设定的 −10% 非劣效界值。腹腔镜组 3 年总生存率为 83.1%，开放手术组为 85.2%，两组无显著性差异，校正风险比（adjusted hazard ratio）为 1.19；95%CI 0.87-1.64（$p=0.28$）。腹腔镜组 3 年复发人数为 95 人（累计复发率 18.8%），开放手术组为 85（累计复发率 16.5%），两组无显著性差异，亚风险比（subhazard ratio）为 1.15；95%CI 0.86-1.54（$p=0.35$）。

研究结论：在术前临床分期为局部进展期胃癌的患者中，腹腔镜远端胃切除术后 3 年无病生存率非劣于开放远端胃切除术，且腹腔镜和开放远端胃切除术患者 3 年总体生存率及累计复发率无统计学差异。

研究意义：本研究表明腹腔镜远端胃切除术疗效非劣于开放手术，提示腹腔镜远端胃切除术可用于术前评估为局部进展期胃癌患者的治疗手段。研究结果可为局部进展期胃癌治疗方式及腹腔镜远端胃切除术适应证的指南修订提供重要证据，且可进而指导临床实践。

成果 3：局部晚期鼻咽癌治疗模式改变-GP 方案诱导化疗联合同步放化疗

来自中山大学肿瘤中心的研究人员开展了一项利用吉西他滨 + 顺铂（简称 GP）方案诱导化疗治疗局部晚期鼻咽癌的大型前瞻性Ⅲ期临床试验，研究结果在 *New England Journal of Medicine* 杂志发表题为 "Gemcitabine and Cisplatin Induction Chemotherapy in Nasopharyngeal Carcinoma" 的文章。

研究背景：鼻咽癌是一种具有地域分布特点的头颈部肿瘤，中国南方、东南亚和北非发病率最高。超过 70% 的患者在诊断时为局部进展期，以铂类为基础的同步放化疗是其主要治疗模式。一项随机对照研究证实以多西他赛、顺铂和氟尿嘧啶为方案的诱导化疗联合同步放化疗能够延长局部进展期患者的总生存。一项Ⅱ期临床试验证实吉西他滨联合顺铂（GP）的化疗方案已经代替顺铂联合氟尿嘧啶方案，成为复发转移性鼻咽癌的一线化疗方案。但对于新诊断非转移性局部进展期鼻咽癌，GP 方案的有效性和安全性仍不清楚。

研究方法：本项Ⅲ期随机对照研究在国内 12 个中心开展，入组条件包括 18～64 岁，病理诊断非角化型鼻咽癌，新诊断Ⅲ～ⅣB 期（不包括低危转移），KPS 评分 70 分及以上。患者按照 1：1 随机分为两组：3 周期诱导化疗+同步放化疗和单纯同步放化疗组。诱导化疗方案：吉西他滨 $1g/m^2$ dl，d8，顺铂 $80mg/m^2$ dl，3 周方案，共 3 周期。同步化疗方案：顺铂 $100mg/m^2$，3 周方案，共 3 次。放疗均采用调强放疗技术。诱导化疗后 1 周、同步放化疗后 16 周行鼻咽、颈部 MRI 检查。主要研究终点为无复发生存，次要研究终点包括总生存、无远地转移生存、无局部复发生存率等。

研究结果：2013 年 12 月至 2016 年 9 月期间，共入组 480 例患者，诱导化疗组 242 例，同步放化疗组 238 例。中位随访 42.7 个月。诱导化疗组中 239 例（98.8%）入组治疗，231 例（96.7%）完成 3 周期诱导化疗，31 例因血液学毒性降低化疗剂量。同步放化疗组 237 例入组治疗，177 例（74.7%）完成 3 周期同步化疗方案。除同步放疗组 2 例患者放疗中断，其余患者均完成放疗。诱导化疗至同步放化疗中位时间 25 天。诱导化疗和同步放化疗组的 3 年无复发生存率分别为 85.3%、76.5%（$p=0.001$），3 年总生存率分别为 94.6%、90.3%（$p=0.43$），3 年无远地转移生存率 91.1%、84.4%。但是两组无局部复发生存率相似（91.8%、91.0%）。诱导化疗组 93 例（38.9%）出现 3～4 级急性副反应，主要表现为中性粒细胞减少、白细胞减少和呕吐。整个疗程中，两组 3～4 级副反应发生率分别为 75.5%、55.7%，其中放射性黏膜炎最常见。

研究结论：诱导化疗联合同步放化疗较单纯同步放化疗方案，显著改善局部进展期鼻咽癌的无复发生存率和总生存率。

研究意义：首次高级别证据证实以吉西他滨联合顺铂为基础的诱导化疗方案，联合常规同步放化疗能够显著改善高危局部进展期鼻咽癌的治疗效果。我国鼻咽癌发病率高，首诊患者期别晚，该研究改写局部进展期鼻咽癌的国际治疗指南，打破同步放化疗的单一治疗模式，为鼻咽癌患者带来显著治疗效果。

成果 4：首例 CRISPR-Cas9 编辑干细胞治疗感染艾滋病的急性淋巴细胞白血病患者

来自北京大学的研究人员在 *New England Journal of Medicine* 杂志发表题为"CRISPR-Edited Stem Cells in a Patient with HIV and Acute Lymphocytic Leukemia"的文章。研究确证了 CRISPR 编辑的 CCR5 消融的造血干细胞和祖细胞在急性淋巴细胞白血病患者体内长期植入的可行性。

研究背景：CRISPR-Cas-9 技术已经广泛应用于体外编辑哺乳动物细胞的基因组，但在人类基因治疗背景下的安全性具有诸多未知。CCR5 缺失的血细胞在很大程度上抵抗人类免疫缺陷病毒 1 型（HIV-1）进入，因此，CCR5 是治愈 HIV-1 感染的合理但非绝对的保护性靶标。该研究通过建立一个无病毒的 CRISPR 基因组编辑系统，在人类祖细胞（HSPCs）中产生 CCR5 破坏（效率为 27%），然后将 CRISPR 编辑的 CCR5 消融的造血干细胞和 HSPCs 移植到 HIV-1 感染和急性淋巴细胞白血病患者体内，探索此种干细胞是否能够在患者体内长期植入，是否产生基因编辑相关不良事件，以及 CCR5 的消融是否能够减少长期抗逆转录病毒的治疗。

研究方法：本研究通过非病毒转染的方式引入了 Cas9 核糖核蛋白，以避免外源性 DNA 的引入和 Cas9 在靶向细胞中的长期存在，有效预防了基因编辑相关不良事件的发生，提高基因治疗的安全性。移植后分别通过形态学、流式细胞术和短串联重复序列测序确定原始细胞、微小残留病和嵌合比率明确移植是否成功。明确 CCR5 在骨髓有核细胞基因组中的消融比例并使用深度测序确定多个造血谱系的基因消融效率以证明 CRISPR 编辑的 HSPCs 成功植入并分化为保留基因编辑的多个谱系。对出现的副作用进行预测及治疗，明确副作用均与 CCR5 编辑的相关不良事件无关。检测是否存在脱靶效应及脱靶编辑。在移植后抗逆转录病毒治疗中断期间，检测 CD4+ 计数及 CD4 + 细胞中的 CCR5 破坏水平，以证明是否能达到 CCR5 减少长期抗逆转录病毒的治疗的作用。

研究结果：患者在移植后 4 周达到了形态学的完全缓解，并在随后的 19 个月随访期内持续缓解，检测微小残留白血病（MRD）结果阴性，规范化为 Abelson 基因（*ABL*）的 Wilms 肿瘤基因（*WT1*）的表达水平（预测复发的增加）在移植后小于 0.5%，与移植前相比没有变化。在 19 个月长期植入期间，骨髓有核细胞基因组中 CCR5 消融的比例范围为 5.20%～8.28%，CD4+ 和 CD8+ 细胞中 CCR5 消融的水平不如其他细胞亚群高，可能是由于 CD34 缺失细胞共同输注的 HSPCs 的竞争性植入和持续存在的供体 T 细胞。这些结果共同表明，CRISPR 编辑的 HSPCs 成功植入并分化为保留基因编辑的多个谱系。本研究中未观察到 CCR5 基因编辑相关的不良事件、未检测到脱靶效应及脱靶编辑。本研究在移植发生的 7 个月后，当患者的 CD4+ 细胞计数增加到正常范围内，且血浆中的 HIV RNA 拷贝仍然检测不到时，进行了抗逆转录病毒治疗的中断计划。中断期间，CD4+ 细胞中的 CCR5 破坏水平达到峰值（4.39%），为平均水平的 1.6 倍，且伴有 CD4+ 细胞计数的降低（360×10^6/L）。在中断过程的第 4 周血清病毒载量增加到 3×10^7 拷贝/mL 时恢复用药，直至后续数月中，病毒载量逐渐降至检测不到的水平。

研究结论： CRISPR 编辑的同种异体 HSPCs 可以实现移植和移植后长期植入，且未观察到循环骨髓细胞的基因组和基因编辑的脱靶效应。但是应答的效率不足以达到治愈 HIV-1 感染的目标。

研究意义： 该研究评估了将 CRISPR-Cas9 修饰的 HSPCs 移植到 HIV-1 阳性的血液系统癌症患者中的安全性和可行性，为这种基因编辑方法提供了初步支持，本研究认为 CCR5 靶向的低效率限制了脱靶基因编辑分析的深度，其安全性需进一步证实，这明确了该研究的下一步进展方向。

成果 5：发现胞内第二信使环状单磷酸腺苷缺乏导致的肠道免疫微环境紊乱是儿童结肠炎及炎症性肠病的共性发病机制

来自广州市妇女儿童医疗中心、北京大学生命科学学院的研究人员在 *Cell* 杂志发表题为 "Mucosal Profiling of Pediatric-Onset Colitis and IBD Reveals Common Pathogenics and Therapeutic Pathways" 的文章。该研究通过对未分化性结肠炎、克罗恩病和溃疡性结肠炎患儿的单细胞和风险基因分析，确定了共同的潜在发病机制，并揭示了通过药物双嘧达莫调节 cAMP 信号的潜在疗效。

研究背景： 炎症性肠病（IBD）包括克罗恩病（CD）和溃疡性结肠炎（UC）。根据欧洲儿童胃肠病肝病和营养学会修订的标准，儿童起病结肠炎患者被归类为儿童 IBD（PIBD），对婴幼儿的生长发育有重要影响，经常表现出非经典的 CD 或 UC 表型。然而儿童发病的结肠炎是否是 IBD 的危险因素，以及是否具有共同的发病机制仍不清楚。PIBD 发病率逐步上升，这一增长是由环境与个体携带的 IBD 风险基因的相互作用导致。人的肠黏膜由单层上皮细胞、上皮内基质和免疫细胞组成，完整的上皮屏障可以阻止未消化的食物蛋白质、微生物和病原体激活免疫细胞。多种上皮内免疫细胞的变化已证实与 IBD 的发病机制有关。在成年 UC 患者中，上皮细胞和成纤维细胞的成分和功能差异已有报道。然而，对于儿童结肠炎患者的结肠黏膜仍缺乏全面分析，促进疾病发生发展的风险基因仍不清楚。

研究方法： 对一组中国儿童结肠炎患者结肠黏膜进行了单细胞 RNA 测序（scRNAseq)、B 细胞和 T 细胞受体分析和免疫表型分析，然后将候选风险基因（通过全基因组关联研究确定）与免疫和非免疫细胞亚群进行了关联。

研究结果：该研究揭示了儿童结肠炎的疾病特征，其黏膜免疫缺陷的基础是以环磷酸腺苷（CAMP）反应信号缺陷为标志，具体表现为儿童结肠炎患者结肠黏膜中 PDE4B 和肿瘤坏死因子（TNF）表达的巨噬细胞的浸润，CD39 表达的上皮内 T 细胞的丰度降低，血小板在结肠黏膜的聚集和激活以及 5-羟色胺的释放。候选风险基因在黏膜细胞亚群中差异的富集。动物实验显示，磷酸二酯酶（PDE）抑制剂和抗血小板药物双嘧达莫可抑制 DSS 诱导的小鼠结肠炎。初步临床研究显示，对 8 名结肠炎儿童和 1 名未定型 IBD（IBDU）儿童使用双嘧达莫，可抑制巨噬细胞的浸润，降低其 TNF-α 的表达，增加上皮内 T 细胞（IETs）中 CD39 的表达，抑制结肠黏膜的血小板聚集，并改善临床症状，促进黏膜愈合。

研究结论：确定了儿童结肠炎重要发病机制是 cAMP 应答通路障碍，表现为多种细胞缺陷。PDE 抑制剂双嘧达莫通过调节 cAMP 信号可对儿童结肠炎有一定的治疗作用。

研究意义：为患有结肠炎和 IBD 的儿童提供了结肠黏膜的单细胞转录图，并发现了可能促进疾病发展的候选风险基因，揭示了儿童结肠炎和 IBD 的共同发病机制，为儿童结肠炎提供了新的治疗靶点。

成果 6：多中心随机对照研究提示，冷冻单囊胚移植可以显著提高胚胎的着床率

2019 年 2 月 28 日，山东大学研究团队领衔的一项国内多中心前瞻性随机对照临床试验，在 *Lancet* 杂志上发表了题为 "Frozen Versus Fresh Single Blastocyst Transfer in Ovulatory Women：A Multicenter, Randomized Controlled Trial" 的文章。研究发现，与传统的新鲜单囊胚移植策略相比，全胚胎冷冻后的单囊胚移植策略可显著提高移植周期的胚胎着床率、妊娠率、活产率，及单胎新生儿的出生体重；但同时，全胚胎冷冻后的单囊胚移植策略可导致孕期子痫前期的发病率增加。

研究背景：选择性单胚胎移植是降低多胎妊娠及相关并发症最有效的方式。尽管这一措施被学术界推崇，但是实际推广速度仍较缓慢，因为胚胎数目减少可能伴随妊娠率下降。为此，临床医生及胚胎学家为提高单胚胎移植的着床率和妊娠率做出了很多努力。首先，囊胚培养为评估胚胎发育潜能提供了一种可能。新鲜胚胎移植周期中，囊胚移植的植入率高于卵裂期胚胎移植。但是囊胚培养仍存在一些弊端。临床实际工作中，囊胚培养及单囊胚移植策略被用于具有较多卵裂期胚胎且预后较好的人群中。其次，除了胚胎因素，改善宫腔植入环境也可提高单胚胎移植的成功率。促排周期中，超生理剂量的甾体激素水平可能影响宫腔环境。再次，随着冷冻技术的发展，胚胎冻存相对安全且复苏率可观。在多囊卵巢综合征患者中，选择性冻融胚胎移植策略，可以显著提高活产率，同时降低卵巢促排卵相关的并发症。在正常排卵的女性中，冻融胚胎移植的活产率与新鲜胚胎移植相当。

既往的大多数研究不局限于单胚胎的卵裂期胚胎移植，此时多胎妊娠率多达 30%，并伴随母胎发病率增加。近 5 年，随着囊胚培养体系的优化，以及降低多胎妊娠的多个指南的发布，单胚胎移植策略逐渐被推广开来。冻融周期单囊胚移植可以提高临床妊娠率，其围产期安全性与新鲜周期的单囊胚移植策略相当。该研究通过多中心随机对照试验，在正常排卵女性人群中，比较冻融周期单囊胚移植与新鲜周期单囊胚移植的妊娠结局、产科并发症及围产期并发症。

研究方法：本研究为不设盲的多中心随机对照试验，联合国内 21 家生殖中心，共纳入 1650 例接受体外受精–胚胎移植的不孕受试者。本研究的纳入标准为：年龄 20～35 岁、具有规律的排卵周期（月经周期介于 21～35 天），第一周期 IVF 或者 ICSI。排除标准包括：PGT 周期、先天或获得性子宫异常（具体包括：子宫畸形、子宫腺肌症、黏膜下肌瘤、宫腔粘连）、肝肾疾病、糖尿病、严重贫血、血栓、肿瘤等。随机序列号在山东大学统计学工作人员协助下通过电脑产生。序列号保存于线上数据中心，并通过设置用户名和密码保护数据的有效性和安全性。取卵后的第三天，进行随机化分组。所有患者使用拮抗剂方案在月经第 1～3 天开始促排卵。

研究结果：2016 年 8 月至 2017 年 7 月，共 1650 名患者纳入研究，并进行随机化分组试验。冻融单囊胚移植组的活产率为 50.4%；新鲜单囊胚移植组的活产率为 39.9%，RR 值为 1.26。冻融单囊胚移植组的植入率、临床妊娠率、继续妊娠率均高于新鲜单囊胚移植组。两组患者的流产率持平。冻融单囊胚移植组的单胎新生儿出生体重高于新鲜单囊胚移植组。两组患者 OHSS 发生率无明显差异。冻融单囊胚移植后的子痫前期发生率高于新鲜单囊胚移植。其他产科相关并发症，包括早产率、新生儿发病率、新生儿先天畸形发生率在两组间无明显差异。

研究结论：在排卵正常的预后良好的女性患者中，冻融单个囊胚移植可以获得更高的胚胎着床率，从而获得更高的活产率。两组患者的流产率无明显差异。冻融胚胎移植后的单胎出生体重，同时发育胎龄儿发生率高于新鲜单囊胚移植。冻融单囊胚移植后，先兆子痫的发病率增加。中、重度重 OHSS 的发生率在两组中无显著差异。

研究意义：与传统的新鲜单囊胚移植相比，全胚胎冷冻后的单囊胚移植可显著提高胚胎着床率、妊娠率及活产率，以及单胎新生儿的出生体重，显著改善了"试管婴儿"的母婴安全和临床结局，为单囊胚移植策略提供了高质量的循证医学证据。但同时，冷冻复苏单囊胚移植的母体子痫前期发生风险略有增加，给该方案的临床应用提出重要警示，也给胚胎培养和低温冷冻技术提出了更多的研究挑战。

成果 7：证实闭角型青光眼高危患者不宜广泛使用预防性激光治疗

中山大学中山眼科中心研究团队与来自英国、美国、新加坡眼科临床和研究中心的研究人员在 *Lancet* 上发表了题为 "Laser Peripheral Iridotomy for The Prevention of Angle Closure: A Single-centre, Randomised Controlled Trial" 的文章。该研究是为期 6 年的单中心临床随机对照试验，研究证实，原发性闭角型青光眼高危患者转变为青光眼的比例很低，因此不推荐在高危患者中广泛使用预防性激光治疗。

研究背景：青光眼是首位不可逆性致盲眼病，其中原发性闭角型青光眼影响全球 2000 万人。可疑原发性房角关闭人群为闭角型青光眼高危患者，但转变为青光眼的比例较低。本研究的目的是评价对可疑原发性房角关闭人群进行激光周边虹膜切除术以预防原发性闭角型青光眼的有效性和安全性。

研究方法：该研究为单中心随机对照试验。中山大学中山眼科中心纳入了 50～70

岁的双眼可疑原发性房角关闭的受试者，并对符合条件的受试者双眼进行随机分组，其中单眼接受激光周边虹膜切除术治疗，另一眼不作治疗作为对照。激光治疗后，对受试者随访 72 个月，以眼压升高、发生前房角粘连或急性青光眼发作作为主要结局指标。

研究结果： 自 2008 年 6 月 19 日，中山大学中山眼科中心从 11 991 名筛查对象中，纳入了 889 名受试者（889 只治疗眼和 889 只未治疗眼）。每 1000 眼-年中，治疗眼主要结局指标发生率为 4.19，未治疗眼为 7.97（HR 0.53，95%CI 0.30-0.92，$p= 0.024$）。其中，治疗眼出现 19 例主要结局指标，未治疗眼出现 36 例主要结局指标，差异有统计学意义（$p= 0.0041$）。随访期间未发现严重不良事件。

研究结论： 通过社区筛查确定的闭角型青光眼高危患者中，闭角型青光眼发病率非常低。虽然激光周边虹膜切开术有显著的预防效果，但由于主要结局指标的发生率较低，且以不会直接引起视力损伤的前房角粘连为主，行预防性激光周边虹膜切除术的益处有限。因此，不推荐对闭角型青光眼高危患者广泛应用预防性激光治疗。

研究意义： 该研究是我国眼科界第一篇在 *Lancet* 发表的原创性长篇论著。研究周期 6 年，评价了对闭角型青光眼高危患者行激光周边虹膜切除术以预防原发性闭角型青光眼的有效性和安全性，证实闭角型青光眼高危患者不宜广泛使用预防性激光治疗，这项研究结果有望减少不必要的手术治疗，降低卫生资源投入。

成果 8：发现阻塞性睡眠呼吸暂停与大型非心脏手术术后 30 天内发生心血管疾病呈正相关关系

来自香港威尔斯亲王医院的研究人员在 *Journal of the American Medical Association* 杂志发表题为 "Association of Unrecognized Obstructive Sleep Apnea with Postoperative Cardiovascular Events in Patients Undergoing Major Noncardiac Surgery" 的文章。研究发现阻塞性睡眠呼吸暂停与大型非心脏手术术后 30 天内发生心血管疾病呈正相关。

研究背景： 大量证据表明，阻塞性睡眠呼吸暂停（OSA）者存在较高的心血管并发症风险，包括如高血压、心肌缺血、心力衰竭、心律失常、卒中、心源性猝死等。全麻药、镇静剂和术后镇痛药均是有力的呼吸抑制剂，可松弛上呼吸道扩张肌，削弱对低氧血症和高碳酸血症的通气反应。这些事件都会加重 OSA，并可能导致术后心血管并发症。本研究基于术前夜间睡眠监测的研究数据，进而分析 OSA 与非心脏手术后 30 天内出现心源性死亡、心肌损伤、心力衰竭、血栓栓塞、房颤和卒中等心血管并发症之间的相关性。

研究方法： 本研究为多中心、前瞻性队列研究，纳入了 2012 年 1 月至 2017 年 7 月间来自 5 个国家 8 家医院、未诊断为睡眠呼吸暂停且患有 1 个及以上的术后心血管事件危险因素的患者共 1218 名。患者年龄均在 45 岁及以上，平均年龄 67 岁，均接受重大非心脏手术，包括腹腔手术、大型骨科手术或血管手术。根据术前便携式睡眠监测，将 OSA 分为轻度[呼吸事件指数(REI 5～14.9/h)]、中度(REI 15～30/h)和重度(REI>30/h)]。术后监测包括夜间脉搏血氧测定和心肌肌钙蛋白浓度测定，观察术后 30 天内出现心肌损伤、心源性死亡、心力衰竭、血栓栓塞、房颤和中风等心血管并发症的情况。通过比例危险分析来研究明确 OSA 和术后心血管并发症之间的关系。

研究结果： 在术后 30 天内，重度 OSA 患者出现心血管并发症的比例为 30.1%（41/136），中度 OSA 患者为 22.1%（52/235），轻度 OSA 患者为 19.0%（86/452），无 OSA 患者为 14.2%（56/395）。OSA 患者出现心血管并发症的风险更高（校正危险比为 1.49，$p=0.01$）。然而，这一关联仅在重度 OSA 患者中具有显著差异（校正危险比为 2.23，$p=0.001$），而在中度 OSA 患者（校正危险比为 1.47，$p=0.07$）或轻度 OSA 患者（校正危险比为 1.36，$p=0.08$）中并不存在。出现心血管并发症的患者在术后的前 3 个晚上血氧饱和度低于 80% 的平均累积时间（23.1min）高于无并发症的患者（10.2min）（$p<0.001$）。麻醉方式、术后阿片类药物使用和补充吸氧治疗对围手术期心血管并发症结局无明显交互作用。

研究结论： 在接受重大非心脏手术的高危成人中，未被识别的严重阻塞性睡眠呼吸暂停与术后 30 天心血管并发症的风险增加显著相关。能否通过干预措施改变这种风险需进一步的研究来评估。

研究意义： OSA 与围手术期预后的关系目前学界众说纷纭，主要原因在于对研究条件的控制方面异质性较大，阻碍了对数据的定量分析。本研究选择接受重大非心脏手术患者的代表性样本，通过标准化的术前睡眠监测来诊断 OSA，并根据严重程度进行分层，术后通过监测肌钙蛋白浓度以检测心肌损伤，因此对该问题有了更进一步的解答。

成果 9：替格瑞洛联合阿司匹林治疗可使 TIA 及轻型缺血性卒中患者获益

来自首都医科大学、福建医科大学、温州医学院、华北理工大学、郑州大学、河北医科大学及扬州大学等机构的研究人员于 2019 年在 *British Medical Journal* 杂志发表题为 "Ticagrelor Plus Aspirin Versus Clopidogrel Plus Aspirin for Platelet Reactivity in Patients with Minor Stroke or Transient Ischaemic Attack：Open Label，Blinded Endpoint，Randomised Controlled Phase II Trial" 论文。该临床研究证实：在新发短暂性脑缺血发作（transient ischemia attack，TIA）和急性缺血性脑卒中患者中，使用替格瑞洛联合阿司匹林双联抗血小板方案优于氯吡格雷联合阿司匹林联合治疗。

研究背景： 既往研究证实，氯吡格雷联合阿司匹林双联抗血小板方案（氯吡格雷双抗方案）在携带细胞色素 P450 C19（*CYP2C19 *2/*3*）等位基因功能缺失（loss-of-function，LOF）患者人群效果不优于阿司匹林单药治疗。在急性冠脉综合征患者中，不考虑 *CYP2C19* 等位基因功能缺失影响，替格瑞洛联合阿司匹林双联抗血小板方案（替格瑞洛双抗方案）优于氯吡格雷联合阿司匹林抗血小板治疗。目前尚无以上两种抗血小板方案在急性缺血性脑血管病患者中的安全性与有效性研究。首都医科大学天坛医院联合国内 26 家机构，进行多中心随机对照临床研究，探索替格瑞洛双抗方案的有效性及安全性是否优于氯吡格雷双抗方案。此外，该试验重点关注了 *CYP2C19*2/*3* 等位基因 LOF 患者和大动脉粥样硬化患者群体。

研究方法： 研究入组了来自国内 26 家研究中心，675 名 24h 内发生 TIA 及急性轻型缺血性卒中患者。随机分为替格瑞洛双抗组（首次负荷剂量 180mg，后续 90mg，1 天 2 次，共 90 天，$n=336$）和氯吡格雷双抗组（首次负荷剂量 300mg，后续 75mg，1 天 1 次，共 90 天，$n=339$），两组患者均给予阿司匹林（首次负荷剂量 100～300mg 不等，后续 100mg，1 天 1 次，共 21 天）。主要终点事件：治疗 90 天后血小板高反应性（high platelet reactivity，HPR）比例（参考 PRINCE 研究方案）。使用 VerifyNow 床旁快速检测方法检测 HPR，血小板反应单位（P2Y12 reaction units，PRU）越高说明药物抑制效果越差。HPR 定义：PRU >208 界定为 HPR。次要终点事件包括：90 天（或第 7 天）携带 *CYP2C19* 等位基因 LOF 患者 HPR 比例，7 天、90 天、6 个月及 1 年内卒中复发（包括缺血或出血卒中）。

研究结果： 药物治疗 90 天后替格瑞洛双抗组 HPR 比例 12.5%（35/280）vs. 氯吡格雷双抗组 HPR 比例 29.7%（86/290），RO：0.40，95%CI 0.28-0.56，*p*<0.001；在携带 *CYP2C19* 等位基因 LOF 患者中，替格瑞洛双抗组与氯吡格雷双抗组 HPR 比例 10.8% vs. 35.4% RO：0.31，95%CI 0.18-0.49，*p*<0.001；替格瑞洛双抗组与氯吡格雷双抗组卒中复发比例：6.3%（21/336）vs. 8.8%（30/339），HR 0.70，95%CI 0.40-1.22，*p*=0.20；在大动脉粥样硬化患者中，替格瑞洛双抗组 vs. 氯吡格雷双抗组，90 天内卒中复发风险显著降低（6.0% vs. 13.1%，HR 0.45，95%CI 0.20-0.98，*p*=0.04）。替格瑞洛双抗组与氯吡格雷双抗组出血事件无统计学差异 4.8% vs. 3.5%，*p*=0.42。

研究结论： 与氯吡格雷双抗方案相比，替格瑞洛双抗方案显著降低 TIA 及急性轻型缺血性卒中患者 HPR 比例。在携带 *CYP2C19* 等位基因 LOF 患者人群中，替格瑞洛双抗治疗降低 HPR 比例优势更显著。该研究还需要更多样本量的Ⅲ期临床试验数据支持。

成果 10：研究确证理想心血管健康指标增加与糖尿病及前期患者心血管疾病风险负相关（糖尿病与心血管风险重大进展）

来自上海交通大学、附属瑞金医院等的研究人员在 *JAMA Cardiology* 杂志发表题为"Ideal Cardiovascular Health Metrics and Major Cardiovascular Events in Patients With Prediabetes and Diabetes"的文章。研究证实了达到 5 种或以上理想心血管健康标准可有效控制糖尿病患者后续心血管疾病风险。糖尿病患者理想心血管健康指标增加，能显著下调心血管疾病风险比；55 岁及以下的中青年糖尿病前期患者具有更显著的风险获益。

研究背景： 糖尿病严重危害社会健康，显著独立增加心血管疾病风险。根据 2010 年美国心脏病协会七大理想心血管健康指标的准则，多国家/地区开展相关人群研究，证实心血管健康的有效获益，然而其在糖尿病患者中的作用有待确证。该研究建立了基于全国人群的前瞻性队列研究，以心血管健康指标对糖尿病及前期患者心血管疾病风险的影响进行评估，探索健康生活方式/最佳代谢检测和心血管疾病风险的关联。

研究方法： 中国心脏代谢疾病和癌症队列（4C 研究团队）建立基于人群的多中心、前瞻性队列研究，收集 2011 年和 2016 年来自中国 20 个社区的居民人体测量数据和血液样本，共纳入 111 765 例基线未发生心血管疾病的受试者进行统计分析。研究评估了生活方式（包括吸烟和饮酒等）、饮食习惯、体育锻炼、体质指数、血压、血糖、血脂 7 大标准与心血管疾病死亡、心肌梗死、卒中和心衰复合发病风险的关联。研究人员使用比例风险回归模型和多因素校正分析来调查这些关联，根据年龄和性别进行关联的亚组分析，并通过相乘交互分析探索分层关联是否存在差异。

研究结果： 通过平均 3.8 年（406 065 人/年）的随访调查，相较于血糖正常调控人群，糖尿病前期达到 5 种健康标准以上人群的心血管疾病风险比降低至 0.57（95% CI

0.43-0.75），达到 1 种或以下健康标准的心血管疾病风险比为 1.34（95% CI 1.16-1.55）；而糖尿病患者达到理想血压水平可使心血管风险显著下降（风险比 HR 0.91；95%CI 0.71-1.18），并随着达标指标数量增加而降低（≤1 种：HR 2.05，95% CI 1.76-2.38；≥5 种：HR 0.80，95%CI 0.56-1.15）。在年龄不超过 55 周岁的人群中，这种指标数量关联更强。在糖尿病及前期人群中的分层分析，同样确证了此指标数量关联。

研究结论：研究数据显示，理想心血管健康指标可有效控制糖尿病及前期患者心血管疾病发病风险，每增加一项达标指标至少可降低 15% 心血管风险。这些结果强调了心血管健康指标预防心血管疾病在糖尿病及前期人群中的重要作用。

研究意义：首次在全球范围内系统评估糖尿病及前期人群理想心血管健康指标对心血管疾病发病风险的影响，确证以血压为首的健康指标达标在心血管疾病防控的有效获益，强调针对糖尿病及前期个体的生活方式和代谢状况进行早期干预以预防心血管疾病的重要性。研究结果可为糖尿病患者控烟、饮食等心血管健康指标与后续心血管疾病风险评估的临床应用提供重要的流行病学证据。

三、口腔医学重大进展

秦 奕 徐 畅
中国医学科学院医学信息研究所

成果 1：绘制口腔-头颈黏膜恶性黑色素瘤基因组特征图谱并提供潜在治疗策略

来自上海交通大学医学院附属第九人民医院等机构的研究人员在 *Clinical Cancer Research* 杂志发表题为 "Analysis of Mucosal Melanoma Whole-Genome Landscapes Reveals Clinically Relevant Genomic Aberrations"[1] 及在 *Theranostics* 杂志发表 "Repurposing Ponatinib as A Potent Agent against KIT Mutant Melanomas"[2]的文章。该研究报道了迄今最大规模的口腔–头颈黏膜恶性黑色素瘤（MM）基因组特征图谱描绘结果及相关靶向治疗的转化研究成果，并首次利用遗传信息学注解的 MM PDX 模型队列开展了 "1×1×1" 模式的小鼠临床替代性试验（PDX Trial），进一步证实针对周期蛋白依赖性激酶（CKD4）基因扩增的 MM 患者进行帕博西尼（Palbociclib）靶向用药的可行性；同时，利用 MM 病人组织源性 PDC 细胞模型开展高通量药物筛选，并在遗传信息学注解的 PDX 模型进行体内药效验证，证实帕纳替尼（Ponatinib）可作为存在 KIT 特定突变位点 MM 患者的潜在治疗策略。

研究背景：与基因组学驱动的皮肤黑色素瘤的精确治疗进展不同，对于 MM 患者而言，目前分子机制研究的不足限制了治疗的进展。因此，研究人员试图表征 MM 的基因组景观，以确定具有预后和/或治疗意义的基因组改变。

研究方法：对 65 个 MM 样本（包括 63 个配对的肿瘤血样和 2 个匹配的淋巴结转移瘤）进行了全基因组测序（WGS），并对独立的 MM 队列（*n*=80）进一步通过微滴式 PCR 进行验证。基于以上分子机制，通过在 MM 患者来源的异种移植（PDX）中，对 FDA 批准的 CDK4/6 抑制剂帕博西尼（Palbociclib）进行疗效分析。

研究结果: 研究不仅在 MM 样本中筛选出公认的 BRAF(3.1%)、RAS 家族(6.2%)、NF1(7.8%)和 KIT(23.1%)驱动基因突变,研究还发现①跨膜核孔蛋白基因 *POM121*(30.8%)的突变和扩增确定了具有较高肿瘤增殖率的患者亚组;②染色体 5 和 12 之间结构变异的富集确定了一个临床症状明显恶化的患者亚组;超过 50% 的 MM 患者在 12q13-15 多次出现几个癌基因(*CDK4*、*MDM2* 和 *AGAP2*)的局灶性扩增,与 5p15 处的 TERT 扩增显著相关,并且在验证队列中得到证实;③PDX 试验表明,帕博西尼在 *CDK4* 高表达的 MMs 中具有强大的抗肿瘤作用。

研究结论: 此研究是迄今为止最大的 MM 队列分析,以前所未有的分辨率定义这一致命癌症的基因组景观,并识别基因组畸变,从而促进癌症的精确治疗。

研究意义: 此项研究是代表患者间遗传异质性的 MM PDX 模型的首批研究,并已用于靶向药物评估。在临床前 PDX 模型药物评估阶段,通过基因组规模的精确医学为治疗策略提供依据。此项研究发现了 Palbociclib 和 Ponatinib 的新作用,为黏膜恶性黑色素瘤的临床转化研究及合理的开展临床试验提供了基础,并对推动后续患者个体化治疗的临床应用具有重要意义。

成果 2:水凝胶再生疗法可实现高水平的牙周组织再生

来自空军军医大学的研究人员在 *Acta Biomaterialia* 发表题为 "Building Capacity for Macrophage Modulation and Stem Cell Recruitment in High-stiffness Hydrogels for Complex Periodontal Regeneration: Experimental Studies *in vitro* and in Rats" [3]的文章。该研究探究并论证了在高强度水凝胶材料中并行使用免疫调节因子和归巢因子可以诱导干细胞归巢,调节细胞分化并最终诱导牙周组织再生。其中,白细胞介素 4(IL-4)在高强度转谷氨酰胺酶交联凝胶(TG-gel)中可以诱导巨噬细胞极化成 M2 表型,基质衍生细胞因子-1α(SDF-1α)可以诱导内源性细胞归巢。

研究背景: 牙周炎影响全球 70% 的人口,在多种炎症反应的共同作用下,造成牙齿支持组织的损坏。一旦发生硬组织(牙槽骨和牙骨质)和软组织(牙周膜)的缺损,根据目前临床上的再生干预措施,牙周组织的再生有限。尽管干细胞治疗越来越受到关注,并被证明具有促进牙周组织损伤恢复的巨大潜力,但干细胞的体外培养和扩增耗时长,过程复杂且花费高昂。内源性再生技术可以刺激宿主潜在的自我修复机制,促进招募和调节内源性干细胞进入病变部位。由于避免了昂贵且繁复的体外细胞培养,使得这种治疗更安全、经济和可靠。

研究方法: 本研究假设免疫调节因子白细胞介素(IL-4)在高刚度 TG 凝胶的三维(3D)机制中高表达可以使 Mφs 的 M1 极化向 M2 转变,并与基质衍生细胞因子-1α(SDF-1α)相互作用促进内源性干细胞的浸润来增强牙周组织的再生。诱导 Mφs 进入促愈合型的生物材料不仅有助于募集的干细胞进行成骨,还可以促进细胞归巢、组织形成,甚至促进整个再生过程,从而提高成功的可能性。

研究结果: 在细胞迁移的实验中,SDF-1α 在凝胶中的过表达会促进 BMSCs 的迁移,使更多的细胞浸润到 TG 凝胶的三维基质中。在接受 IL-4 和/或 SDF-1α 的 TG 凝胶移植的牙周炎动物模型体内,术后 4 周时形成了更多的骨组织修复(MicroCT)。一周后,在各组浸润了 Mφs 的移植凝胶中，无 IL-4 的组中 M1 表型细胞增多，而高表达 IL-4 更可能使其向 M2 极化（免疫荧光染色）。组织病理学检查表明，IL-4 和 SDF-1α 都高表达的 TG 凝胶组促进了更多的附着组织（上皮和结缔组织）恢复和混合组织（骨、牙周膜和牙骨质）再生。

研究结论：本研究对 IL-4 和/或 SDF-1α 高表达的高刚度 TG 凝胶进行了体内和体外研究，结果表明，IL-4 的高表达可以诱导 Mφs 活化为具有抗炎作用的 M2 表型，从而增强 BMSCs 的体外成骨诱导。此外，无论 Mφs 是否参与，SDF-1α 的高表达均能促进 BMSCs 的募集，可用于诱导内源性细胞归巢。总体而言，构建高刚度水凝胶中 Mφs 诱导和细胞募集的能力代表了一种简单而有效的策略，可以支持高水平的牙周组织再生。

研究意义：首次提出了一种基于巨噬细胞诱导和宿主细胞募集的临床相关策略。越来越多的证据表明，SDF-1α 的高表达可以赋予生物材料激活和调动患者自身干细胞的功能，实际上这种策略已在动物模型中取得了显著成功。在牙周组织再生功能中也是如此，其中 SDF-1α 的高表达可以将宿主驻留细胞迁移到牙周组织缺损部位进行再生。一旦成功招募到足够数量的内源性干细胞，如何在体内环境中诱导其分化为具有组织分化潜能的细胞至关重要。适当的细胞分化可以通过设计仿生生物材料（如水凝胶）来实现，这些材料能够从多个方面模拟天然细胞外基质，例如微观结构、化学、动力学和功能。基于水凝胶的生物材料以其含水量和可定制的物理性能为特点，能够模拟天然 ECM 的许多基质参数，被广泛应用于组织工程中细胞命运的调控。在水凝胶的各种基质参数中，已证明刚性会对细胞迁移、增殖和分裂产生重要影响。

参 考 文 献

[1] Zhou R, Shi CJ, Tao WJ, et al. Analysis of mucosal melanoma whole-genome landscapes reveals clinically relevant genomic aberrations. Clinical Cancer Reaserch. 2019. 25(12): 3548-3560.

[2] Han Y, Gu ZY, Wu J, et al. Repurposing ponatinib as a potent agent against KIT mutant melanomas. Theranostics. 2019. 9(7): 1952-1964.

[3] He XT, Li X, Xia Y, et al. Building capacity for macrophage modulation and stem cell recruitment in high-stiffness hydrogels for complex periodontal regeneration: Experimental studies *in vitro* and in rats. Acta Biomaterialia. 2019. 88: 162-180.

四、基础医学与生物学重大进展

殷　环　齐　燕　刘雅茹
中国医学科学院医学信息研究所

成果 1：人类胚胎着床发育过程及其机制解析

该成果包含三篇文献。

（1）来自北京大学的研究人员在 *Nature* 杂志上发表文章"Reconstituting the Transcriptome and DNA Methylome Landscapes of Human Implantation"，该研究应用体外

模拟人类胚胎着床培养体系，经过与高精度单细胞多组学测序技术相结合，首次阐述了人类胚胎着床过程（受精后第 5 天到第 14 天）基因表达调控网络和 DNA 甲基化动态变化规律，解析了围着床期胚胎发育的分子调控机制。

既往对着床过程的研究通常是使用小鼠等模式生物进行。根据国际公认的"14 天原则"，对人类胚胎的研究允许到受精后 14 天，但由于技术的限制，很难获得早期着床后（7～14 天）的人类胚胎，人类围着床期胚胎发育的过程仍然是一个"黑匣子"。研究团队长期聚焦于人类胚胎早期发育分子调控机制，先后建立了人类植入前胚胎和胎儿不同器官发育的基因表达或表观遗传图谱。在既往研究基础上，本研究借助人类胚胎体外长时培养技术，模拟了人类胚胎的着床和早期着床后发育过程，系统解析了这一关键阶段调控胚胎细胞谱系分化的基因表达和表观遗传特征。

主要发现包括：①人类胚胎在囊胚后期逐渐具备体外自我重构与着床的能力；②围着床期胚胎中 X 染色体失活与上调两种机制并存，调控 X 染色体上基因表达剂量；③围着床期胚胎中各谱系细胞具有特异性 DNA 甲基化特征。

（2）来自昆明理工大学与云南省第一人民医院的研究人员合作在 *Nature* 杂志上发表文章 "A Developmental Landscape of 3D-cultured Human Pre-gastrulation Embryos"，通过建立人胚胎三维培养系统，揭示了人原肠前胚胎的关键发育事件，系统研究了原肠前人胚胎和多能干细胞的发育过程，绘制了原肠前人胚胎的分子和形态发育全景图，为研究人受精卵着床后的早期胚胎发育建立了重要的研究基础。

研究团队在取得伦理审查允许并获得病人知情同意的前提下，利用临床捐献的胚胎，首先通过改善培养基和培养方法，开发了一个三维（3D）人囊胚培养体系，克服二维（2D）无法模拟胚胎发育的缺陷。采用该体系首次将人囊胚在 3D 条件下培养到原条阶段（第 14 天），但未出现早期神经系统的发育，符合胚胎研究的国际伦理。这些 3D 胚胎能高度模拟体内胚胎的发育，经历不同形态的发育并自发组装成 2D 条件下无法产生的 3D 结构，包括胚胎双层杯盘、羊膜、基底膜、初级和灵长类独特次级的卵黄囊、前后轴与原条。与上胚层细胞相比，羊膜腔的羊膜上皮显示出独特和特征性的表型。

通过对大量单细胞的转录表达谱的分析，研究团队揭示了上胚层细胞、下胚层细胞和滋养层细胞谱系分化和发育的动态，以及分子调控网络。首次阐明胚胎着床后，细胞滋养层、绒毛外细胞滋养层和合胞体滋养细胞的分化及引起分化的信号和转录因子。不同的多能因子协调作用决定了上胚层细胞的发育和转化。

（3）来自郑州大学第一附属医院和清华大学生命科学院的研究人员合作在 *Science* 上发表文章 "Resetting Histone Modifications During Human Parental-to-Zygotic Transition"，研究揭示了人类早期胚胎发育组蛋白修饰重编程规律，发现人类早期胚胎发育染色质独特的亲本到合子表观基因组的转换模式，提出"表观基因组重启"（epigenome rebooting）模型。

研究团队优化并建立了可识别低至 50 个细胞中的组蛋白修饰染色质定向捕获分割技术（CUT&RUN），并针对人类早期胚胎样本进行了优化，进一步在人类卵母细胞、合子基因组激活（zygotic gene activation，ZGA）前后胚胎和内细胞团等时期检测了 H3K4me3 和 H3K27me3 的动态变化，在 ZGA 后的胚胎中检测了 H3K27ac 的分布，研究发现人类早期胚胎发育过程中的组蛋白重编程经历了和小鼠不同的动态变化。在人卵细胞中，H3K4me3 没有呈现非经典的分布模式，而依然集中分布于基因的启动子区域。同时，H3K27me3 依然富集于它的经典靶位点——发育基因的启动子区域。研究团队发现 ZGA 前的 H3K4me3 建立和 DNA 的序列特征有很好的相关性，并在一定程度上具有类似小鼠卵细胞中非经典 H3K4me3 的特征，H3K4me3 的出现也伴随着这些区域染色质开放的建立。研究团队将这种 H3K4me3 称之为预备性的 H3K4me3 状态，将 ZGA 前的染色质状态称之为"默认"状态，并提出"表观基因组重启"模型：精子、卵子受精后，人类早期胚胎清除亲本的表观遗传记忆（内存清理），重构初始化状态（加载基础架构），重建表观基因组调控细胞分化（加载高级功能模块）。

研究意义：以上研究共同提供对人类胚胎移植的复杂分子机制的认识，绘制原肠前人胚胎的分子和形态发育全景图，对于认识人类生命起始及辅助生殖技术中胚胎的早期发育和调控规律具有重要理论意义。

成果 2：研究发现肿瘤氨代谢异常的分子机制及功能

清华大学生命科学学院、中国医学科学院基础医学研究所等的研究人员发表在 *Nature* 上的文章"p53 Regulation of Ammonia Metabolism Through Urea Cycle Controls Polyamine Biosynthesis"，首次将 *p53* 与尿素循环和氨代谢联系起来，揭示氨在控制多胺生物合成和细胞增殖中的作用。发现并证实抑癌基因 *p53* 通过抑制尿素循环来调节氨代谢，从而抑制肿瘤的生长。

研究背景：肿瘤细胞为了满足其快速增殖或存活的需要，会改变其一些重要的代谢途径，而异常改变的、高活性的代谢过程（包括蛋白降解和含氮物质的合成代谢等）往往会伴随着氨的生成。而在这种情况下，肿瘤细胞如何处理氨的累积？以及大量氨的积累会带来怎样的后果或影响？多年来我们对此却并不清楚[①]。

研究过程：首先通过研究 *p53* 对尿素循环的影响来确定其是否在氨代谢中起作用。尿素循环（urea cycle）用于消除由人体内蛋白质分解或含氮化合物合成产生的过量氮和氨。尿素循环酶还操纵某些类型肿瘤中的核苷酸代谢。Luciferase 报告基因实验证实 *p53* 基因通过直接的靶向作用关系抑制 *CPS1、OTC* 和 *ARG1* 这三个基因的表达，*CPS1、OTC* 和 *ARG1* 是 *p53* 的转录靶标。在几个敲减 *p53* 的细胞中发现了更高水平的尿素生成（通过尿素释放来衡量）和谷氨酰胺利用，而 *p53* 降低了氨水平。小干扰 RNA（siRNA）缺失和补救实验表明 *CPS1、OTC* 和 *ARG1* 减少了氨的积累并增强了尿素的生成。为了评估 *CPS1、OTC* 和 *ARG1* 的调控是否介导 *p53* 依赖性尿素生成，研究人员同时敲除了 $p53^{+/+}$ 和 $p53^{-/-}$ HCT116 细胞中的这三个基因；同样，*p53* 缺乏增加了尿素的产生，而 NH_4Cl 的添加增大了 $p53^{+/+}$ 和 $p53^{-/-}$ 细胞之间尿素生成的差异。进而研究了尿素循环的抑制是否有助于 *p53* 介导的肿瘤抑制。为了确定尿素循环代谢如何影响肿瘤的生长，研究人员观察到 *p53* 的消耗降低了几种细胞系和小鼠肝中的氨水平。值得注意的是，对尿素循环的抑制增加了氨水平，并使 $p53^{+/+}$ 细胞与 $p53^{-/-}$ 细胞之间的差异最小化。此外，研究人员发现对细胞增殖至关重要的多胺生物合成受到氨的限制，与 *p53* 诱导氨积累的发现一

---

① http://www.ebiotrade.com/newsf/2019-3/2019311170315847.htm

致，*p53* 消耗增加了腐胺的水平，氨的添加降低了腐胺的生产。多胺的生物合成主要受限速酶 ODC（ornithine decarboxylase，也称为 ODC1）控制。值得注意的是，氨会抑制 ODC 活性，而 p53-null 细胞显示的 ODC 活性水平高于野生型细胞。敲减 *CPS1*、*OTC* 和 *ARG1* 可增加细胞氨水平，降低 ODC 活性和降低细胞腐胺水平。此外，如细胞培养和集落形成试验所示，外源腐胺增加了这些三联敲除细胞的增殖。接下来，研究人员探讨了 ODC 对细胞增殖的影响。补充 ODC 抑制剂 α-二氟甲基鸟氨酸（DFMO）会降低细胞增殖，并抑制所有的细胞生长。通过两组 siRNA 进行 ODC 沉默可减少几种细胞系的集落形成，并使 *p53⁺/⁻* 和 *p53⁻/⁻ HCT116* 细胞之间的差异最小化。上述发现进一步促使研究人员研究氨抑制 ODC 活性的机制，通过进行 35S-Met/Cys 掺入分析和多核糖体图谱分析以监测蛋白质翻译，来检测氨是否调节 ODC 蛋白质合成。研究发现，多胺合成途径中的限速酶 ODC 的活性与尿素循环成正相关，而与 *p53* 及氨的积累负相关。氨累积呈现显著的负相关。*p53* 抑制尿素循环代谢途径导致的氨累积可直接下调 ODC 的 mRNA 翻译，进而导致细胞内总体 ODC 的活性降低，使得多胺合成受阻，减慢肿瘤细胞的增殖。

研究结论：抑制基因 *p53* 是人类肿瘤中最常见的突变基因，它通过抑制尿素循环来调节氨的代谢。*p53* 通过 *CPS1*、*OTC* 和 *ARG1* 的转录下调，抑制尿素生成并增加氨的生成，从而抑制了肿瘤的生长。相反，这些基因的下调通过 MDM2 介导的机制反馈激活 *p53*。此外，氨的积累导致多胺生物合成限速酶 ODC 的 mRNA 翻译显著下降，从而抑制了多胺的生物合成和细胞增殖。这些发现将 *p53* 与尿素生成和氨代谢联系起来，并进一步揭示了氨在调节多胺生物合成和细胞增殖中的作用。

尿素循环的代谢酶的表达和功能具有组织依赖的特性，而 *p53* 选择调控了该循环途径中一半以上的反应步骤，在一定程度上暗示了 *p53* 对此途径的监控强度之强，以及该途径的重要性。因此，对于氨代谢的调控可能是 *p53* 影响肿瘤发生发展的一个重要的分子机制，这也表明尿素循环和氨代谢在肿瘤发生中的重要性及其作为治疗靶标的潜力。

研究意义：这项研究首次将 *p53* 与氨代谢直接联系起来；同时揭示了氨的过度积累可以被 ODC 的蛋白翻译过程所"感知"，具有调控多胺合成从而影响肿瘤细胞增殖的生物学功能。该项研究完善了代谢废物在肿瘤发展中的作用机制，并为肿瘤治疗新靶标的发现提供了有力的理论依据。

成果 3：研发高精度单碱基编辑工具及新型脱靶检测技术

该成果包含 2 篇文献：

（1）来自上海脑科学与类脑研究中心、神经科学国家重点实验室、中国科学院灵长类神经生物学重点实验室等的研究人员合作在 *Nature* 杂志发表文章 "Off-target RNA Mutation Induced by DNA Base Editing and Its Elimination by Mutagenesis"，研究证明了 BE3、BE3-hA3A 和 ABE7.10 等多个单碱基编辑技术均存在大量的 RNA 脱靶，并且 ABE7.10 还会导致大量的癌基因和抑癌基因突变，具有较强的致癌风险。该研究进而通过点突变的方式对三种单碱基编辑工具进行突变优化，使其完全消除 RNA 脱靶的活性，首次获得三种更高精度的单碱基编辑工具，为单碱基编辑技术进入临床治疗提供了重要的基础。

研究人员为评估碱基编辑的 RNA 脱靶效应，将 BE3 和 ABE7.10 与绿色荧光蛋白一起转染到 HEK293T 培养细胞中。利用 Sanger 测序验证了 BE3 和 ABE7.10 在进行细胞 DNA 编辑的高靶向效率，并进行了平均深度为 125X 的 RNA 测序。研究发现与仅用绿色荧光蛋白转染的细胞相比，用各种基础编辑器和 sgRNA 组合转染的细胞中 RNA SNV（single nucleotide variation，单核苷酸变异）水平提高了 5～40 倍。当利用更高水平的 CBE（cytosine base editor，胞嘧啶碱基编辑器）或 ABE（adenine base editor，腺嘌呤碱基编辑器）时，脱靶 RNA SNV 的数量增加。

此外，研究人员观察到 ABE7.10 在癌基因和肿瘤抑制基因中分别诱导了 56 个和 12 个非同义 RNA SNV。其中许多基因的编辑率高于 40%，针对 DNA 的单碱基编辑可能存在致癌风险。为探索消除碱基编辑 RNA 脱靶的方法，研究人员分析了破坏 APOBEC1（BE3）和 TadA（ABE）的 RNA 结合能力的影响，在 APOBEC1 中引入了一种 *W90A* 点突变，结果显示，虽然该突变体不再导致 RNA 脱靶效应，但其靶向 DNA 的编辑活性也基本上"沉默"了。而对 BE3 进行 *W90Y* 和 *R126E* 双重突变可将 RNA 脱靶效应降低至最低水平，并保持 DNA 靶向效率。为了进一步降低脱靶效应，研究人员在 hA3A 的预测 RNA 和单链 DNA 结合区域分别引入了一个点突变，发现这两个变异体中的脱靶 RNA SNV 数目减少至最低水平。研究团队开发的 ABE（*F148A*）突变体能够缩小编辑窗口，其特异性和精确性都优于 ABE7.10，可在保留 DNA 单碱基编辑效率的同时有效降低 RNA 脱靶。

（2）来自中国科学院神经科学研究所、上海脑科学与类脑研究中心与中国科学院上海营养与健康研究所等的研究人员合作在 *Science* 上发表文章"Cytosine Base Editor Generates Substantial Off-target Single Nucleotide Variants in Mouse Embryos"，研究建立了一种被命名为"GOTI"的新型脱靶检测技术，并使用该技术发现以 BE3 为代表的部分基因编辑技术存在无法预测的脱靶风险。此研究显著提高基因编辑技术的脱靶检测敏感性，为基因编辑工具的安全性评估带来了突破性的新工具。

为了实现不借助于脱靶位点预测，同时为了检测不依赖于 sgRNA 的随机突变，研究人员建立了一种名叫"GOTI"的脱靶检测技术。研究者们在小鼠受精卵分裂到二细胞期的时候，编辑一个卵裂球，并使用红色荧光蛋白将其标记。小鼠胚胎发育到 14，5 天时，将整个小鼠胚胎消化成为单细胞，利用流式细胞分选技术基于红色荧光蛋白，分选出基因编辑细胞和没有基因编辑细胞，再进行全基因组测序比较两组差异，这样就避免了单细胞体外扩增带来的噪音问题。而且由于实验组和对照组来自同一枚受精卵，理论上基因背景完全一致，因此直接比对两组细胞的基因组，其中的差异基本就可以认为是基因编辑工具造成的。

借助于 GOTI 系统，团队成员先检测了最经典的 CRISPR/Cas9 系统，发现没有明显的脱靶效应，这个结果结束了之前对于 CRISPR/Cas9 脱靶率的争议。同时，还检测了另一个被给予厚望的 CRISPR/Cas9 衍生技术单碱基编辑系统 BE3 和 ABE，发现 ABE 系统同样表现出非常高的特异性，然而 BE3 存在非常严重的脱靶，而且这些脱靶大多出现在传统脱靶预测认为不太可能出现脱靶的位点，因此之前方法一直没有发现其脱靶问题。

此工作建立了一种在精度、广度和准确性上远超之前的基因编辑脱靶检测技术，有望由此开发精度更高、安全性更大的新一代基因编辑工具，建立行业的新标准。

研究意义：首次获得三种更高精度的单碱基编辑工具，为单碱基编辑进入临床治疗提供重要的基础。新型脱靶检测技术为基因编辑工具的安全性评估带来突破性的新方法。

成果 4：成功建立新型转基因自闭症灵长类动物模型

来自中国科学院深圳先进技术研究院、中山大学、华南农业大学的研究人员在 *Nature* 杂志发表题为 "Atypical Behaviour and Connectivity in SHANK3-mutant Macaques" 的文章。借助 CRISPR 基因编辑技术在猕猴上成功改造了与自闭症高度相关的 *SHANK3* 基因，突变猴表现出与自闭症患者相似的行为特征，且呈现与自闭症患者高度一致的异常眼运动模式及长潜伏期的瞳孔反应。MRI 扫描进一步发现突变猴大脑结构和功能均存在与自闭症患者相似的异常。该研究为更加深入地理解自闭症的神经生物学机制并开发更具转化价值的治疗手段提供了更好的研究基础。

研究背景：*SHANK3*（SH3 结构域和锚蛋白重复序列）在兴奋性突触中编码主要的支架蛋白，协调信号分子的募集并起支架作用，促进兴奋性突触的发育与成熟。其 22q13.3 位点发生突变或破坏意味着自闭症谱系障碍（ASD）的高外显度，并具有单基因突变患病风险，是 Phelan-McDermid 综合征（PMS）中神经发育缺陷的主要原因。

先前科研人员已尝试对果蝇、鱼类和啮齿动物进行实验，并观察到 *SHANK3* 丢失带来的突触功能损伤及几种行为异常，例如 *SHANK3* 突变小鼠变得更加焦虑，运动失调且有自残行为。但上述实验动物模型对人类患者的有效性显然是有限的，部分原因是小鼠中异常行为表型在杂合突变体中几乎检测不到，几乎只在纯合突变体中发现。在啮齿动物模型上发展出的药物在临床试验中无一成功，因此能够服务于针对自闭症新药研发、高强度模拟人类自闭症症状的实验动物模型一直是自闭症研究中的瓶颈。考虑到人与人之间的社会互动涉及的认知与理解和灵长类动物联系更为密切，构建自闭症谱系障碍的灵长类动物模型，则极有可能突破这一瓶颈，以促进神经生物学研究和治疗的发展。

研究方法：最新的 CRISPR/Cas9 介导基因编辑技术已使得靶向基因破坏的方法越来越有效和可靠，非常适合于创建自闭症谱系障碍的非人灵长类动物模型。先前也有人尝试创建转基因 *SHANK3* 猕猴模型，但突变型猕猴容易早期死亡或者仅存活一只难以进行比较，而且 CRISPR/Cas9 编辑的猕猴基因组在种系传递上并未被充分证实。合作团队此次试验首先借助 CRISPR 基因编辑系统在猕猴上成功改造了与自闭症高度相关的 *SHANK3* 基因，得到 5 只突变型猕猴，并且将其中一只突变型猕猴（纯合子）的精子注射到野生型卵母细胞中形成胚胎，并通过代孕猴成功产生了携带 *SHANK3* 突变的 F_1 代猕猴（杂合子）。

研究结果：合作团队对初代突变型猕猴的观察，发现突变猴表现出一系列特殊行为特征，如睡眠质量降低（入睡时间延长，睡眠期间觉醒频率增加），重复性行为增多（理毛、吮吸手指、啃咬笼具等），肌肉推拉力量下降；探索新事物的欲望降低、木讷沉默、与同类的交往减少；易焦虑，注意力不能很好地集中；在观看社会性刺激时，突变猴呈现异常的眼运动模式及长潜伏期的瞳孔反应，这些表现均与自闭症患者高度一致。MRI

扫描进一步发现突变猴大脑结构和功能均存在与自闭症患者相似的异常。结构上表现为灰质体积的降低，功能上表现为脑区间（如后扣带回与内侧前额叶之间）长程连接减少，局部连接增强。而对 F_1 代突变型猕猴的分析也成功证明了基因编辑得到的 *SHANK3* 突变基因的种族传递性。

研究结论： 证明了新型转基因自闭症灵长类动物模型的成功建立。

研究意义： 成功建立新型转基因自闭症灵长类动物模型，为深入理解自闭症的神经生物学机制及开发更具转化价值的治疗手段提供了更好的研究基础。

成果5：多组学技术发现肝癌精准诊治新靶点

该成果包括3篇文章。

（1）来自复旦大学附属中山医院、中国科学院上海药物研究所及中国科学院生物化学与细胞生物学研究所的研究人员合作在 *Cell* 上发表文章 "Integrated Proteogenomic Characterization of HBV-related Hepatocellular Carcinoma"，对159例感染 HBV 的中国 HCC 病人的肝细胞癌（Chinese HCC patients with HBV infection，CHCC-HBV）和配对癌旁肝组织样本进行了蛋白基因组（proteogenomics）研究，揭示了159例肝癌患者的高频突变基因，包括 *TP53*（58%）、*CTNNB1*（19%）、*AXIN1*（18%）、*KEAP1*（7%）和 *RB1*（6%）。与 TCGA 报道的 HBV 相关 HCC 病人队列相比，CHCC-HBV 病人队列中 *AXIN1*（18% vs. 8%）、*TSC2*（7% vs. 0%）、*SMARCA2*（5% vs. 0%）、*ATRX*（5% vs. 0%）和 *KMT2C*（8% vs. 0%）突变频率偏高，而 *CTNNB1*（19% vs. 35%）、*ARID1A*（10% vs. 16%）和 *RB1*（6% vs. 16%）突变频率偏低，提示我国 HBV 相关 HCC 人群具有与西方国家不同的基因突变频谱。由于我国相当一部分乙肝患者曾服用中药治疗，而根据近年来的报道表明中草药含有的 I 类致癌物马兜铃酸（aristolochic acid，AA）可引起肝脏细胞基因组损伤和产生特殊的基因突变指纹，并有可能促进肝癌的发生发展。经研究发现，本队列中约1/3的肝癌样本中含有马兜铃酸相关的基因突变"指纹"（AA signature），这是目前报道的含有马兜铃酸突变"指纹"的最大样本量的肝癌队列。同时，利用蛋白质组数据检测到由马兜铃酸基因突变"指纹"编码的变异蛋白。

该研究发现可以根据蛋白质组数据将 HBV 相关 HCC 分为三个亚型，分别为代谢驱动型（metabolism subgroup，S-Mb）、微环境失调型（microenvironment dysregulated subgroup，S-Me）和增殖驱动型（proliferation subgroup，S-Pf），这三个亚型与基因组稳定性、癌栓有无、甲胎蛋白（alpha fetoprotein，AFP）丰度及 *RB1* 和 *TSC2* 基因突变等特征显著相关。三个亚型的临床预后显著不同，其中代谢驱动型（S-Mb）的肿瘤预后最好；增殖驱动型（S-Pf）的肿瘤预后最差；微环境失调型（S-Me）的肿瘤预后介于二者之间。值得指出的是，对于36例蛋白分型和 mRNA 分型归类不一致的样本，蛋白分型可以提供更好的预后分离效果（蛋白分型 HR=2.194 vs. mRNA 分型 HR=1.065）。而且，基于蛋白质组的分子分型的预后价值不依赖于临床上常用的 TNM 分期，有望为肝癌的分子分型、个性化精准治疗和临床预后判断提供指导。

（2）来自北京大学生命科学学院、首都医科大学附属北京世纪坛医院、勃林格殷格翰公司等的研究人员合作在 *Cell* 上发表文章 "Landscape and Dynamics of Single Immune

Cells in Hepatocellular Carcinoma", 结合了 10×Genomics 和 SMART-seq2 两种测序技术, 从肝癌患者的肝癌组织、癌旁组织、肝淋巴结、外周血和腹水 5 个组织中完成了 CD45+ 免疫细胞的单细胞转录组测序与分析工作, 绘制了高分辨率的肝癌免疫图谱。

主要发现有: ①不同组织的免疫组成有较大差异, 肿瘤中的巨噬细胞构成腹水中髓系细胞的主要来源; ②肿瘤中的巨噬细胞有两种不同的状态 (TAM-like 和 MDSC-like); ③肿瘤中的 LAMP3+ DC 是成熟态的 DC, 具有向肝淋巴结迁移以及与多种淋巴细胞相互作用的潜在能力。

该研究首次对肝癌临床样本进行包括病理组织在内的多组织位点的收集, 利用前沿的生物信息学分析方法, 通过自体对照, 描述了肝癌微环境的免疫组分和状态, 以及肿瘤浸润免疫细胞跨组织的动态过程。可为人们研究肝癌和其他疾病中的免疫细胞, 以及开发新的临床检测与治疗方案提供新的思路。

(3) 来自复旦大学附属中山医院研究人员在 *Nature* 杂志发表文章 "Proteomics Identifies New Therapeutic Targets of Early-stage Hepatocellular Carcinoma", 研究团队测定了早期肝细胞癌的蛋白质组表达谱和磷酸化蛋白质组图谱, 发现了肝细胞癌精准治疗的潜在新靶点。

研究学者分析了 110 例肝癌患者肿瘤组织及瘤旁组织的蛋白表达情况, 发现肿瘤组织中的蛋白表达明显增多, 且高 AFP 和 MVI+ 的患者肿瘤组织中的蛋白水平更高。随后学者采用一种非负矩阵分解共识聚类分析识别出三种不同蛋白组学特征的亚组患者, 分别定义为 S-I、S-II 和 S-III, 分别包含 36、32 和 33 位患者。回归临床生存分析发现 S-III 型的患者生存情况远差于 S-I 型和 S-II 型。随后研究了 S-III 型肝癌患者与其他两亚组患者蛋白表达上的差异, 为了避免偏倚, 同时还比较了各亚组瘤周表达情况。最终研究人员发现, S-III 型亚组的患者的肿瘤组织中蛋白表达有很多要比其他两组亚型丰富。而其中, 一种名为 SOAT1 的表达具有显著的差异, 具有统计学意义。随后研究者靶定 SOTA1 蛋白, 从各个层面证明了该蛋白的表达高低与 OS 密切相关。并从基础试验证明该蛋白的表达与细胞的分裂、迁移相关。证明 SOTA1 蛋白与肝癌细胞活性之间的密切关系后, 研究者们尝试用该蛋白的抑制剂——阿伐麦布 (avasimibe) 去处理肝癌细胞, 依然得到明确的抑瘤效果。在以上一系列激动人心的步步确认后, 研究者利用真实肝癌患者的肿瘤细胞进行活体移植建立了肝细胞肝癌的小鼠模型。在调试了浓度之后, 明显的观察到, 与只用安慰药物相比, 使用 SOTA1 抑制剂阿伐麦布明显减慢肿瘤组织增长速度。这是首次在活体水平进行了验证。

研究意义: 以上研究为肝癌的精准分型与个体化治疗、疗效监测和预后判断提供了新的思路和策略, 为研究肝癌和其他疾病中的免疫细胞, 以及开发新的临床检测与治疗方案提供新思路。

成果 6: 揭示尿苷二磷酸葡萄糖抑制肺癌转移的新功能

来自中国科学院大连化学物理研究所、中国科学院上海生物化学与细胞生物学研究所、广州大学的研究人员在 *Nature* 杂志在线发表题为 "UDP-glucose Accelerates SNAI1 mRNA Decay and Impairs Lung Cancer Metastasis" 的文章。研究首次揭示了糖醛酸代谢通路中的尿苷二磷酸葡萄糖（UDP-Glc）抑制肺癌转移的新功能及作用机制，发现尿苷二磷酸葡萄糖脱氢酶（UDP-glucose dehydrogenase，UGDH）敲除能显著抑制肿瘤细胞的迁移。建立了代谢小分子调控蛋白质功能的新模式，建立了细胞代谢与 RNA 稳定性调控的新连接，为肺癌转移的监测和阻断提供了新的靶点和生物标志物。

研究背景： 肺癌发病率与死亡率一直居高不下，其中一个很重要的原因就是癌症的转移性。外科手术、放疗及化疗等传统疗法可以很好控制原发肿瘤，但对转移性肿瘤的作用往往十分有限。现有研究已经了解到代谢失调是癌细胞的标志型特征之一，相关基因突变会影响细胞代谢用以支持自身生长繁殖，但代谢失调和肿瘤转移之间有何联系却鲜有人知。因此，了解肿瘤转移的分子机制不仅有助于提供用于早期检测肿瘤转移的生物标志物，还能帮助开发干预肿瘤转移的新策略，为患者提供更好的预后。

研究团队用小干扰 RNA（siRNA）分别敲除了肿瘤细胞系 A549 中的 111 种限速酶，并检查 A549 细胞的迁移情况，从而进行筛选。结果发现 UGDH 敲除能显著抑制肿瘤细胞迁移。上皮—间质转化（ephitellial-mesenchymal transition，EMT）过程可使肿瘤细胞获得迁移和侵袭性，与肿瘤细胞转移密切相关，因此团队继续检测肿瘤转移中 EMT 过程相关的 14 个基因表达，发现 UGDH 表达的下降可以抑制 SNAIL 基因的表达，而 SNAIL 恰恰是肿瘤细胞转移中的主要作用因子。

在对 UGDH 与 SNAIL 间联系的内在机制探究中，研究团队发现在表皮生长因子受体（EGFR）激活的条件下，UGDH 第 473 位酪氨酸（Y473）发生了磷酸化。磷酸化的 UGDH 可与 Hu 抗原 R（HuR）结合催化尿苷二磷酸葡萄糖（UDP-Glc）转化生成尿苷二磷酸葡萄糖醛酸（UDP-GlcUA），这会减弱 UDP-Glc 介导的对 HuR 与 SNAI1 mRNA 结合的抑制，从而增强了 SNAI1 mRNA 稳定性及蛋白表达。SNAI1 可以编码 SNAIL 蛋白，进而引起上皮–间质转化过程。这也是为什么 UGDH 表达下降会抑制 SNAIL 基因的表达，降低肿瘤细胞迁移能力，抑制肺癌转移。

此外，在结合临床数据分析后，研究团队还发现 UDP-Glc 水平与肺癌的转移和复发密切相关：转移性肿瘤组织的 UDP-Glc 水平显著低于原发性肿瘤；发生远端转移的肺癌患者血样中 UDP-Glc 水平显著低于无远端转移患者；肺癌组织中 UGDH Y473 磷酸化水平越高的患者肺癌转移率也越高，且预后较差。

研究意义： 首次揭示了糖醛酸代谢通路中的尿苷二磷酸葡萄糖抑制肺癌转移的新功能及作用机制，为肺癌转移的监测和阻断提供了新的靶点和生物标志物。

成果 7：发现功能成熟细胞在体外长期维持的新方法

来自北京大学、中国人民解放军总医院、复旦大学的研究人员在 *Science* 杂志发表题为 "Long-term Functional Maintenance of Primary Human Hepatocytes *in vitro*" 的文章。首次证明利用化学小分子调控细胞信号通路，实现了功能细胞在体外的长期维持，这为大量制备功能成熟细胞及其应用提供了可能。与此同时，该研究还基于 5C 培养条件，成功建立了乙型肝炎病毒感染模型：持续高水平表达乙肝表面抗原、e 抗原、合成乙肝病毒 DNA 等感染指标，尤其是能够长期稳定产生乙肝病毒复制必需的 cccDNA。

研究背景： 分化后的功能细胞维持其稳定生理功能依赖于体内微环境信号的精确调

控，一旦离开体内微环境，它们便会迅速去分化并失去功能。因此要想诱导获得功能成熟的细胞并在体外长期维持其功能性，必须提供适当培养条件与微环境。在过去几十年里，人们尝试了许多方法，但始终没能建立一个稳定有效的体外培养体系。体外维持功能细胞的稳定被认为是再生医学研究和应用中的关键瓶颈。原代人肝细胞（primary human hepatocytes，PHHs）原本被认为是肝脏疾病研究的理想研究模型，但由于缺少合适的培养体系，在体外生存能力有限且无法维持稳定的功能，其长期实用性一直受到限制。以乙型肝炎为例，乙肝病毒入侵后会留下一种难以清除的 cccDNA 作为病毒复制模板，由于缺乏合适的长期体外研究环境，针对这一病毒复制关键靶点的药物尚未被发现，乙型肝炎至今仍然没有有效治疗方法。

研究方法：合作团队首先分析了新鲜分离原代肝细胞与经过 24h 培养的原代肝细胞基因表达谱，并比较它们的区别，在此基础上细致筛选多种化学小分子，这些化学小分子能精确调控多个信号，使肝细胞在体外保持稳定功能。最终团队将范围缩小到 FSK、SB431542、DAPT、IWP2 及 LDN193189 这 5 种化学小分子的组合（5C），并成功利用它们实现了肝细胞功能在体外的长期维持。与此同时，合作团队还进一步证明了 5C-PHHs 可以支持整个 HBV 周期，并成功建立了乙型肝炎病毒感染模型。在这一培养体系中，合作团队对现有临床实用的抗乙肝病毒核苷类药物与干扰素进行了考核，证实了核苷类药物可抑制经细胞培养的乙肝病毒，经干扰素处理后细胞可上调干扰素激活的基因控制乙肝病毒。

研究结果：在长达 4 周的培养中，5C 培养体系能很好地抑制肝细胞去分化，且细胞基因表达谱与体内肝细胞高度相似，长期维持了白蛋白分泌、尿素合成、药物代谢等多种体内功能。而在 HBV 感染过程中，5C 培养体系下的乙型肝炎病毒感染模型持续高水平表达乙肝表面抗原、e 抗原、合成乙肝病毒 DNA 等感染指标，显著优于以前的常用培养条件，尤其是能够长期稳定产生乙肝病毒复制必需的 cccDNA，因此可作为理想的靶向药物筛选模型。

研究结论：在本研究中，合作团队利用化学小分子组合的 5C 培养体系长期维持了体外肝细胞的功能，并保留了成熟肝细胞在体内的整体转录特征。这些在体外维持数周的肝细胞可成功被 HBV 感染并支持 HBV 整个生命周期，尤其是可以长期稳定产生 cccDNA，可有效用于 cccDNA 清除策略的更深入研究，为乙肝治愈带来了希望。从设计方法上来看，合作团队利用化学小分子实现了体外肝细胞功能的长期维持，说明化学小分子在精细调控细胞命运和功能上的优越性，也为其他类型细胞体外功能的长期维持提供了新的途径。

研究意义：这一模型的建立，对于乙肝病毒的深入研究与药物研发具有重要意义。

成果 8：揭示环形 RNA 在天然免疫过程中的重要功能

来自中国科学院上海生命科学研究院、上海科技大学、上海交通大学医学院附属仁济医院的研究人员在 *Cell* 杂志发表题为 "Structure and Degradation of Circular RNAs Regulate PKR Activation in Innate Immunity" 的文章。阐述了环形 RNA 在细胞受病毒感染时的降解机制，及其通过形成分子内双链结构结合天然免疫因子参与天然免疫应答调控的重要新功能，并揭示环形 RNA 低表达与炎症性自身免疫性病——系统性红斑狼疮密切相关。

科研人员首次发现环形 RNA 在细胞受病毒感染时被核糖核酸酶 RNase L 降解的过程，并解析了环形 RNA 形成 16～26bp 的双链 RNA 茎环结构，并以此为基础结合天然免疫因子 PKR（RNA-activated protein kinase，RNA 活化蛋白激酶）的特性。深入研究发现，在正常细胞状态下，环形 RNA 通过结合 PKR 并抑制其活性，避免了 PKR 过度激活引起免疫反应；而当细胞被病毒感染时，环形 RNA 被 RNase L 快速降解进而释放 PKR 参与细胞的天然免疫炎症反应。进一步通过对系统性红斑狼疮病人来源的外周血单核细胞分析表明，在病人体内环形 RNA 普遍低表达且 PKR 异常激活；而增加环形 RNA 则可以显著抑制病人来源外周血单核细胞和 T 细胞中的 PKR 及其下游免疫信号通路的过度激活。这些发现不仅首次揭示了环形 RNA 的降解途径及其特殊二级结构特征，并发现环形 RNA 发挥天然免疫炎症反应调控的全新功能。

研究意义：相关研究为环形 RNA 代谢和功能研究奠定了重要基础，也为炎症性自身免疫病系统性红斑狼疮的发病机制提出了环形 RNA 参与的新型机制，为未来的干预治疗提出了新的思路与潜在靶点。

成果 9：揭示肠道病毒和基孔肯雅病毒入侵细胞的分子机制

该成果包含 2 篇文章。

（1）中国科学院病原微生物与免疫学重点实验室研究团队在 *Cell* 杂志发表题为 "Human Neonatal Fc Receptor Is the Cellular Uncoating Receptor for Enterovirus B" 的研究文章，研究人员利用 CRISPR 筛选技术，发现人类新生儿 Fc 受体（FcRn）是多个 B 族肠道病毒的通用脱衣壳受体，并通过解析病毒与其吸附受体和脱衣壳受体在不同 pH 条件下复合物的原子/近原子水平高分辨率电镜结构，从分子水平揭示了"双受体系统"中两种受体的不同作用机制，系统地阐明了肠道病毒感染宿主细胞的入侵机制。

B 族肠道病毒（EV-B）属于小 RNA 病毒科肠道病毒属，包括埃可病毒、柯萨奇病毒 B（CV-B）、柯萨奇病毒 A9（CV-A9）及多个新型 B 族肠道病毒血清型。EV-B 感染会导致病毒性脑炎、脑膜炎、脑膜脑炎等疾病，是引起大量儿童发病及死亡的原因之一，同时也是非特异性皮疹、肝炎、肺炎、急性弛缓性麻痹等疾病的病因。此前除柯萨奇病毒 B 以外的 B 族肠道病毒致病机制并不清楚，决定入侵细胞的脱衣壳受体也未被发现，因此一直没有针对 B 族肠道病毒的疫苗及特异性药物。

为了对埃可病毒等 B 族肠道病毒受体及入侵机制进行探究，研究团队选用了致病性较强的埃可病毒 6 型（Echo 6），通过在 RD-Cas9 细胞系中利用 CRISPR 膜蛋白基因组筛选技术，发现了人类新生儿 Fc 受体（FcRn）是 B 族肠道病毒入侵细胞的关键受体。FcRn 能介导 IgG 抗体从母体通过胎盘向胎儿转运，并且能促进新生儿小肠上皮细胞对乳汁中 IgG 的吸收，是一种重要的免疫因子。埃可病毒 6 型恰恰能够将 FcRn 作为脱衣壳受体完成对宿主细胞的入侵。接着，研究人员又检测了 B 族肠道病毒的 17 个毒株（除 Echo 6 和 Echo 30 均为我国今年流行株），发现除柯萨奇 B4、B5 外其余毒株均依赖 FcRn 完成感染，说明了 FcRn 是 B 族肠道病毒的通用脱衣壳受体。

为进一步研究病毒与受体间的作用机制，研究人员又采用冷冻电镜技术，在不同 pH 条件下解析 B 族肠道病毒与其依附受体及脱衣壳受体的复合物的电镜结构，发现 FcRn 是和病毒表面的"峡谷"（canyon）样位点相结合，峡谷位点内部有着维持病毒粒子稳定性的脂类分子（又称"口袋因子"，pocket factor）。在酸性条件下，FcRn 诱导病毒表面蛋白发生变构，使得口袋因子释放，启动脱衣壳和遗传物质释放过程。这些发现从分子角度阐明了 B 族肠道病毒入侵过程中"双受体系统"的作用机制。

该研究不仅说明了 B 族肠道病毒感染宿主细胞的机制，还可为治疗性病毒的定向改造提供依据。埃可病毒是一种溶瘤病毒，其病毒受体的发现为改造埃可病毒使其特异性的杀伤肿瘤细胞提供了理论指导。

（2）中国科学院北京生命科学研究所研究团队在 *Cell* 杂志发表题为"Molecular Basis of Arthritogenic Alphavirus Receptor MXRA8 Binding to Chikungunya Virus Envelope Protein"的研究文章，首次从分子水平阐释了基孔肯雅病毒囊膜表面 E 蛋白与其细胞受体 MXRA8 分子的相互作用机制，揭示了此类病毒入侵细胞的分子机制，为抗病毒药物开发及新型疫苗设计提供了新靶点。

基孔肯雅病毒（Chikungunya virus，CHIKV）是一种致关节炎甲病毒，其感染所引起的基孔肯雅热是一种急性发热性传染病，可经蚊虫叮咬传播。随着人类全球化进程，这种病毒正在从东半球不断蔓延，相继造成不同地区的暴发流行，仅美洲就有超过百万人感染。感染者大多会出现发烧、急性或慢性的外周关节痛或关节炎等症状，严重时可致死亡。目前尚无特异性疫苗及治疗方法，使得该病毒成为全球性公共卫生问题之一。之前有研究已鉴定出关节细胞外表面的 MXRA8 蛋白可作为 CHIKV 感染宿主细胞的进入受体，但 MXRA8 分子介导病毒入侵的具体机制仍不清楚。

研究团队采用结构生物学的技术和方法，分别对小鼠 MXRA8、人 MXRA8 与 CHIKV E 蛋白复合物的晶体结构进行了解析，并报道了人 MXRA8 和基孔肯雅病毒样颗粒的冷冻电子显微镜结构。结果显示蛋白受体 MXRA8 拥有两个具有独特拓扑结构的 Ig 样结构域。该受体会与 CHIKV 表面三聚体刺突蛋白的两个 E 蛋白单体之间的"峡谷"样位点相结合。在 CHIKV E 蛋白和 MXRA8 结合处的原子细节显示，CHIKV 表面的两个 E 蛋白（E1，E2）均参与结合，MXRA8 的两个 Ig 样结构域及铰链区均与 E1 和 E2 蛋白发生相互作用。此外，MXRA8 的茎部区（stalk region）对 CHIKV 入侵宿主细胞至关重要。

研究团队深入研究了 MXRA8 分子介导病毒入侵的机制，证实了 MXRA8 是一种具有独特的拓扑结构及结构域间组装形式的新型 Ig 样受体分子，并发现了此类致关节炎甲病毒和受体相互作用是一种新型的病毒–受体结合模式。

这些研究结果为新型疫苗及广谱中和抗体的研发提供了理论指导，为抗病毒药物设计提供了新靶点。

研究意义：从分子水平系统阐明肠道病毒感染宿主细胞的入侵机制；破解基孔肯雅病毒入侵机制，为抗病毒药物开发及新型疫苗设计提供了新靶点。

成果 10：揭示阿尔茨海默病相关 γ-分泌酶与底物识别结构基础

该成果包含 2 篇文章。

清华大学生命科学学院研究团队发表于 *Nature* 和 *Science* 的两篇文章 "Structural Basis of Notch Recognition by Human γ-secretase" 和 "Recognition of the Amyloid Precursor Protein by Human γ-secretase",分别报道了分辨率为 2.7 Å 的人体 γ-分泌酶结合底物 Notch 以及分辨率为 2.6 Å 的 γ-分泌酶结合淀粉样前体蛋白(APP)的冷冻电镜结构。文章报道了结合两种不同底物后 γ-分泌酶发生的构象变化,并对这些构象变化的功能进行了生化研究。上述两篇报道为理解 γ-分泌酶特异性识别并切割底物的分子机制提供了重要基础,并为研究与癌症以及阿尔茨海默病相关的药物提供了重要的结构信息。

已有研究表明,阿尔茨海默病的标志性症状之一是患者大脑中出现β-淀粉样蛋白沉淀(amyloid β-protein,Aβ),其中 Aβ 产生于β-淀粉样前体蛋白(β-amyloid precursor protein,APP)的切割。γ-分泌酶作为切割 APP 产生 Aβ 过程中的关键蛋白酶,在阿尔茨海默病的发生中扮演着重要角色。γ-分泌酶由 4 个跨膜蛋白亚基组成,分别为 Presenilin(PS1)、Pen-2、Aph-1 和 Nicastrin,三维结构研究一直十分困难。另外,除淀粉样蛋白外,重要的信号蛋白 Notch 也是γ-分泌酶的底物。Notch 的异常切割会导致发育的异常,与一些诸如 T 细胞急性淋巴细胞白血病在内的癌症发病也有重要联系。要完全明白γ-分泌酶作用机理,探究其高分辨率结构以及它如何与底物结合都十分重要。

研究团队于 2006 年就将揭示阿尔茨海默病发病机理作为重点研究方向之一,经过大量努力终于在 "Structural Basis of Notch Recognition by Human γ-secretase" 一文中报道了人类γ-分泌酶与其 Notch 片段的复合物的冷冻电子显微镜结构,分辨率高达 2.7 Å。为解决 Notch 与γ-分泌酶复合物不稳定的问题,该研究中团队开发了一种通过半胱氨酸交联的方法。论文显示 Notch 的跨膜螺旋被 PS1(γ-分泌酶的关键亚基之一)的三个跨膜结构域包围,并且 Notch 片段的羧基末端β-链会形成β-折叠,其在细胞内侧具有两个底物诱导的 PS1 的β-链。正是这种新型β-折叠,引发了γ-分泌酶的蛋白水解活性。这些特征揭示了 Notch 识别的结构基础,并且对γ-分泌酶对淀粉样蛋白前体蛋白的募集具有意义。

在此之后,研究团队又发表论文 "Recognition of the Amyloid Precursor Protein by Human γ-secretase" 报告了人类 γ-分泌酶与跨膜 APP 片段的复合物的冷冻电子显微镜结构,分辨率达到 2.6 Å。论文显示 APP 的跨膜螺旋(TM)与周围 PS1 的 5 个跨膜结构(γ-分泌酶的催化亚基)紧密相互作用,其中 APP 中的一个 β-折叠和 PS1 上 2 个 β-折叠形成一个 β-片层结构,正是该β-片层结构将 γ-分泌酶引导至 APP 中跨膜区和β-折叠之间易切割的区域。

在此研究之前已有不少药物公司尝试采用抑制 γ-分泌酶的方法治疗阿尔茨海默病,但效果一直不好。研究团队对此分析了失败的可能原因:抑制 γ-分泌酶的同时也抑制了 Notch 的水解,设计出只针对γ-分泌酶切割 APP 而不影响 Notch 的特异性抑制剂或是正确方向。为此,研究团队详细对比了结构中 Notch、APP 被 γ-分泌酶加工区域的区别,揭示了特异性抑制剂的潜在结合位点,为设计阿尔茨海默病的药物研究提供了可靠信息。

研究意义:为理解γ-分泌酶特异性识别并切割底物的分子机制提供了重要基础,并为研究与癌症及阿尔茨海默病相关的药物提供了重要的结构信息。

五、药学重大进展

秦　奕　徐　畅

中国医学科学院医学信息研究所

成果 1：罗沙司他为肾性贫血带来全新治疗方案

来自上海交通大学医学院附属瑞金医院、复旦大学附属华山医院等机构的研究人员在 *The New England Journal of Medicine* 杂志发表题为 "Roxadustat for Anemia in Patients with Kidney Disease Not Receiving Dialysis" [1]的文章。该研究旨在对中国 29 个地区的非透析慢性肾脏病患者开展随机、双盲、安慰剂对照的III期临床试验。研究结果显示，罗沙司他能够诱导红细胞生成，在未接受透析治疗的贫血患者中，罗沙司他可以有效提升和维持肾性贫血患者的血红蛋白水平，且安全性和耐受性良好。同时，罗沙司他用于肾性贫血治疗时不受炎症状态影响，临床试验期间提示无需常规静脉补铁。此外，罗沙司他采用口服制剂，有助于提高患者依从性[2]。

研究背景： 2018 年 12 月 18 日，国家药品监督管理局发布通知，批准 1 类创新药罗沙司他胶囊上市，用于慢性肾脏病透析患者的贫血治疗，包括血液透析和腹膜透析患者。该药品在当时尚未在其他任何国家上市[3]。2019 年 8 月 24 日，罗沙司他获批用于慢性肾脏病透析患者的贫血治疗后，其适应证范围首次扩大，获得国家药品监督管理局新适应证批准，罗沙司他适用于非透析依赖性慢性肾病的贫血治疗[2]。作为首个全球同步研发、中国首发的 1 类新药，罗沙司他被列入我国"重大新药创制"科技重大专项。作为一款全球首创新药，罗沙司他在中国率先实现透析与非透析慢性肾脏病贫血患者的全面应用，为广大中国慢性肾病群体带来全新的治疗方案。

研究方法： 在中国的 29 个地区以 2：1 的比例随机分配 154 例慢性肾病患者，以双盲方式每周 3 次接受罗沙司他或安慰剂治疗 8 周。所有患者在基线时的血红蛋白水平为 7.0～10.0g/dL。在试验的随机阶段之后是为期 18 周的开放标签期，所有患者均接受罗沙司他治疗。不注射肠胃外铁剂。主要终点为第 7～9 周内血红蛋白水平相对于基线的平均变化值。

研究结果： 罗沙司他组血红蛋白水平相对于基线的平均（±SD）变化为每分升（dL）增加(1.9±1.2)g，而安慰剂组为每分升减少(0.4±0.8)g（$p<0.001$）。罗沙司他组中铁调素水平相对于基线的平均减少量为(56.14±63.40)ng/mL，安慰剂组为(15.10±48.06)ng/mL。罗沙司他组总胆固醇水平从基线降低至 40.6 mg/dL，安慰剂组为 7.7 mg/dL。罗沙司他在血红蛋白校正和维持方面的功效在 18 周开放标签期间保持不变。

研究结论： 在未经透析的中国慢性肾病患者中，罗沙司他组 8 周后的平均血红蛋白水平高于安慰剂组。在试验的 18 周开放标签阶段，罗沙司他与持续疗效相关。

研究意义： 慢性肾病对于全球性的公共卫生是一项挑战，影响着全球约 10% 的人口，其中包括 1.2 亿中国人。贫血（定义为<10.0g/dL 的血红蛋白水平）作为慢性肾病的并发症，导致死亡率和并发症风险的增加。在全球范围内，未接受透析的慢性肾病患者中，

由于延迟转诊至肾科医生,以及对促红细胞生成刺激剂安全性的担忧,贫血仍未得到充分治疗。

罗沙司他作为一种低氧诱导因子(HIF)脯氨酰羟化酶抑制剂,可稳定 HIF-α 亚基,从而提高 HIF 转录活性。转录活性的提高导致早期响应的靶基因编码蛋白质的功能激活,如促红细胞生成素、促红细胞生成素受体、血红素生物合成酶,以及促进铁吸收和转运的蛋白质,从而导致协调的促红细胞生成。小分子 HIF 脯氨酰羟化酶抑制剂会间歇性地提高 HIF 活性,可能成为治疗贫血的一种创新方法。在 II 期研究中,罗沙司他可在生理范围内或生理范围附近增加内源性促红细胞生成,增加血红蛋白水平并改善铁稳态。中国第一次成为全球第一个批准全新作用机制 1 类创新药的国家;罗沙司他有良好的潜在使用价值,可为肾性贫血带来一种全新的治疗方案。

成果 2:抗癌新药泽布替尼(Zanubrutinib)获美国 FDA 批准上市

2019 年 11 月 15 日,由中国百济神州生物科技有限公司自主研发的抗癌新药泽布替尼(Zanubrutinib)被美国食品药品监督管理局(FDA)批准用于治疗既往接受过至少一项疗法的成年套细胞淋巴瘤(MCL)患者。该药作为"重大新药创制"科技重大专项支持品种,是中国第一个在美国获批上市的自主研发创新药。作为首个完全持久抑制靶点的新型强效 BTK 抑制剂,泽布替尼在针对多种 B 细胞恶性肿瘤的一系列临床试验中,均显示了良好的疗效及安全性,具备成为全球同类最佳药物的潜力。

研究背景:由百济神州生物科技有限公司自主研发的药物泽布替尼从最初立项开发到正式获批上市,历时超过 7 年。2013 年,全球第一个 BTK 抑制剂伊布替尼(Ibrutinib)在美国上市,临床试验显示,超过98%的患者存活两年以上。伊布替尼抗癌效果好,但在吸收性和安全性上有待提高。百济神州生物科技有限公司的研发团队将抑制剂与 BTK 靶点的特异性结合最大化,同时最大程度减少脱靶效应,以降低不良反应的发生率。经过一系列筛选与测试,最终在 500 多个化合物中,确定候选分子泽布替尼。

研究方法:首先,通过对中国患者单臂多中心关键性的 II 期临床试验研究发现,复发难治性的套细胞淋巴瘤患者使用泽布替尼后的总缓解率达到84%,其中78%都达到了完全缓解[4],此临床试验共纳入 86 名复发或难治套细胞淋巴瘤患者。进而通过迄今为止全球范围内在华氏巨球蛋白血症(WM)中开展的最大规模III期临床试验,也是首个在 BTK 抑制剂之间进行的非安慰剂对照全球III期临床研究,研究表明,评估泽布替尼对比伊布替尼在复发、难治或初治的 WM 患者中的疗效和安全性。该研究共纳入229 名患者,是迄今为止全球范围内在 WM 中开展的最大规模III期临床试验。虽然该研究未能在主要终点上达到有统计学意义的优效性,但相比于伊布替尼,泽布替尼取得了更高的缓解率,在安全性和耐受性上也取得了具有临床意义的显著改善。这些数据进一步印证了泽布替尼作为新一代强效 BTK 抑制剂,能够对 BTK 靶点形成完全、持久、精准的抑制,为淋巴瘤患者带来更高的缓解率与安全性,提升患者的临床获益。

研究结果:中位随访 18.4 个月,研究者评估的最佳 ORR 为 84%,CR 达到 78%。相比第一代 BTK 抑制剂,除了提高疗效之外,泽布替尼的房颤、第二肿瘤、肿瘤溶解综合征的发生率均为 0,再次证明了新一代 BTK 抑制剂有着更好的安全性。

　　研究结论：泽布替尼作为新一代强效 BTK 抑制剂，能够对 BTK 靶点形成完全、持久、精准的抑制，为淋巴瘤患者带来更高的缓解率与安全性，提升患者的临床获益。

　　研究意义：基于这项研究，美国 FDA 授予了泽布替尼"突破性疗法认定"，并批准其在美国上市。泽布替尼的成功研发是中国新药创新史上的突破，标志着我国的现代制药进入到新阶段。其在美国获批，实现了中国创新药海外上市"零的突破"，同时也是美国 FDA 第一次主要基于中国的临床试验数据批准新药。泽布替尼是新药专项产出的一个标志性成果，其成功获批将进一步提升我国在创新药物研发领域的国际认可度。

　　成果 3：**国家药监局有条件批准轻度至中度阿尔茨海默病药物甘露特钠胶囊（商品名：九期一）上市**

　　2019 年 11 月 2 日，国家药监局发布公告，有条件批准国家 1 类新药甘露特纳胶囊（GV-971）上市[6]，用于治疗轻、中度阿尔茨海默病（AD），改善患者认知功能。该药作为国家科技重大专项支持品种，通过优先审评程序在中国上市，填补了全球这一领域 17 年来无新药上市的空白。AD 俗称老年痴呆症，主要表现为认知功能和行为障碍及精神异常等症状。GV-971 通过调节肠道菌群，影响中枢和外周两个系统，发挥抗 AD 作用。

　　研究背景：伴随着我国人口老龄化加速，阿尔茨海默病患病人数逐年增加。由于其发病机制复杂，治疗依然是世界难题，给患者及国家带来较大的医疗负担。在过去的 20 多年中，全球各大制药公司相继投入数千亿美元研发。1998～2017 年，全球有 146 个阿尔茨海默病药物在临床研发中心遭遇失败，40%在早期临床阶段失败，39%在中期临床失败，18%在后期临床失败[7]。这些 AD 药物研发失败的原因主要是没有疗效和出现不良反应。从研发进程来看，截至目前，全球治疗阿尔茨海默病的研发药物中，仅有 3%进入了Ⅲ期临床试验，而最终成功上市的仅剩 1%。在这成功上市的 1%中，获美国 FDA 批准治疗阿尔茨海默病的药物仅有 6 种，并且都为 2015 年之前获批的药物，且均由美国、德国、瑞士等西方发达国家研发[8]。因此，从 1997 年的临床前研究到 2007 年的Ⅰ期临床、2010 年的Ⅱ期临床到 2014 年的Ⅲ期临床，再至 2018 年的申报上市，GV-971 持续受到关注。

　　药物机制：在 AD 进程中，伴随 Aβ 的沉积以及 Tau 蛋白磷酸化的发生，肠道菌群的组成发生变化，继而导致代谢产物异常，异常的代谢产物刺激外周免疫炎症，促使炎性免疫细胞 Th1 向大脑浸润，引起脑内 M1 型小胶质细胞的活化，导致 AD 相关神经炎症的发生，最终导致认知功能障碍。GV-971 是以海洋褐藻提取物为原料，制备获得的低分子酸性寡糖化合物。通过服用 GV-971，重塑肠道菌群，降低肠道菌群代谢产物特别是苯丙氨酸和异亮氨酸的积累，降低外周及中枢炎症，减少脑内 Aβ 沉积和 Tau 过度磷酸化，从而改善认知功能障碍，达到治疗 AD 的目的[9]。研究团队首次揭示 GV-971 通过靶向脑-肠轴发挥其治疗 AD 的作用。除了靶向调节肠道菌群失衡外，GV-971 还可以直接透过血脑屏障，通过多位点、多片段、多状态地捕获 Aβ，抑制 Aβ 聚集体的形成，并使已形成的聚集体解聚。GV-971 这种独特作用机制的阐明为该药Ⅲ期临床试验的显著有效性与安全性提供了重要科学依据。

　　研究结论：GV-971 通过调节肠道菌群，影响中枢和外周两个系统，发挥抗 AD 的作用。临床研究表明，GV-971 口服吸收好，可改善轻、中度 AD 患者认知功能障碍，阻止病程恶化。

研究意义：自 2008 年国家卫生健康委牵头组织实施"重大新药创制"科技重大专项以来，我国不断完善国家新药创新体系，全面提升新药创制水平，产出了一大批创新药和临床急需药，有效地提高了人民群众的用药可及性[10]。GV-971 是新药专项产出的又一个标志性成果，该药的成功上市将进一步提升我国在创新药物研发领域的国际地位。该药作为国家科技重大专项支持品种，通过优先审评程序上市，填补了全球这一领域 17 年来无新药上市的空白。

成果 4：解析蛋白质结构为新药研发提供结构理论基础

来自上海科技大学、西湖大学、清华大学、中国科学院上海药物研究所、浙江大学医学院、复旦大学等机构的研究人员在 *Cell*、*Nature*、*Science* 杂志发表题为 "Crystal Structure of the Human Cannabinoid Receptor CB2"、"Crystal Structures of Membrane Transporter MmpL3，An Anti-TB Drug Target"、"Structure of the Human LAT1–4F2hc Heteromeric Amino Acid Transporter Complex"、"Molecular Basis for Ligand Modulation of a Mammalian Voltage-Gated Ca^{2+} Channel"、"Structure and Dynamics of the Active Human Parathyroid Hormone Receptor-1" 的文章。以上这些研究分别对人源大麻素受体 CB2 与新型拮抗剂复合物的三维精细结构（面向免疫调节类疾病、炎性神经痛、肿瘤等疾病药物）、分枝杆菌关键药靶蛋白 MmpL3 的晶体结构（新型结核病药物）、人异聚氨基酸转运蛋白复合物（LAT1-4F2hc）的三维结构（抗癌药物）、电压门控钙离子通道关键结构（Ca_v 通道病的药物）、人源甲状旁腺激素受体结构与功能（骨质疏松症、甲旁功能减退症等疾病药物）进行了蛋白质结构解析，为新药研发提供结构理论基础。

研究背景：蛋白质组学作为一种全新的技术平台，正日益广泛地应用于基因时代的药物研发过程中。根据 2020 年 1 月中国医学科学院发布的《2019 年度中国医学重大进展》，以下 5 项研究内容作为代表被收录进"解析蛋白质结构为新药研发提供结构理论基础"这一药学领域的研究成果当中。

内容 1：首次解析人源大麻素受体 CB2 与新型拮抗剂复合物的三维精细结构（面向免疫调节类疾病、炎性神经痛、肿瘤等疾病药物）

大麻素受体 CB2 主要在免疫系统中表达，选择性调节 CB2 而不伴有 CB1 的精神活性，在炎症、纤维化和神经退行性疾病中具有治疗潜力。该研究报道了人类 CB2 的晶体结构与合理设计的拮抗剂 AM10257 的复合物，其分辨率为 2.8Å。CB2-AM10257 结构与 CB1 具有明显不同的结合位，但与拮抗剂结合的 CB2 的细胞外部分和与激动剂结合的 CB1 具有高度的构象相似性，这促使研究人员发现 AM10257 兼具 CB2 拮抗作用和 CB1 激动作用的对立功能。通过诱变研究和分子对接的进一步结构分析揭示了其功能和对 CB2 和 CB1 的选择性分子基础。研究者们设计的拮抗剂和激动剂对照分析为 CB2 的激活机制提供了重要的依据。该研究结果将有助于合理设计药物，以精确调节内源性大麻素系统。

内容 2：解析分枝杆菌关键药靶蛋白 MmpL3 的晶体结构（新型结核病药物）

尽管人们努力寻找根除结核病的有效方法，但结核病仍然是全球人类健康的一大威胁。因此，针对新靶点的新结核病药物备受关注。MmpL3（大分枝杆菌膜蛋白）是近年来出现的最重要的治疗药物靶点之一，在运输脂质、聚合物和免疫调节剂方面发挥着重要作用。研究报道了分枝杆菌 MmpL3 单独的晶体结构，以及包括 SQ109（在 2b-Ⅲ期临床试验中）在内的 4 种 TB 药物候选物的复合晶体结构。MmpL3 由胞浆周孔结构域和十二螺旋跨膜结构域组成。位于该域中心的两个 Asp-Tyr 对或为质子转运的关键促进因子。SQ109、AU1235、ICA38 和利莫那班结合在跨膜区域内并破坏 Asp-Tyr 对。这一结构数据将极大地推动 MmpL3 抑制剂作为结核病新药的开发。

内容 3：解析出人异聚氨基酸转运蛋白复合物（LAT1-4F2hc）的三维结构（抗癌药物）

L 型氨基酸转运蛋白 1（LAT1；也称为 SLC7A5）以一种不依赖于钠和 pH 的方式触发较大中性氨基酸的跨膜渗透。作为 APC 超家族（amino acid-polyamine-organocation superfamily）中的一种反向转运蛋白，LAT1 促进甲状腺激素、药物和 L-3,4-二羟基苯丙氨酸等激素前体跨膜渗透。人们已在多种肿瘤细胞中观察到 LAT1 过量表达，因此，它也是抗癌药物的一种潜在的靶标。LAT1 与 4F2 细胞表面抗原重链（4F2hc，也称为 SLC3A2）形成一种异聚氨基酸转运蛋白复合物，其中 4F2hc 是一种Ⅱ型膜糖蛋白，而且也是 LAT1 保持稳定性和定位到质膜中所必需的。尽管对 LAT1-4F2hc 复合物进行了广泛的基于细胞的表征，并且在细菌中对它的同源物进行了结构解析，但是 LAT1 和 4F2hc 之间的相互作用，以及这种复合物的工作机制仍然在很大程度上是未知的。此处报告了在冷冻电子显微镜分辨率分别为 3.3Å 和 3.5Å 下，人类 LAT1-4F2hc 的单独结构，及与 2-氨基-2-去甲菠烷羧酸抑制剂复合物的结构。LAT1 表现出向内开放的构象。除了与二硫键缔合，LAT1 还与细胞外侧、膜内和细胞内侧的 4F2hc 广泛的相互作用。生化分析表明 4F2hc 对于复合物的转运活性至关重要。总之，研究揭示了 LAT1-4F2hc 复合体的体系结构，并提供了对其功能以及与疾病相关的机制的见解。

内容 4：解析电压门控钙离子通道关键结构（Ca_v 通道病的药物）

L 型电压门控的 Ca^{2+}（Ca_v）通道受各种化合物调节，例如 1,4-二氢吡啶（DHP），苯并噻氮平（BTZ）和苯烷基胺（PAA），其中许多已用于表征通道特性，用于高血压及其他疾病的治疗。研究报道了 Ca1.1 与原型拮抗剂硝苯地平、地尔硫卓和韦拉帕米复合物的低温电子显微镜（cryo-EM）结构，分辨率分别在 2.9Å、3.0Å 和 2.7Å，以及 2.8Å 下的 DHP 激动剂 Bay K 8644。地尔硫卓和维拉帕米横穿孔域中心腔，直接阻止离子渗透。尽管硝苯地平和 Bay K 8644 在重复序列Ⅲ和Ⅳ的界面处占据相同的开窗位点，但协调细节支持先前的功能性观察，即在激活状态下 Bay K 8644 不太受青睐。以上结构阐明了不同 Ca_v 配体的作用方式，并建立了结构指导药物发现的框架。

内容 5：解析人源甲状旁腺激素受体结构与功能（骨质疏松症、甲旁功能减退症等疾病药物）

甲状旁腺激素（PTH）和 PTH 相关肽（PTHrP）是两种内源性配体，在骨骼发育、钙稳态和骨骼更新中起着至关重要的作用。PTH 和 PTHrP 的类似物已被开发为骨质疏松症的治疗代理药物，PTH 被用于治疗甲状旁腺功能低下。此外，肿瘤产生的 PTHrP 是导致癌症相关的高钙血症和恶病质的关键因素，与减肥失调有关，也经常是癌症患者的实际死亡原因。因此，调节 PTH-PTHrP 信号标记轴对开发包括骨质疏松症和癌症在内的多种疾病的治疗方法很重要。研究中涉及的结构系统合理化地为 PTH1R 开发的大量生化和突变数据提供了基础，并从此基础上转向骨和矿物质疾病的新疗法，如骨质疏松症和癌症恶病质。此外，PTH1R TMD 周围广泛的有序脂质为研究膜蛋白–脂质相互作用提供了结构模板。

成果 5：寻常型银屑病治疗药物本维莫德乳膏（商品名：欣比克）获批上市

在"重大新药创制"科技重大专项的支持下，2019 年 5 月 31 日，由天济医药研发的全球首创（first-in-class）、拥有完整自主知识产权的 1 类新药——本维莫德乳膏（商品名：欣比克）通过优先审评审批程序获得我国国家药品监督管理局批准上市，用于局部治疗成人轻至中度稳定性寻常型银屑病。本维莫德属于非激素类小分子化学药，通过抑制 T 细胞酪氨酸蛋白激酶，干扰/阻断细胞因子和炎症介质的释放等机制发挥疗效。我国开展的Ⅲ期大样本临床研究结果表明，本维莫德乳膏治疗银屑病安全性高、疗效确切，可针对皮肤局部作用，因此不存在治疗相关的系统性不良反应，同时具有起效快、作用持久、停药后复发率低、缓解期长等显著优势[11]。

研究背景：银屑病是一种免疫介导的慢性皮肤病，全球 2%～3%的人口深受这种疾病的折磨，需要持续用药支出。由于沉重的经济负担将伴随一生，患者迫切需要满足临床需求改善生活质量。本维莫德的研发始于 1999 年，是从一种土壤线虫的共生细菌代谢产物中分离出来的小分子化合物。2009 年，本维莫德原料药和乳膏获得临床批件。随后，由北京大学人民医院牵头全国 22 家大型医院开展了银屑病临床试验，Ⅰ～Ⅲ期临床试验共入组超过 1200 例受试者。2009～2011 年，本维莫德获"十一五"、"十二五"科技重大专项"重大新药创制"支持，并在 2017 年 2 月凭借"与现有治疗银屑病手段相比具有明显治疗优势"纳入注册优先审评[12]。2019 年 5 月 31 日，通过优先审评审批程序获得国家药品监督管理局批准上市。

研究方法：通过抑制 T 细胞酪氨酸蛋白激酶，干扰/阻断细胞因子和炎症介质的释放、T 细胞迁移，以及皮肤细胞的活化等发挥治疗作用。包括：①治疗性调节芳香烃受体活性，改善细胞因子和 Th17/Treg 平衡；②多通路激活 AhR-Nrf2 信号，抑制氧化应激、细胞损伤和炎症反应；③抑制淋巴细胞络氨酸激酶（Lck）活性，调节机体免疫功能状态。这些作用机制可以抑制银屑病相关的炎症因子释放、炎症细胞迁移和浸润，对细胞角质化和增生进行抑制，并阻止患病部位的血管扩张，从而达到减轻及治愈银屑病的目的[13]。

研究结果：Ⅲ期临床研究受试者被随机分配到本维莫德组、卡泊三醇组或安慰剂组，每日用药 2 次，持续 12 周。3 个月后，本维莫德组共有 51.2%的患者达到银屑病面积和严重性指数改善超过 75%（PASI 75），而卡泊三醇组和安慰剂组分别为 37.9%和 14.5%；有 32.6%的本维莫德组患者在 3 个月后达到了 PASI 90，而卡泊三醇组和安慰剂组仅为 20.1%和 3.5%[11]。

研究结论：我国开展的Ⅲ期临床试验结果表明，对比一线治疗药物卡泊三醇，本维莫德具有更高的治愈率。该药的上市将为成人轻至中度稳定性寻常型银屑病患者提供一种新的药物治疗手段。

研究意义：是全球第一个有治疗作用的芳香烃受体调节剂类、非激素小分子化学药物，打破了世界银屑病史 30 年无外用新药上市的局面，是中国创新药临床循证研究第一次在皮肤科国际舞台上亮相，展示了中国新药研发的水平和能力[14]。

成果 6：抗感染新药可利霉素（商品名：必特）获批上市

在"重大新药创制"科技重大专项支持下，由中国医学科学院医药生物技术研究所课题组与沈阳同联集团有限公司共同开发的国家 1.1 类创新药可利霉素（Carrimycin，商品名：必特）于 2019 年 6 月 24 日获得国家药品监督管理局批准。可利霉素为我国首个利用合成生物学技术自主研发成功的抗感染新药，研发过程是产、学、研紧密结合的典型。该药抗菌活性强，对支原体和衣原体也有显著的抑制活性，与同类药物无明显交叉耐药性。除对耐药的革兰阳性菌（如耐甲氧西林金黄色葡萄球菌和耐药的化脓性链球菌）等有效外，可利霉素对一些产β-内酰胺酶的细菌也有很好的疗效，对部分革兰阴性菌（如艰难梭菌、流感杆菌），以及真菌类的白色念珠菌也有较好的活性。此外，可利霉素有较高的亲脂性，口服吸收快，组织渗透性强，分布广，体内维持时间长，有较好的抗生素后效应。目前，可利霉素已获得 15 项国内发明专利，国际 PCT 专利 5 项（分别申请进入 16 个成员地区），已取得美国、加拿大、南非、日本、俄罗斯、欧盟等 50 项专利授权。2020 年 6 月 7 日，在国务院新闻办举行的新闻发布会上，可利霉素入选国家新冠治疗方案[15]。

研究背景：可利霉素是全球首个利用合成生物学技术研制成功的有实用价值的新型药物。研发团队经过 30 年潜心研究和临床比对发现，可利霉素不仅具有极强的组织渗透性、低不良反应率、抗耐药、抗超级细菌等超级抗生素的特性，同时在抗炎免疫及干预肿瘤进展、抑制肿瘤转移等方面，也获得重大突破[16]。

研究方法：抗生素的研制目前主要有两种方式。第一种是从微生物中找到菌种，这样菌种能产生新的化合物，也就是从传统微生物的产物来发现新结构的药物，红霉素、青霉素、土霉素、氯霉素的发现均基于此种方式。第二种方法是半合成，即借用一些微生物来源使其产生母核，目前临床应用最广泛的头孢类抗生素就是用此方法改造头孢菌素的结构产生新的抗生素。以上两种方法由于种种原因发现新化合物的可能越来越小，接近饱和。研发团队通过第三种方式，即通过基因工程技术来实现新化合物，因此可利霉素是首个利用合成生物学技术研制成功的抗生素。

研究意义：可利霉素具有我国自主知识产权，属于中国的核心技术。多年来，在药品研发领域，中国大多以研发仿制药物为主，虽能够满足临床治疗的需求，但固有模式让药品研发单位和药企很难取得具有突破性意义的创新。可利霉素不仅是全球首个成功利用合成生物学技术研制的有实用价值的新型药物，更是全程由中国人自主研发的原研药。可利霉素从立项到获得新药证书，历经 30 年漫长艰辛的过程。其在 1988 年被列入国家高技术研究发展计划（863 计划），随着研发的深入推进，先后获得国家重点基础研究发展计划（973 计划）、国家自然科学基金、"十一五"和"十二五"的国家重大专项等 11 项国家科技项目的资助，还被列入中国医学科学院医学与健康科技创新工程项目。此药物的研发过程是产、学、研紧密结合的典型，是参与研发的科研人员和企业人员团结协作、攻坚克难所取得的科研成果。自 2019 年 10 月正式上市以来，已得到美国等多个国家药学研究领域的高度关注。未来，中国生物制药专家将与药品生产企业，继续共同探索"中国造"可利霉素在疾病防治领域上的无限可能，造福全球患者[17]。近期，研究还发现可利霉素具有多种药理活性。后续研究需要更多学科紧密合作，进一步发掘其新的药理活性，拓展此药的适应证，使其更好地服务于我国医疗健康事业，并为人类健康事业做出重大贡献[18]。

成果 7：揭示环鸟腺苷酸合成酶（cGAS）抵抗病毒感染的重要调控机制

来自国家生物医学分析中心药理毒物研究所、吉林大学第一医院等机构的研究人员在 *Cell* 杂志发表题为 "Acetylation Blocks cGAS Activity and Inhibits Self-DNA-Induced Autoimmunity" [19]的文章。该研究首次揭示 cGAS 的乙酰化修饰可抑制其酶活性，进而抑制下游干扰素通路。且该乙酰化可受阿司匹林（乙酰水杨酸）作用产生，这也是首次发现阿司匹林参与干扰素通路调控的功能和具体机制。该研究表明乙酰化有助于 cGAS 活性调节，并提供了一种潜在的治疗 DNA 介导的自身免疫性疾病的疗法。

研究背景：对机体抗病毒机理的深刻认识被视为应对病毒感染的关键。目前已经发现超过 150 万种具有对人体致病能力的病毒。科学家们希望从共性的角度出发，寻找对抗病毒感染的"公共方案"，解析机体进化出病毒免疫力的能力。病毒入侵机体时，其自身的遗传物质（如 DNA 等）将被带入宿主的细胞中，引发机体针对这些外来 DNA 迅速做出的免疫反应，以消除病毒感染。已有研究发现，作为 DNA 感受器的 cGAS 蛋白在触发自身免疫反应中起到关键作用。乙酰化修饰是控制 cGAS 活性的关键分子事件，乙酰水杨酸（阿司匹林）可以强制 cGAS 发生乙酰化并抑制其活性。DNA 在细胞质中的存在通常是微生物感染的迹象，并可以通过环状 GMP-AMP 合酶（cGAS）快速检测以引发抗感染免疫反应。然而，自身 DNA 长期激活 cGAS 会导致严重的自身免疫性疾病，目前尚无有效的治疗方法。

研究方法：Lys384、Lys394 或 Lys414 上的 cGAS 乙酰化有助于保持 cGAS 失活。cGAS 被脱乙酰以应对 DNA 挑战。阿司匹林可以直接乙酰化 cGAS 并有效抑制 cGAS 介导的免疫反应。

研究结果：水杨酸可能通过抑制 NF-κB 途径对 ISG 表达产生局部抑制作用。与水杨酸相反，阿司匹林可能通过靶向 cGAS 抑制 IRF3 和 NF-κB 的活化。此外，使用同位素标记的阿司匹林，证明了阿司匹林对 cGAS 的直接乙酰化作用。常用的非甾体抗炎药阿司匹林可通过乙酰化抑制 cGAS 活化，可用于治疗 AGS 和其他潜在的 DNA 介导的自身免疫性疾病。值得特别指出的是，抑制 cGAS 所需的阿司匹林的有效剂量远低于其在人体中使用的上限。因此，研究结果为治疗 AGS 和其他自身免疫性疾病提供了可行的疗法。

研究结论：研究表明乙酰化有助于 cGAS 活性调节，并提供了一种潜在的治疗 DNA 介导的自身免疫性疾病的疗法。

研究意义：首次揭示 cGAS 的乙酰化修饰可抑制其酶活性，进而抑制下游干扰素通路。且该乙酰化可受阿司匹林（乙酰水杨酸）作用产生，这也是首次发现阿司匹林参与干扰素通路调控的功能和具体机制。

主要参考文献

[1] Chen N, Hao CM, Liu BC. et al. Roxadustat treatment for anemia in patients undergoing long-term dialysis. The New England Journal of Medicine. 2019. 381: 1011-1022.

[2] 罗沙司他获批用于非透析患者肾性贫血治疗. [2020-9-22]. http://www.sh.chinanews.com.cn/yljk/2019-08-24/61774.shtml.

[3] 全球首个新型肾性贫血药，罗沙司他在我国获批. [2020-9-22]. http://news.medlive.cn/neph/info-progress/show-152494_161.html.

[4] 我国原研抗癌新药泽布替尼获美国 FDA 批准上市. [2020-9-22]. http://news.bioon.com/article/6747788.html.

[5] 中国创新药泽布替尼(新一代 BTKi)美国 FDA 获批. [2020-9-22]. http://www.phirda.com/artilce_20868.html?cId=1.

[6] 国家药品监督管理局. 国家药监局有条件批准轻度至中度阿尔茨海默病药物甘露特钠胶囊上市. [2020-9-22]. https://www.nmpa.gov.cn/yaowen/ypjgyw/20191102204301440.html.

[7] 首个改善阿尔茨海默病临床症状药物或明年在美上市. [2020-9-22]. https://www.sohu.com/a/348922774_114988.

[8] 国产抗阿尔茨海默症药获批. [2020-9-22]. https://www.qianzhan.com/analyst/detail/220/191106-7ae6259c.html#comment.

[9]原创药 GV-971 治疗阿尔茨海默病的机理. [2020-9-22]. https://www.360kuai.com/pc/944eb3253fdf818ce?cota=3&kuai_so=1&sign=360_57c3bbd1&refer_scene=so_1.

[10]国家卫生健康委员会. 医药卫生领域国家科技重大专项进展与动态. [2020-9-22]. http://www.nhc.gov.cn/qjjys/s3594r/201907/507da14ea52940b7b5a04af3424bc2d4.shtml.

[11]治疗银屑病的非激素小分子化学药物——本维莫德. [2020-9-22]. https://www.sohu.com/a/311503061_100281680.

[12]银屑病治疗药物本维莫德乳膏获批上市. [2020-9-22]. https://baijiahao.baidu.com/s?id=1635012493447764956&wfr=spider&for=pc.

[13]令人刮目相看的"本维莫德". [2020-9-22]. https://xueqiu.com/3888895640/132640940.

[14]本土 First-in-class 将上市，本维莫德引发银屑病治疗革命. [2020-9-22]. https://www.sohu.com/a/311187496_377310.

[15]原创药可利霉素在沪投产. [2020-9-22]. https://baijiahao.baidu.com/s?id=1672180281931886878&wfr=spider&for=pc.

[16]中国医学科学院医药生物技术研究所新药可利霉素揽获全国大奖获全球关注. [2020-9-22]. https://baijiahao.baidu.com/s?id=1655864778641288517&wfr=spider&for=pc.

[17]中国造原研药可利霉素再获大奖. [2020-9-22]. https://hb.qq.com/a/20200117/018641.htm.

[18]中国医学科学院北京协和医学院. 可利霉素获得国家一类新药证书. [2020-9-22]. http://www.pumc.edu.cn/blog/产学研协同创新结硕果——可利霉素获得国家一类新药.

[19]Dai J, Huang YJ, He XH, et al. Acetylation blocks cGAS activity and inhibits self DNA-induced autoimmunity, Cell. 2019. 176: 1447-1460.

六、卫生健康与环境医学重大进展

齐 燕 殷 环 申喜凤

中国医学科学院医学信息研究所

成果 1：研究确证大气颗粒物浓度增加与居民总死亡率、心血管和呼吸道疾病死亡相关

来自复旦大学、复旦大学儿童医院的研究人员在 *New England Journal of Medicine* 杂志发表题为"Ambient Particulate Air Pollution and Daily Mortality in 652 Cities"的文章。

研究确证了大气颗粒物污染显著危害健康。可吸入颗粒物 PM_{10} 和 $PM_{2.5}$ 短期暴露可显著增加居民的死亡风险；短期内细颗粒物浓度和粗颗粒物浓度的增加，与全死因死亡率、心血管疾病死亡和呼吸道疾病死亡之间存在统计学的显著相关性。

研究背景：大量证据表明大气颗粒物污染会影响健康，很多国家/地区根据《世界卫生组织空气质量准则（第四版）》的标准开展了对 PM_{10} 和 $PM_{2.5}$ 的每日和年度平均浓度的监测。既往对空气污染时间序列研究结果的系统评价受到模型规格和发表偏倚差异的挑战，这些局限性可以通过进行国际多中心研究来解决。该研究建立了多城市多国（MCC）协作研究网络，以对天气或气候对死亡率的影响进行全球评估。该网络使研究人员能够使用标准化的分析框架，探索比较全球区域和国家/地区级别上的 PM 浓度与每日全死因、心血管疾病和呼吸道疾病死亡率的关联。

研究方法：研究评估了多个国家或地区空气动力学直径为小于 10μm 的可吸入颗粒物（PM_{10}）和空气动力学直径为小于 2.5 的细颗粒物（$PM_{2.5}$）与每日全死因、心血管和呼吸系统疾病死亡率的相关性。收集 24 个国家或地区 652 个城市每天的死亡率和空气污染数据。研究人员使用过度分散的广义加性模型和随机效应元分析来调查这些关联。拟合两个污染物模型以检验相关的稳健性。汇集了每个城市的浓度–响应曲线，以便得出全球估计值。

研究结果：PM_{10} 浓度的 2 天移动平均值（代表当天和前一天的平均值）每立方米增加 10μg 会导致每日全死因死亡率增长 0.44%（95% CI 0.39-0.50），每日心血管疾病死亡率增加 0.36%（95% CI 0.30-0.43），每日呼吸系统疾病死亡率增加 0.47%（95% CI 0.35-0.58）。$PM_{2.5}$ 浓度的 2 天移动平均值发生相同变化将导致相应的以上三种每日死亡率分别增加 0.68%（95% CI 0.59-0.77）、0.55%（95% CI 0.45-0.66）和 0.74%（95%CI 0.53-0.95）。在对气体污染物进行调整后，这些关联仍然显著存在。在年均 PM 浓度较低和年均气温较高的地区，这种关联更强。混合的浓度–响应曲线显示，每日死亡率随着 PM 浓度的增加而一致增加，在 PM 浓度较低时斜率更大。

研究结论：研究数据显示，在全球 600 多个城市，短期接触 PM_{10} 和 $PM_{2.5}$ 与每日全死因、心血管疾病和呼吸系统疾病死亡之间存在独立关联性。这些数据加强了在区域和地方研究中确定的死亡率和 PM 浓度之间存在联系的证据。

研究意义：首次在全球范围内系统评估空气颗粒污染物对居民死亡的影响，探索其在地区、城市和人群的分布特征，确证短期内细颗粒物浓度和粗颗粒物浓度的增加与总死亡率、心血管死亡和呼吸道疾病死亡之间存在统计学相关性。研究结果可为世界卫生组织修订环境空气质量标准和风险评估提供重要流行病学证据。

成果 2：揭示收缩压高、吸烟、高钠饮食和环境颗粒物污染是导致中风和缺血性心脏病等疾病的危险因素

来自中国医学科学院北京协和医学院、中国疾病预防控制中心等的研究人员在 *The Lancet* 杂志发表题为 "Mortality, Morbidity, and Risk Factors in China and Its Provinces, 1990-2017: A Systematic Analysis for The Global Burden of Disease Study 2017" 的文章，揭示收缩压高、吸烟、高钠饮食和环境颗粒物污染是导致中风和缺血性心脏病等疾病的

危险因素[1]。

研究背景： 在中国过去的 40 年里，伴随着经济的发展和繁荣，数以百万计的人摆脱了贫困，中国也经历了人口年龄结构和流行病学的快速转变。以预期寿命、儿童死亡率、疾病概况和危险因素衡量的总体人口健康，已发生并正在继续发生根本的变化。2016年《"健康中国 2030"规划纲要》制定的两个目标是提高寿命和健康预期寿命，并加强疾病预防。而其他一些目标包括改善婴儿死亡率、环境（如空气质量）、卫生服务和保险（如慢性病死亡率）、生活方式（如定期锻炼），以及健康行业。卫生公平也是一个重要事项，但我国各省之间的健康问题以及获得卫生保健提供者和服务的机会仍然不尽相同。在国家和省级层面对人口健康指标进行仔细调查和分析，对于制定基于证据的卫生政策和实现"健康中国 2030"目标至关重要。

研究方法： 该研究使用了 2017 年《全球疾病、伤害和风险因素负担研究》中（Global Burden of Disease Study 2017，GBD）的数据和方法，系统分析了 1990～2017 年全国及 34 个省级行政区域的卫生状况[2]，估算了全因死亡率和死因别死亡率、过早死亡损失寿命年（YLLs）、伤残损失健康生命年（YLDs）、伤残调整寿命年（DALYs）[3]、总暴露值（SEVs）和可归因风险等指标，并将观察到的结果与基于社会人口指数（SDI）估计的期望值进行了比较[2]。

研究结果： 中风和缺血性心脏病是 2017 年中国全国范围内死亡和 DALYs 的主要原因。1990～2017 年，卒中导致的每 10 万人的年龄标准化 DALYs 下降了 33.1%（95%不UI 29.8-37.4），缺血性心脏病则增加了 4.6%（95%UI 3.3-10.7）。年龄标准化的卒中、缺血性心脏病、肺癌、慢性阻塞性肺病和肝癌是 2017 年 YLLs 的 5 大主要原因。肌肉骨骼疾病、精神健康疾病和感觉器官疾病是 2017 年 YLDs 的三个主要原因，高收缩压、吸烟、高钠饮食和环境颗粒物污染是导致死亡与 DALYs 的 4 个主要风险因素之一。所有省份每 10 万肝癌患者的 DALYs 均高于预期，观察到的预期比例为 2.04～6.88。2017年，每 10 万人口的全因年龄标准化的 DALYs 均低于所有省份的预期水平，而在 20 个最严重的三级病因中，缺血性心脏病、阿尔茨海默病、头痛症和下背痛的发生率均低于预期。全国按年龄标准化的 SEVs 水平前 10 大主要危险因素中百分比变化最大的是高体重指数（185%，95%UI 113.1-247.7），其次是环境颗粒物污染（88.5%，95%UI 66.4-116.4）。

研究结论： 1990～2017 年间，中国居民疾病谱发生重大变化，中风和缺血性心脏病取代了下呼吸道感染和新生儿疾病，成为疾病负担的主要原因。收缩压高、吸烟、高钠饮食和环境颗粒物污染是导致死亡和疾病负担的 4 大危险因素。中国在减轻许多疾病和残疾负担方面取得了实质性进展。在不断扩大的中国卫生体系中，应优先考虑针对慢性病（尤其是老年人）的策略。

研究意义： 研究揭示了我国居民疾病谱发生的重大变化，并明确了影响我国居民健康的主要因素，为我国未来疾病防控的重点指明方向。

成果 3：首次明确中国成人喘息症状性哮喘达 4570 万

来自中日友好医院、中国医学科学院北京协和医学院等的研究人员在 *The Lancet* 杂志发表题为 "Prevalence, Risk Factors, and Management of Asthma in China: A National

Cross-sectional Study"的文章，首次明确中国成人喘息症状性哮喘达 4570 万。

研究背景：哮喘是世界范围内常见的慢性气道疾病，影响了不同国家的 1%～18% 的人口，通常发达国家的患病率较高。过去的一些研究表明，我国成年人自我报告或经医生诊断的哮喘患病率较低，在不同社区的范围为 0.5%～2.8%，但这些研究仅限于某些地区或职业的小样本，不能代表一般中国人口。该研究开展了一项全国性的大型肺健康（China Pulmonary Health，CPH）调查，评估中国人群代表性样本中哮喘的全国患病率、危险因素和疾病治疗、管理状况，旨在为制定国家政策和计划提供所需的重要信息，以减轻中国的哮喘病负担。

研究方法：研究采用严格的流行病学方法（多阶段分层抽样方法），依据 2010 年人口普查得出的参数招募了具有代表性的 57 779 名 20 岁及以上的成年人作为全国性的中国肺健康（CPH）研究的样本。从 6 个地理区域中选出了代表所有社会经济环境的 10 个中国省份，所有评估均在当地医疗中心进行。样本排除标准为无稳定居所、无法进行肺活量测定测试、正在进行心血管疾病或结核病的医院治疗，以及孕妇和母乳喂养期妇女。以患者自报哮喘诊断或调查前 1 年喘息症状为诊断标准，所有参与者均通过标准哮喘问卷进行评估，并在使用支气管扩张剂（400µg 沙丁胺醇）前后通过肺功能测试分为是否有气流受限。进而，通过对特定变量数据进行多变量校正分析考察哮喘的危险因素，通过对自我报告的医生诊断、治疗和哮喘患者就诊史进行分析来评估疾病管理状况。

研究结果：2012 年 6 月 22 日～2015 年 5 月 25 日，共有 50 991 位参与者（21 446 位男性和 29 545 位女性）完成了 CPH 研究问卷调查，并具有可靠的使用支气管扩张剂前后肺功能测试结果，因此被纳入最终分析。在研究样本中，哮喘的总体患病率为 4.2%（95%CI 3.1-5.6），代表 4570 万中国成年人。气流受限的哮喘患病率为 1.1%（0.9-1.4），代表 1310 万成年人。抽烟（相对危险度[OR] 1.89，95%CI 1.26-2.84，p=0.004），过敏性鼻炎（3.06，2.26-4.15，p<0.0001），儿童肺炎或支气管炎（2.43，1.44-4.10，p=0.002），父母的呼吸系统疾病史（1.44，1.02-2.04，p=0.040）和低学历（p=0.045）与哮喘的流行有关。据报告，在 2032 位哮喘患者中，只有 28.8%（95%CI 19.7-40.0）曾被医生诊断过，23.4%（13.9-36.6）曾接受过肺功能检查，其中 5.6%（3.1-9.9）已接受吸入性糖皮质激素治疗。此外，由于呼吸道症状加重，有 15.5%（11.4-20.8）哮喘患者报告至少有一次急诊室就诊，至少有 7.2%（4.9-10.5）在前一年内住院了一次。

研究结论：研究首次得出中国成人哮喘患者数量，证明哮喘在中国很普遍但有逾七成未被诊断和治疗，所以要提高对哮喘的认识并在临床环境中推广标准化治疗以减轻疾病负担。

研究意义：该研究首次明确了我国哮喘的流行状况，揭示了我国哮喘规范化诊疗与管理不足的现状，并凸显了我国哮喘预防诊治的紧迫性与重要性。

成果 4：全国大样本流行病学调查揭示成人精神障碍患病率及分布特点

来自北京大学第六医院、中国疾病预防控制中心等的研究人员在 *Lancet Psychiatry* 杂志发表题为 "Prevalence of Mental Disorders in China: A Cross-sectional Epidemiological Study" 的文章，揭示了我国社区成人心境障碍、焦虑障碍、酒精药物使用障碍、间歇暴发性障碍、进食障碍、精神分裂症及其他精神病性障碍、老年期痴呆等 7 类主要精神障碍的加权患病率及其分布特点[4]。

研究背景： 国家卫生健康委员会（原国家卫计委）和科学技术部于 2012 年共同资助立项"中国精神障碍疾病负担及卫生服务利用的研究"（简称中国精神卫生调查，China Mental Health Survey，CMHS），是一次对中国精神障碍疾病患病情况的"人口普查"。CMHS 的三个主要目的包括：调查精神疾病的患病率、获取精神障碍患者的服务使用数据，以及分析我国精神障碍与心理健康服务的社会和心理风险因素或相关因素。此次发表在 *Lancet Psychiatry* 上的文章主要报道由 CMHS 收集的精神疾病患病率[5]。

研究方法： 调查采用多水平质量控制方法及多级抽样设计。数据来自中国（除港澳台地区）31 个省（市、自治区）的 157 个具有代表性的国家 CDC 疾病监测点（县/区），从县/区到乡镇/街道再到村/居，多级抽样调查共 38 593 户，每户中以 Kish 表随机抽取 1 人为受访者，最终实际样本量为 32 552 人。由经过培训的非专业访谈人员和具有专业资质的精神科医师先后开展两轮面对面访谈；第一阶段主要使用复合性国际诊断访谈表（Composite International Diagnostic Interview 3.0，CIDI）和社区痴呆筛查量表（Community Screening Instrument for Dementia，CSID）以筛查精神病性障碍及痴呆（≥55 岁以上个体），以及诊断部分精神障碍；第二阶段进行以 CIDI 和 CSID 为基础结合使用 DSM-IV 结构化临床访谈（Structured Clinical Interview for DSM-IV Axis I Disorders，SCID）和老年精神状况量表（Geriatric Mental State Schedule，GMS）的诊断。数据质量控制程序包括计算机逻辑检查、录音核查、电话核查，以及精神病医生进行重新访谈检查。研究者对数据进行了加权处理，以调整样本选择及调查应答方面的差异，并对样本进行事后分层，以匹配人群分布状况。

研究结果： 调查获得 7 大类 36 小类精神障碍中，任何一种精神障碍（不含老年期痴呆）终生患病率为 16.57%，12 月患病率为 9.32%。在各类精神障碍中，焦虑障碍患病率最高，终生患病率为 7.57%，12 月患病率为 4.98%。心境障碍其次，终生患病率为 7.37%，12 月患病率为 4.06%。酒精药物使用障碍第三，终生患病率为 4.67%，12 月患病率为 1.94%。间歇暴发性障碍第四，终生患病率为 1.54%，12 月患病率为 1.23%。各类精神障碍患病率的分布显示，心境障碍女性患病率高于男性患病率；酒精药物使用障碍和间歇暴发性障碍男性患病率高于女性患病率，且 18~34 岁年龄组患病率最高，与以往研究结果一致；精神分裂症及其他精神病性障碍患病率农村高于城市，且 18~34 岁年龄组患病率最高[5]。

研究结论： 研究在 2013 年 7 月 22 日~2015 年 3 月 5 日调查了 32 552 名受访者，研究表明 2013 年中国大多数精神疾病的患病率高于 1982 年（时点患病率 1.1% 和终生患病率 1.3%），1993 年（时点患病率 1.1% 和终生患病率 1.4%）和 2002 年（12 个月患病率 7.0% 和终生患病率 13.2%），但低于 2009 年（1 个月患病率 17.5%）。该研究提示了我国面临的精神类疾病负担的严峻挑战，但同时也为决策者和医疗保健专业人员探讨和解决影响中国心理健康的因素提供了宝贵的机会。

研究意义： 该研究是我国首次全国性精神障碍流行病学调查，反映了我国精神障碍患病现状，为政府制定相关卫生政策提供了参考依据。

成果 5：揭示吸烟和不良饮食等 23 个中国成人癌症死亡的危险因素

来自国家癌症中心、中国医学科学院肿瘤医院等的研究人员在 *Lancet Global Health* 杂志发表题为 "Disparities by Province, Age, and Sex in Site-specific Cancer Burden Attributable to 23 Potentially Modifiable Risk Factors in China: A Comparative Risk Assessment" 的文章，揭示吸烟和不良饮食等 23 个中国成人癌症死亡的风险因素[6]。

研究背景：癌症已经成为我国居民的主要死亡原因，2017 年我国有近 221 万人死于癌症，占所有死亡人数的 24.85%。而随着人口增长和老龄化趋势的加快，以及不健康生活方式如高热量饮食和缺乏运动等因素的影响，这一数字预计在未来几十年内将大幅增加。了解潜在可改变的癌症风险因素及其影响，有助于个体避免对风险因素的暴露以最大限度地降低癌症风险，同时可以建立数据驱动框架为国家和地区癌症控制计划提供信息，以实施更适当的癌症预防措施。

研究方法：研究使用了中国 31 个省（市、自治区）的 978 个县级监测点的 2014 年成年人癌症死亡率数据。风险因素患病率估算是从一些代表性调查中获得的，使用了从最近的几项在中国开展的大规模汇总分析或高质量荟萃分析中获得的汇总相对危险度（summary relative risks，SRRs）。进而使用多种公式计算了人群归因分值（population attributable fraction，PAF），这些公式结合了暴露发生率和按年龄、性别和省份分层的相对风险数据，然后合并以创建按性别、癌症部位和风险因素汇总的 PAF。

研究结果：2014 年，中国 20 岁及以上成年人中有 1 036 004 例癌症死亡（占所有癌症死亡人数的 45.2%）可归因于 23 个潜在可改变的风险因素（划分为 5 大类）。男性的 PAF（51.2%，95%CI 50.0-52.4）高于女性（34.9%，95%CI 33.6-36.2）；根据个人风险因素，男性全国最高 PAF 风险因素是吸烟，女性为水果摄入量低。按省（市、自治区）划分，风险因素 PAF 最高的地区是黑龙江，其次是广东、吉林和湖北，最低的是上海、西藏和新疆。全人群 PAF 范围从上海的 35.2% 到黑龙江的 52.9%，其中男性的 PAF 范围从上海的 40.9% 到广东的 56.4% 不等，女性 PAF 范围则是从上海的 26.9% 到黑龙江的 48%。对于男性而言，除吸烟外，各省的 5 大风险因素显示出显著的异质性。女性的主要风险因素因省而异，吸烟是 6 个省（市）（黑龙江、天津、内蒙古、吉林、辽宁和安徽）的主要风险因素；体重过重是西藏、上海和北京三个地区的主要风险因素，HBV 感染是 7 个省（自治区）（青海、福建、甘肃、河南、宁夏、湖北和新疆）的主要风险因素；山西省的主要风险因素是 HPV 感染，其余 14 个省的主要风险因素是水果摄入量较低。

研究结论：研究估计了我国各省（市、自治区）癌症负担及其特定地点人群归因系数，2014 年度我国 20 岁及以上成人癌症死亡人数中近 103 万的死亡病例可归因于 23 种可改变的风险因素，该死亡人数占癌症总死亡的 45.2%，其中男性吸烟和女性水果摄入量低是主要风险因素。中国各地的潜在可控癌症风险因素存在较大差异，因此在不同地区采取的初级癌症预防策略，对减轻中国癌症负担具有巨大潜力。

研究意义：研究表明，吸烟、感染和不良饮食是造成癌症负担的最大因素，需引起关注。同时，我国各省（市、自治区）癌症发病的潜在可控风险因素具有差异，提示各地区需制定适宜本地区的初级癌症防控策略。

主要参考文献

[1] Zhou MG, Wang HD, Zeng XY, et al. Mortality, morbidity, and risk factors in China and its provinces, 1990–2017: a systematic analysis for the Global Burden of Disease Study 2017. The Lancet. 2019. 394(10204): 1145-1158.

[2] 中国病毒学论坛. Lancet: 中国疾病负担报告: 中国疾病谱发生重大变化. [2020-7-26]. https://dy.163.com/article/EILJCK0E0511VCHN.html.

[3] 柳叶刀发布中国疾病负担数据. [2020-7-25]. https://www.sohu.com/a/322890387_489312.

[4] Huang YQ, Wang Y, Wang H, et al. Prevalence of mental disorders in China: a cross-sectional epidemiological study. The Lancet Psychiatry. 2019. 6(3): 211-224.

[5] 中国精神卫生调查及第一批主要结果简介|CMHS. [2020-7-26]. https://dy.163.com/article/E97DIR8505426ABE.html.

[6] Chen WQ, Xia CF, Zheng RS, et al. Disparities by province, age, and sex in site-specific cancer burden attributable to 23 potentially modifiable risk factors in China: a comparative risk assessment. Lancet Global Health. 2019, 7(2): e257-e269.

七、生物医学工程与信息学重大进展

齐　燕　李美婷

中国医学科学院医学信息研究所

成果 1: 国产"人工心脏"取得突破

由中国医学科学院阜外医院、苏州大学人工器官研究所、苏州同心医疗器械有限公司、重庆永仁心医疗器械有限公司等机构参与自主研发、技术引进和临床试验的国内人工心脏领域获得突破性进展，其中由重庆永仁心医疗器械有限公司生产的首款国产人工心脏（植入式左心室辅助系统 EVAHEART I）于 2019 年 8 月 28 日获国家药品监督管理局批复上市（国械注准 20193120603）[1]。

研究背景: 心力衰竭又被称为"心脏癌症"，是全球唯一呈增长趋势的心脏疾病[2]，我国心衰患病率估计已达 1.3%，至少有 1000 万心力衰竭患者，已成为世界上拥有最大心衰患者群的国家之一[3]。然而，目前针对终末期心衰的内科药物治疗远期效果不佳，心衰患者 5 年生存率只有 35%；最有效的方法是"心脏移植"，但每年我国只有约 300 颗心脏供体可供移植，这对于万千患者来说无疑杯水车薪。如今，这些患者有了另一种选择，就是安装人工心脏。人工心脏是利用生物机械手段部分或完全替代心脏的泵血机能，维持全身的血液循环，适用于中末期或重症心力衰竭患者，是代替心脏移植的唯一有效治疗手段。此前，仅欧美日等发达国家拥有成熟技术，我国已有学者开展了长期的攻关研究，但尚无同类产品上市[2]。

研究过程: 人工心脏是复杂精密的医疗器械，研发经历了 20 世纪 90 年代的第一代大体积搏动血流装置、21 世纪初的第二代轴流装置和最新的第三代磁悬浮装置。第一代搏动式人工心脏也被称为容积式泵，其缺点是体积大，不易植入。第二代人工心脏采用浸没于血液中的滑动轴承及枢轴关节对转子加以支承，支承力通过机械接触传递，轴承由血液润滑。第二代人工心脏可以做得很小，但是轴承附近的血液受到很高的流场剪应力作用，并易形成回旋"死水区"，结果造成血液成分的受损和被激活，导致血栓形成等严重的临床并发症。第三代人工心脏改而采用流体动力轴承或磁悬浮轴承，使得转子完全悬浮，在不与周围发生任何机械接触的情况下旋转，这很好地解决了机械摩擦带来的寿命问题[4]。苏州大学人工器官研究所、苏州同心医疗器械有限公司团队钻研人工心脏至今已近 30 年，2011 年自主创新研制出我国第一颗全磁悬浮人工心脏，此后团队联合心血管疾病国家重点实验室等多个单位将全磁悬浮人工心脏进一步改进、提升。2015 年，一颗直径 50mm、厚度 26mm、重量不足 180g 的全磁悬浮人工心脏研制成功，自 2018 年 12 月 20 日获批开展临床试验[5]，截至 2019 年 6 月，已在中国医学科学院阜外医院[6]、阜外华中心血管病医院[7]成功完成临床试验手术 4 例、人道主义救援手术 3 例[4]，总共 7 例[6]。同时，为尽快实现具有国际尖端水准且价格合理的国产化人工心脏产品，在重庆市政府推动下，重庆永仁心医疗器械有限公司引进日本技术实现了国产，2018 年 1 月起在中国医学科学院阜外医院、华中科技大学同济医学院附属协和医院、福建医科大学附属协和医院相继启动临床试验。截至 2019 年 8 月，"永仁心"人工心脏已实施 15 例临床植入手术，患者术后顺利恢复健康，无装置相关严重并发症，被国外学者誉为"全球最佳临床实绩"，从而提前获批上市[2]。

成果特征：

1."中国心"是全新的第三代"全磁悬浮人工心脏"，由胡盛寿院士带领团队研发，具有中国自主知识产权。装上以后可以和天然心脏一起工作，原来病变心脏没有能力完成的那部分工作，可以由全磁悬浮人工心脏代替完成。该装置利用磁场让叶轮悬浮，不仅解决了血栓易形成的难题，轻巧的装置也能很容易地安装在胸腔内，并能够让其他器官受到的压力更小。相关数据显示，新型人工心脏植入术在感染风险可控性、装置可靠性、血液相容性等性能上都表现出色，全方位达到国际领先水平[7]。

2."永仁心"人工心脏采用离心泵结构的植入式左心室辅助系统，由体内组件和体外组件构成，通过搭建起心脏左心室到主动脉的旁路，对患者的心脏泵功能起部分替代或辅助作用；其具有"低转速、大流量、易产生生理性脉动血流"等物理特性，生物相容性极佳，可以显著降低人工心脏植入术后常见并发症的发生风险，目前植入该装置的患者中，术后最长生存时间已超过 10 年[2]。目前，国际上这套人工心脏装置的价格是 80 万元~100 万元[8]，"永仁心"人工心脏的售价将比日本、美国等地区下降约 30%，预测价格在 60~70 万元，有望降低中国患者的使用成本[9]。

研究意义：研发团队刻苦攻关，攻破西方国家的技术垄断，研制出具有中国自主知识产权的全新第三代"全磁悬浮人工心脏"，不仅填补了国内人工心脏领域的空白，标志着我国在应用人工心脏救治心力衰竭的领域迈出了扎实一步，更为广大晚期心力衰竭患者重获新生带来希望[7]。而"永仁心"作为我国第一个正式上市的植入式心室辅助产品，将有效填补国内产业空白，推动中国高端医疗器械领域的进步[2]，为心衰患者带来福音。

成果 2：中国首台自主知识产权碳离子治疗系统获批上市

由中国科学院近代物理研究所及其控股公司兰州科近泰基新技术有限责任公司研

发生产的我国首台自主知识产权医疗器械碳离子治疗系统于 2019 年 9 月通过国家药品监督管理局批准注册（国械注准 20193050713），获准上市[10]。

研究背景：我国癌症高发，亟待发展先进的治疗技术[11]。重离子束拥有独特的物理和生物学特性，被认为是理想的放疗用射线。重离子治疗兴起于 20 世纪 90 年代，相比传统放疗具有 4 大优势：①重离子射线具有独特的深度剂量分布，对正常组织损害较小，有利于保护正常组织和关键器官；②相对生物学效应比常规光子射线高 3 倍左右，对肿瘤细胞的"杀伤力"更大，治疗周期更短；③对肿瘤细胞的"杀伤"不依赖氧气，可用于治疗供血不足的乏氧肿瘤；④通过外部成像及 CT 图像比对，可以对重离子束射到体内肿瘤的剂量分布进行在线验证，保证治疗的安全性。此前，这一技术常年被国外垄断，1975 年美国伯克利国家实验室利用其已有的科研加速器装置率先开展重离子治疗肿瘤研究；20 世纪 90 年代，德国和日本相继开展该技术的临床研究。这一技术对世界医疗领域而言，无疑是一块难啃的"硬骨头"，经过多年研究，目前国际上仅有 11 台医用重离子加速器运营，全球受益患者大约 3 万人[12]。

研究过程：1972 年，中国科学院近代物理研究所在初步开展重离子核物理研究的基础上，开始酝酿建造大型重离子加速器方案，经过中国科学院组织的多次方案论证，于 1976 年获批设项。1993 年以来，中国科学院近代物理研究所通过先进加速器技术和核探测技术的研发、重离子治癌相关生物学基础研究，以及与相关医疗机构合作进行的临床前期研究积累，培养了一支高水平的重离子治疗技术人才队伍，掌握了相关核心技术。2012 年 5 月，中国首台自主知识产权的医用碳离子专用装置在武威开工建设，使国家大科学工程从基础研究向民生应用迈出了实质性的一步[13]。2018 年 11 月，武威碳离子治疗系统开始应用于临床试验治疗。以甘肃省肿瘤医院、武威肿瘤医院作为主体开展临床试验研究，并从兰州军区总医院、甘肃省人民医院、兰州大学第一医院、兰州大学第二医院抽调专家参与临床试验，对入选的病例分别开展头颈、胸、腹、盆腔、四肢肿瘤的临床试验治疗。目前治疗工作已全部完成，碳离子治疗系统运行稳定，受试者未见不适及异常[14]。目前，这台碳离子治疗系统示范装置安装于甘肃省武威肿瘤医院。系统于 2014 年 4 月开始安装，2018 年 5 月由北京市医疗器械检验所完成注册检测，2019 年 9 月通过国家药品监督管理局医疗器械技术审评中心审查，获得国家药品监督管理局批准上市[12]。

成果特点：该产品由加速器系统、治疗系统组成，其中加速器系统包括离子源、低能传输、回旋加速器、中能传输、同步加速器、高能传输等子系统，治疗系统含有 2 个治疗室。与国际上流行的以直线加速器为注入器和同步加速器为主加速器的重离子治疗系统不同，这台碳离子治疗系统采用回旋注入与同步主加速相结合、电荷剥离注入的技术路线，包含紧凑型同步加速器、多治疗模式和个性化治疗室布局等独特设计，突破了国外产品的专利壁垒，提高了性价比、降低了运行维护成本，实现了国产重离子治疗设备零的突破[12]。

研究意义：国产碳离子治疗系统及产业化是解决重点技术"卡脖子"问题的典范，首台国产碳离子治疗系统的注册上市实践了一条从"基础研究→技术研发→产品示范→产业化应用"的全产业链自主创新之路，标志着我国有了自主品牌的碳离子治疗设备，打破了我国高端放疗市场被国外产品垄断的局面，使我国高端医疗器械装备国产化迈出了新的步伐[10]。国产碳离子治疗系统为部分难治肿瘤提供了新的、有效的治疗手段，有望缓解我国恶性肿瘤先进治疗技术供给不足的问题，给肿瘤患者带来新的希望[12]。

成果 3：正电子发射及 X 射线计算机断层成像扫描系统获批上市

由华中科技大学、湖北锐世数字医学影像科技有限公司等机构研发生产的正电子发射及 X 射线计算机断层成像扫描系统于 2019 年 5 月获批注册（国械注准 20193060364）、2019 年 6 月 4 日获得国家药品监督管理局准产批件[15]；上海联影医疗科技有限公司研制的正电子发射及 X 射线计算机断层成像扫描系统于 2019 年 12 月 19 日获国家药品监督管理局批准上市（国械注准 20193060998）[16]。

研究背景：PET（positron emission tomography）是正电子发射断层成像的简称，是一种生化灵敏度极高的核医学分子影像技术。PET 在恶性肿瘤、神经系统疾病、心血管疾病等重大疾病的早期诊断、疗效评估、病理研究等方面具有极大的应用价值。由于涉及核物理、电子、材料、精密制造、生物医学等诸多学科，技术门槛高，其关键技术和设备市场主要为少数跨国企业垄断[17]。GPS（GE、飞利浦、西门子三家公司缩写简称）创造的 PET 产品在重大疾病的精准诊疗中做出了杰出贡献，也形成了成熟的技术体系。完全跟随 GPS 的技术路线，能够让产品开发的风险大大降低，但可能始终只能做跟随者，只有开展自主创新才能从根本上避免知识产权的风险，不被"卡脖子"。

研究过程：

（1）2001 年，华中科技大学研究团队成立；2004 年，提出多电压阈值（multi-voltage threshold，MVT）全数字 PET 方法；2007 年，实现了世界上首台平板 PET；2013 年 12 月，首台数字 PET 问世；2015 年，鄂州市政府将全数字 PET 作为该市重大科技创新项目引进，并成立产业化实体，成功开发出世界第一台大型临床全数字 PET，其核心指标在国际同类产品中全面领先。2017 年 11 月，世界首台质子 PET 原理机研制成功；2018 年 8 月，临床全身全数字 PET/CT 在广州中山大学附属第一医院和附属肿瘤医院完成临床试验；2018 年 9 月，世界首台脑部专用全数字 PET 研制成功[18]。2019 年 6 月 4 日，获得市场准入和对外销售资质。

（2）上海联影医疗科技有限公司主要从事高端医疗影像设备及其相关技术研发、生产、销售，产品线覆盖部件（CO）、计算机断层扫描仪（CT）、磁共振（MRI）、X 射线（X-Ray）、分子影像（MI）、移动医疗（m-Health）、软件（SW）等全线高端医疗影像设备，同时拥有核心技术[19]，已先后推出 5 款 X 射线计算机断层扫描系统[20]。2017 年 3 月，该公司与美国顶尖分子影像团队 Explorer（"探索者"）联盟共同宣布，将携手打造一台全景扫描 PET-CT "探索者"，以 40 倍于传统 PET 设备的灵敏度与颠覆性的实时全身动态扫描技术呈现人体内所有器官的动态代谢过程，成为用于观测人体内部的"哈勃望远镜"[21]。2017 年 9 月"联影 96 环光导 PET-CT"进驻日本市场[22]；2018 年 11 月用 PET-CT 拍摄的全球首例人体全身动态及静态成像公布，人们能用肉眼清晰地观测示踪剂注射后在血管内流动、扩散、最终被组织器官摄取并代谢的全过程[23]；2019 年 6 月，世界首台全景动态扫描 PET-CT uEXPLORER 探索者亮相核医学与分子影像协会年会，其来自中美两国临床的最新成像结果令全场专家叹为观止[24]；2019 年 12 月 19 日获国家药品监督管理局批准上市。

成果特点：

（1）由华中科技大学、湖北锐世数字医学影像科技有限公司等机构研发生产的正电子发射及 X 射线计算机断层成像扫描系统（国械注准 20193060364）是我国自主研发临床全数字 PET/CT 装备，使用了具有完全自主知识产权的全数字 PET 技术，以"全数字"和"精确采样"为本质特点，从源头上颠覆了传统 PET 的技术路线[17]；解决了传统 PET 发展 40 余年来一直存在的"超高速闪烁信号数字化"难题，可更早、更灵敏地发现包括肿瘤在内的各种病灶，诊断癌症、阿尔茨海默病、帕金森氏病等疑难杂症，同时在实现普及化发展后将大大降低民众获取其服务的门槛，具有广泛的应用前景[18]。该产品由电源柜、扫描系统（包含 PET 子系统、CT 子系统）、检查床、控制台和数据处理系统组成。该产品组合了正电子发射断层扫描系统（PET）和 X 射线计算机断层扫描系统（CT），提供生理和解剖信息的配准与融合。所生成的图像同时包括人体器官组织的功能信息和解剖学信息，在临床上可用于肿瘤的诊断及疗效评价等。该系统还保持了 PET 和 CT 设备的独立功能，允许单模的 PET 或 CT 成像。

（2）上海联影医疗科技有限公司研制的正电子发射及 X 射线计算机断层成像扫描系统（国械注准 20193060998）组合了 PET（正电子发射断层扫描）和 CT（X 射线计算机断层扫描）两部分，可提供功能信息和解剖学信息及其融合图像。通过可扩展的多单元机架设计和探测器结构设计，将 PET 轴向视野扩展到 194cm，实现了单床扫描覆盖人体全身器官，有利于实现观测示踪剂的全身代谢过程。通过跨单元交叉符合技术，实现大立体角内符合事件的探测和实时在线符合处理，提升实时处理能力，提高了系统的 PET 灵敏度，具有高分辨率和低辐射剂量等优点。其独有的 4D 实时全身动态成像，让人类第一次能以肉眼清晰观测药物注射后在人体血管内流动、扩散到被代谢的全过程[25]。在小病灶检测、癌症微转移、全身多器官疾病的诊断中，相比传统 PET/CT 及其他成像方式具有显著优势[16]。

研究意义：我国具有自主知识产权的全数字 PET 可开始量产，将打破国内 PET 市场长期被进口仪器垄断的局面[18]。两类产品相比传统 PET/CT 及其他成像方式具有显著优势，在恶性肿瘤、神经系统疾病、心血管疾病等重大疾病早期诊断、疗效评估、病理研究等方面，具有极大应用价值。

成果 4：全球首个获得性免疫缺陷综合征病毒（HIV）尿液自检试剂获批上市

由厦门大学、北京万泰生物药业股份有限公司合作研发的"人类免疫缺陷病毒 1 型尿液抗体检测试剂盒（胶体金法）"，于 2019 年 7 月获得国家三类医疗器械注册证（国械注准 20193400550）[26]，2019 年 8 月 5 日获得准产批件[27]，成为全球首个上市的可由非专业人员自我操作并判读的通过尿液检测 HIV 感染的诊断试剂，填补了相关产品及技术空白[28]。

研究背景：艾滋病是全球重大传染病，由人类免疫缺陷病毒（HIV，又称艾滋病病毒）感染引起。如病毒携带者及早检测和治疗，其寿命同未感染人群并无明显差异。

截至 2018 年年底，我国存活艾滋病感染者约 125 万，新发感染者每年 8 万例左右。早在 2004 年我国就出台了针对艾滋病人的"四免一关怀"政策，规定所有自愿接受艾滋病咨询和病毒检测的人员，都可在各级疾病预防控制中心和各级卫生行政部门指定的医疗机构，得到免费咨询和艾滋病病毒抗体初筛检测。同时，艾滋病治疗药物也由国家免费提供。但是即使检测和治疗都是免费的，仍有许多人因为"难为情"不愿意在公开场所检测。高危人群进行主动检测的积极性很低，导致约 30%的感染者没有被发现，从而造成 HIV 在高危人群中继续传播。因而，能完全保护隐私的 HIV 检测方法显得很必要和迫切。

研究过程：厦门大学国家传染病诊断试剂与疫苗工程技术研究中心 1999 年研制出我国首个可产业化的高活性 HIV 抗原（其重要性犹如手机芯片之于智能手机），彻底结束了我国必须依靠进口原料来生产艾滋病检测试剂的历史。2000 年，基于此抗原研制出我国首个第三代 HIV 抗体检测试剂盒，检测准确率达 99%，引领了国产艾滋病诊断试剂的全面换代，该成果获得 2001 年国家科技进步二等奖。2003 年，国产艾滋病快速检测试剂盒研制成功，将检测时间缩短至 15min。2008 年，第三代 HIV 抗体检测试剂盒成为我国首个获得欧盟 CE 认证的血液筛查产品，实现国产艾滋病检测试剂出口欧洲发达国家的突破；国产第四代 HIV 抗原抗体检测试剂盒研制成功，检测准确率高达 99.5%，使国产试剂达到国际领先水平。2012 年，研制出国内首个基于重组免疫印迹法的艾滋病确证试剂，让艾滋病确证试剂的生产不再依赖于 HIV 活病毒培养。2016 年，第三代 HIV 抗体检测试剂盒以及快速检测试剂盒在国内率先通过世界卫生组织（WHO）PQ 认证，进入 WHO 全球采购系统；第四代 HIV 抗原抗体检测试剂盒获得欧盟 CE 认证。截至 2018 年，中心研制的系列艾滋病病毒检测试剂盒，已在 42 个国家得到应用，全球累计使用量超过 6 亿人份，其中有 6000 万人份应用于海外国家。2019 年，全球首个 HIV 尿液自检试剂获批上市[29]。

成果特点：HIV 尿液自检试剂的操作十分便捷——与早孕试纸相似，只需要在私密环境中（如家里）收集少量尿液，15min 就能获取检测结果。由于艾滋病病毒不能通过尿液传播，尿液检测与传统血液检测相比，取样方便、无创，同时可避免血液样本造成潜在的二次感染。可由个人在私密和方便的环境中独立使用（如家里），不需要借助专业的第三方进行检测，使个人信息得到完全保密。尿液自检呈现阳性时，可到专业检测机构进行确证检测。检测试剂对于未进行抗病毒治疗的感染者，自检的灵敏度和特异性均可达到 99%以上。与血液（血清）检测对照，在 1403 例受试者中，尿液检测的灵敏度为 99.17%，特异性为 100%，总符合率为 99.79%；与专业人员相比，在 1078 例受试者中，尿液自检的灵敏度为 99.16%，特异性为 100%，总符合率为 99.91%。

研究意义：该产品的成功上市，极大地降低了艾滋病检测的门槛，提高了高危人群主动检测的意愿。

成果 5：基于病历深度学习的人工智能辅助诊断应用

来自广州医科大学、上海依图网络科技有限公司等的研究人员在 *Nature Medicine* 杂志发表题为 "Evaluation and Accurate Diagnoses of Pediatric Diseases Using Artificial

Intelligence" 的文章[30]，报告了一种人工智能疾病诊断系统，该系统使用基于机器学习的自然语言处理技术，在 50 多种常见儿童疾病上的诊断准确度均高于初级儿科医生，达 90% 左右[31]。深圳硅基智能科技有限公司申报的"糖尿病视网膜病变分析软件"产品于 2019 年 5 月获批创新医疗器械，进入特别审查程序[32]。

研究背景：

（1）人工智能（AI）技术在医疗领域拓展了越来越多的落地场景，"AI+医疗"从此热度不减。然而，由于深度学习等相关 AI 技术过度依赖临床数据，其发挥作用的过程却又形如"黑箱"，导致 AI 在临床上的作为难以再进一步。让 AI 技术与基础医学理论结合，成为 AI 用于临床探索的新思路[33]。选择儿科疾病作为研究对象，一方面是由于国家全面开放二孩后对儿科医生的需求会越来越高，而儿科医生缺乏、流失率高是众所周知的社会现状；另一方面，通过人工智能技术还原儿科医生能力，能服务三甲医院和基层医院，取得较好的临床及社会效益[31]。

（2）糖尿病视网膜病变（diabetic retinopathy，DR）是糖尿病最常见最严重的并发症之一，也是成年人低视力和失明的主要原因。该病重在预防及早期干预，眼底镜检查或眼底彩色照相检查有助于确诊，但均需要患者定期前往医院检查，很多患者缺乏对疾病的认识，常常延误诊治，最终致盲。2018 年 4 月 11 日美国食品药品监督管理局（Food and Drug Administration，FDA）批准了一款名为 IDx-DR 医械软件产品，用于 DR 筛查，是全球首个获批的人工智能 AI 医械产品[34]。

论文研究方法：研究人员提出并测试了一个专门对医学电子病历进行数据挖掘的系统框架，将医学知识和数据驱动模型结合在一起。该系统先通过自然语言处理技术对电子病历进行标注，再利用逻辑回归来建立层次诊断。为了训练上述人工智能诊断系统，研究人员在广州妇儿医院收集了 56.7 万个门诊病人的 136 万次问诊电子病历，从中抽取到 1.016 亿个儿科常见疾病的数据，再将这些信息用于训练和验证系统框架。病例的时间跨度为从 2016 年 1 月到 2017 年 7 月，病人的年龄中位数为 2.35 岁，涵盖了 55 种儿科常见疾病的诊断结果。研究人员基于 11 926 份儿科病例，进行了人工智能系统和 5 组人类医生的诊断结果对比。研究发现，模型的诊断水平超出了两组初级医生，但低于三组资深医生。该结果表明模型可以帮助初级医生进行诊断，但还无法超过富有资历的医生。

软件研发历程：2014 年 11 月，中华医学会眼科学会发布了《我国糖尿病视网膜病变临床诊疗指南》，为 AI 在糖尿病视网膜（简称糖网）分析诊疗领域的应用提供临床理论基础。2016 年 11 月，深圳硅基智能科技有限公司从需求定义开始产品研发工作；同年 11 月底谷歌 DeepMind 团队发表了"深度学习算法应用于糖网分析"的文章从理论上证明 AI 应用于糖网分析的可能性。从 2016 年 11 月到 2017 年 6 月，团队聚焦需求确认、数据收集、算法验证等工作，于 2017 年 8 月产品正式定型，进而启动注册检验工作。由于当时国内还没有任何一家检验机构（包括中国食品药品检定研究院）具备医疗人工智能产品检测能力，首次注册检验仅依照独立软件的要求和标准进行软件质量评价，未测试 AI 的性能。2018 年 1 月，中国食品药品检定研究院开始启动建设眼底图像数据库，联合国内 10 多家 AI 糖网企业收集图像并从国内顶尖医疗机构邀请数十位具有五年以上工作经验的眼科医师进行图像标注，2018 年 3 月建库工作完成。2018 年 4 月完成了第二次注册检验，此次检验与 AI 性能相关的测试项目包括产品的特异性、敏感性、准确率和 Kappa 系数等。2018 年 5 月临床试验正式启动，先后在中山大学中山眼科中心、北京大学人民医院、温州医科大学附属眼视光医院三家医院开展了共计 1000 例受试者的临床试验。与此同时，国内《深度学习辅助决策医疗器械评审要点》征求意见稿正式发布[35]。硅基智能的首次创新医疗器械答辩是在 2018 年 9 月，后分别在 2019 年 2 月、5 月进行了第二次和第三次申报，每次都结合专家意见完善资料，最终获得批准。在创新申报时，硅基智能已有三件针对算法的发明专利获得授权[36]。

成果特点：

（1）通过深度学习技术与医学知识图谱，对儿科疾病的电子病历数据进行解构，构建了高质量的智能病种库。在 50 多种常见疾病上的诊断准确度可达儿科主治医生的专业水平。以呼吸系统疾病为例，人工智能疾病诊断系统对上呼吸道疾病和下呼吸道疾病的诊断准确率分别为 89% 和 87%，在上呼吸道疾病诊断中，急性喉炎和鼻窦炎的准确率分别为 86% 和 96%，对不同类型哮喘的诊断准确率从 83% 到 97%。在普通系统性疾病以及危险程度更高的疾病中，该人工智能疾病诊断系统也展现出较高的诊断准确率，例如，传染性单核细胞增多症（90%）、水痘（93%）、玫瑰疹（93%）、流感（94%）、手足口病（97%）和细菌性脑膜炎（93%）。

（2）"糖尿病视网膜病变分析软件"针对中国人的生理特征，收集足够多的病例，独立建立数学模型、核心算法，注入人工智能特有的学习能力，其设计方案、技术路线、成熟度在国内具有显著的创新性和领先性。

研究意义：该研究论文是顶级医学杂志首次发表的基于中文文本型电子病历挖掘辅助临床诊断相关技术的文章，论证了基于 AI 的系统可以帮助医生处理大型数据和辅助诊断，同时在诊断的不确定性和复杂性上给予临床支持。"糖尿病视网膜病变分析软件"极有可能第一个获得批准注册，成为我国人工智能技术进入医疗领域的里程碑。

参 考 文 献

[1] 国家药品监督管理局. 2019 年 08 月 28 日准产批件发布通知. [2020-7-16]. https://www.nmpa.gov.cn/zwfw/sdxx/sdxxylqx/qxpjfb/20190828120001307.html.

[2] 国内首款人工心脏获批上市. [2020-7-16]https://baijiahao.baidu.com/s?id=1644463905110919195&wfr=spider&for=pc.

[3] 中国至少有 1000 万心衰患者. [2020-7-16].http://health.people.com.cn/n1/2018/0328/c14739-29893681.html.

[4] 国产全磁悬浮人工心脏将临床试验完全自主产权.[2020-7-16]. https://news.sina.com.cn/o/2018-11-24/doc-ihpevhck5240218.shtml.

[5] 国家药品监督管理局. 2018 年 12 月 20 日临床试验批件发布通知. [2020-7-16]. https://www.nmpa.gov.cn/zwfw/sdxx/sdxxylqx/ qxpjfb/20181220153301894.html.

[6] 重量不到 180 克全磁悬浮人工心脏！为心衰患者带来希望. [2020-7-16]. https://tech.sina.com.cn/d/f/2019-06-21/doc-ihytcerk8326464.shtml.

[7] 中国自主知识产权！华中首例！第三代"全磁悬浮人工心脏"植入术在郑州成功实施. [2020-07-16]. https://www.henandaily.cn/content/2019/0515/165100.html.

[8] 三家医院将做"永仁心"人工心脏临床试验. [2020-7-16]. https://www.sohu.com/a/209242258_123753.

[9] 国内首款人工心脏"永仁心"在渝获批上市. [2020-7-16]. http://www.liangjiang.gov.cn/Content/2019-09/11/content_564292.htm.

[10]国家药品监督管理局. 我国首台自主知识产权碳离子治疗系统获批上市. [2020-7-16]. https://www.nmpa.gov.cn/ylqx/ylqxjgdt/20190930091701468.html.

[11]重磅Ⅰ碳离子治疗系统获批上市. [2020-7-18].https://xw.qq.com/cmsid/20190930A09LW300?f=newdc.

[12]我国首台国产碳离子治疗系统获批注册上市.[2020-7-18]. http://www.cas.cn/cm/201910/t20191010_4719684.shtml.

[13]冲破垄断！打造"国之重器"立足高端放疗市场. [2020-7-18]. http://gs.ifeng.com/a/20191125/7842376_0.shtml.

[14]甘肃省药品监督管理局. 武威碳离子治疗系统临床试验治疗圆满完成. [2020-7-18]. http://yjj.gansu.gov.cn/CL0563/50137.html.

[15]国家药品监督管理局. 2019年6月04日准产批件发布通知. [2020-7-18]. https://www.nmpa.gov.cn/zwfw/sdxx/sdxxylqx/qxpjfb/20190604120001731.html.

[16]国家药品监督管理局. 正电子发射及X射线计算机断层成像扫描系统获批上市. [2020-7-20]. https://www.nmpa.gov.cn/yaowen/ypjgyw/20191219095901719.html.

[17]中国高端医疗仪器开发取得重大突破临床全数字PET/CT取证进入市场. [2020-7-20].https://hb.chinadaily.com.cn/a/201906/10/WS5cfdce9ca31011d294daab2e.html.

[18]鄂州基层党建. 谢庆国团队研发19年的国产全数字PET将上市能更早更准发现癌症！.[2020-7-20].http://www.cnhubei.com/cmdetail/351200.

[19]上海联影医疗科技有限公司. 关于联影.[2020-7-20].https://www.united-imaging.com/cn/about-us/.

[20]上海联影医疗科技有限公司. 联影产品.[2020-7-20].https://www.united-imaging.com/cn/product/product-index/.

[21]上海联影医疗科技有限公司.美国顶尖分子影像团队"探索者"联盟携手联影，打造全景扫描PET-CT.[2020-7-20].https://www.united-imaging.com/cn/news/2017/170303美国顶尖分子影像团队-探索者-联盟携手联影-打造全景扫描pet-ct/.

[22]上海联影医疗科技有限公司.联影96环光导PET-CT进驻日本市场.[2020-7-20]. https://www.united-imaging.com/cn/news/2017/170904联影96环光导pet-ct进驻日本市场/.

[23]上海联影医疗科技有限公司. 全球首部人体全身动态成像"电影"震撼发布. [2020-7-20]. https://www.united-imaging.com/cn/news/2018/全球首部人体全身动态成像-电影-震撼发布/.

[24]上海联影医疗科技有限公司. 联影全数字分子影像产品首秀SNMMI, 世界首台动态全景扫描PET-CT uEXPLORER探索者引燃全场. [2020-7-20].https://www.united-imaging.com/cn/news/2019/联影全数字分子影像产品首秀snmmi-世界首台动态全景扫描pet-ct-uexplorer探索者引燃全场/.

[25]上海联影医疗科技有限公司. 联影全景动态PET-CT uEXPLORER探索者"斩获"工博会大奖".[2020-7-20]. https://www.united-imaging.com/cn/news/2019/联影全景动态pet-ct-uexplorer-探索者-斩获-工博会大奖/.

[26]国家药品监督管理局. 国家药品监督管理局2019年第73号公告附件. [2020-7-22]. https://so.wedatas.cn/view.

[27]国家药品监督管理局. 2019年08月05日准产批件发布通知. [2020-7-22]. https://www.nmpa.gov.cn/zwfw/sdxx/sdxxylqx/qxpjfb/20190805161701259.html.

[28]科技部. 全球首个艾滋病病毒(HIV)尿液自检试剂获批上市. [2020-7-22]. http://www.most.gov.cn/gnwkjdt/201910/t20191024_149514.htm.

[29]厦大实验室研发全球首个HIV尿液自检试剂获批上市.[2020-7-22]. http://fj.sina.com.cn/news/s/2019-10-09/detail-iicezuev1028325.shtml.

[30]Liang H Y, Tsui B Y, Ni H, et al. Evaluation and accurate diagnoses of pediatric diseases using artificial intelligence. Nature Medicine.2019. DOI: 10.1038/s41591-018-0335-9.

[31]人工智能读病例登自然子刊：用于儿科诊断系统，准确率90%. [2020-7-24]. https://www.thepaper.cn/newsDetail_forward_2979105.

[32]国家药品监督管理局医疗器械技术审评中心. 创新医疗器械特别审查申请审查结果公示(2019年第6号). [2020-7-24]. https://www.cmde.org.cn/CL0050/19228.html.

[33]"AI儿科医生"是怎样炼成的. [2020-7-24].http://news.sciencenet.cn/sbhtmlnews/2019/2/343814.shtm?id=343814.

[34]胡凯，甄辉，杨辉，等. 美国上市影像类人工智能辅助诊断软件临床评价的研究与思考. 中国医疗器械杂志. 2019. 43(5): 379-383.

[35]国家药品监督管理局医疗器械技术审评中心.关于公开征求《深度学习辅助决策医疗器械软件审评要点(征求意见稿)》意见的通知. [2020-7-24].https://www.cmde.org.cn/CL0101/18639.html.

[36]刘海涛. 医疗 AI 经典审批案例: 糖网 AI 是如何获批创新医疗器械的？.[2020-7-24]. https://www.leiphone.com/news/202001/uMpY1cDI0VjfTYPb.html.

第五章　特别关注——COVID-19

一、方舱庇护医院的理念与实践

王　辰

中国医学科学院

方舱庇护医院作为一种新型公共卫生理念，在中国武汉市首次建设并应用于实践，成功应对新型冠状病毒肺炎（COVID-19，以下简称新冠肺炎）疫情的暴发。采用大规模的方舱庇护医院来防控疫情，是我国公共卫生防控与医疗救援的一项重大创举。

（一）方舱庇护医院的概念和主要作用

方舱庇护医院是一种大型临时医院，通过将会展中心和体育场馆等现有大型公共场馆改建为医疗设施而迅速建成，其任务是将大批新冠肺炎轻型和普通型患者与家人、社区隔离开，同时提供分诊、基本医疗、密切监测和快速转诊服务，且保证基本生活和社会活动。此次武汉疫情中，方舱庇护医院在实现"应收尽收、应治尽治"方略上发挥了重大、关键性的作用。通过快速集中调动现有的社会资源，迅速提供了大容量、低成本的简易医疗床位，使大量散居在家、原本无医院床位接收治疗的确诊轻症病人，能够离开家庭和社区、社会，到方舱庇护医院集中接受隔离和基本的治疗、监测，控制住病情（图1）。据统计，武汉市的新冠肺炎患者，每4人中有1人是在方舱医院接受治疗。方舱庇护医院的成功运行成为打赢武汉阻击战的重要转折点。

1. 方舱庇护医院特点

（1）建设快

方舱庇护医院可利用现有建筑（如运动馆或会展中心）的基础设施，快速改造完成。武汉市的前三家方舱庇护医院，从接到改造任务起在29h内完成了将其他用途的建筑物转变为医院的过程，迅速提供了4000张病床。

（2）规模大

大型场馆转化成为方舱庇护医院后，即可大幅度地提高病床数量和医疗承载能力。在武汉市政府的迅速行动与大力支持下，方舱庇护医院平稳高效运行，三个星期内共建造了16家，并提供了1 3000张病床，为约1 2000名患者提供了医疗照护。

（3）成本低

与新基础设施建设费用相比，方舱庇护医院投资成本低。疫情平息后，武汉的所有方舱庇护医院已经拆除改装，恢复了现有建筑的原始用途。方舱庇护医院的医生和护士数量较普通隔离医院也较少，在卫生救援的紧急情况下，可以最大化高效利用资源。同时，方舱庇护医院建有快速、畅通的重症转诊机制，在通过有效隔离患者减少发病降低医疗负荷的同时，使有限的医疗资源得以根据患者病情严重程度分层、合理使用，显著提高了整体医疗效率。

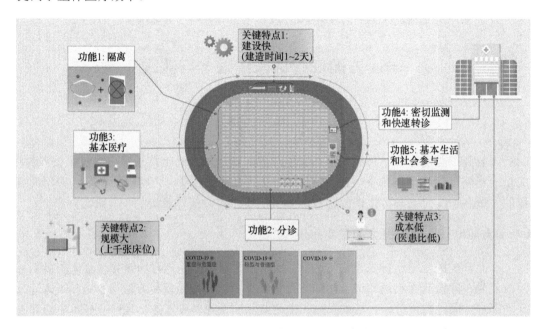

图 1　方舱庇护医院的主要特点和基本功能

2. 方舱庇护医院功能

（1）隔离

方舱庇护医院早期收治的病人多数是前期积压的存量，即之前未能收入医院、居家隔离一周以上的患者，他们极易传染他人，不利于切断传染源。轻型和普通型患者症状虽轻微，但具有传染性，居家隔离会将家庭和社区成员置于危险之中。中国的早期流行病学证据表明，在所有新冠肺炎患者中，超过一半的患者家庭中至少有一人被感染，并且 75%～80% 的聚集病例发生在家庭内部。方舱庇护医院较之居家隔离，能更有效地隔离新冠肺炎患者。

（2）分诊

方舱庇护医院为中国的医疗卫生体系增加了一个额外的医疗照护层级，一方面保护了社区，另一方面防止定点医院形成医疗挤兑。方舱庇护医院为应对新冠肺炎疫情提供了一个具有战略性的分诊策略，提高了中国应对新冠肺炎疫情的效率与效力。

（3）提供基本医疗照护

方舱庇护医院具备两区三通道，是简易的传染病医院。中央指导组调动 22 支国家紧急医学救援队及车载方舱、三支移动 P3 实验室星夜驰援，76 支医疗队 8000 多名医务人员在几天内陆续进入方舱医院，边建设、边接收、边治疗，迅速开展工作，提供了及时有效可靠的基本医疗照护。

（4）密切监测和快速转诊

每一家方舱庇护医院都与当地医院形成了对接配合，建立快速、畅通的重症转诊机制。同时，方舱庇护医院还可以使用周边的移动医疗设施进行影像和实验室检查，充分保证部分轻症转重症患者能够及时转运至定点医院接受有效治疗。

（5）提供基本生活和社会活动

方舱庇护医院收治的都是轻症病人，不需要特别强的医疗力量，却很需要一些生活上的照顾、精神上的安抚和舱内秩序的维护。方舱庇护医院始终坚持党组织的政治引领作用和党员的先锋模范作用，设立临时党委，每个病区设置临时党总支、临时党支部，发挥病患中党员的模范带头作用。通过组织患者跳广场舞、练八段锦、做体操、过生日等活动，促使患者情绪积极稳定、医患关系融洽，形成了"团结一致，共克时艰"的氛围。

（二）方舱庇护医院模式的推广

在新冠肺炎疫情的冲击下，现在越来越多的国家借鉴中国方案的科学性和可行之处，方舱庇护医院作为保护医疗体系、拓展收治患者能力的模式，也逐渐在世界各地出现并崭露头角。中国协和医科大学出版社出版了《方舱庇护医院建设运营手册》，同时其电子版（志愿者将其翻译成 20 多种语言版本）发布在阿里巴巴"全球新冠肺炎实战共享平台"上，系统收集了"体育馆式"、"单层展览馆式"及"多层展览馆式"等方舱庇护医院的改造方案和施工图纸，推广中国抗疫模式。塞尔维亚共和国把首都贝尔格莱德会展中心改建为一座方舱医院，用于收治新冠肺炎患者。5 月 12 日，中国援建尼日利亚的方舱庇护医院也投入使用。新加坡亦参考我国经验建造了方舱庇护医院（community care facility）。方舱庇护医院也被世界卫生组织重点参考，并制定了"机构隔离"机构的改造指南（*Repurposing Facilities for Isolation and Management of Mild COVID-19 Cases*）。《柳叶刀》总编霍顿评价，方舱庇护医院是中国成功应对疫情的一项非常重要的创新举措之一，是世界其他国家可以学习的重要经验，会在全球抗击疫情中发挥更大的作用。

（三）方舱庇护医院成为现代社会应急的常态贮备方式

方舱庇护医院是应对大规模疫情、灾害（如大规模中毒、外伤等）时的一种有效社会举措，应当成为现代社会应急的常态贮备方式。今后在设计和建设会议展览中心、体育馆、厂房仓库等大型建筑时，要为在出现大规模疫情或灾害时将该场所转型为方舱庇护医院预作安排。在场地设置、空调通风系统、厕所、洗漱、传染病分区划分等方面预留改造的接口、空间和设施。

在这方面，我国已经开始着手布局。在 2020 年 5 月公布的《公共卫生防控救治能力建设方案》中，明确提出了要"推进公共设施平战两用改造方面。借鉴方舱医院和人防工程改造经验，提高大型体育场馆、展览馆（会展中心）等公共设施建设标准，在相关设施新建或改建过程中充分考虑应急需求，完善场地设置、通风系统、后勤保障设计，预留管道、信息等接口和改造空间，具备快速转化为救治和隔离场所的基本条件。"

随着该方案的部署，方舱庇护医院已经逐步成为我国现代社会应急的常态贮备方式，可以显著提升我国现代城市体系建设的应急能力和水平，为新冠肺炎的常态化防控和强化国家卫生应急能力建设奠定坚实的基础。

主要参考文献

[1] Chen S, Yang J, Yang W, et al. COVID-19 control in China during mass population movements at new year. Lancet. 2020. 395: 764-766.

[2] 岳玮, 陈可夫, 王珂, 等. 信息化条件下野战方舱医院建设. 解放军医院管理杂志, 2017. 10: 962-964.

[3] 王炳南, 程正祥. 方舱医院发展与研究展望.医疗卫生装备, 2012. 1: 92-96.

[4] Tian S, Hu N, Lou J et al. Characteristics of COVID-19 infection in Beijing.J Infect. 2020. 80(4): 401-406.

[5] 中华预防医学会新型冠状病毒肺炎防控专家组. 新型冠状病毒肺炎流行病学特征的最新认识. 中华流行病学杂志, 2020. 41(2): 139-144.

[6] WHO. Report of the WHO-China Joint Mission on coronavirus disease 2019 (COVID-19). [2020-2-28]. https://www.who.int/docs/default-source/coronaviruse/who-china-joint-mission-on-covid-19-final-report.pdf.

[7] 中华人民共和国国家卫生和计划生育委员会. 经空气传播疾病医院感染预防与控制规范 WS/T 511—2016. 2016.

[8] Yen MY, Lin YE, Su IJ, et al. Using an integrated infection control strategy during outbreak control to minimize nosocomial infection of severe acute respiratory syndrome among healthcare workers.J Hosp Infect. 2006. 62: 195-199.

[9] Fung CP, Hsieh TL, Tan KH, et al. Rapid creation of a temporary isolation ward for patients with severe acute respiratory syndrome in Taiwan.Infect Control HospEpidemiol. 2004. 25: 1026-1032.

[10]Bannister B, Puro V, Fusco FM, et al. Framework for the design and operation of high-level isolation units: consensus of the European Network of Infectious Diseases.Lancet Infect Dis. 2009. 9: 45-56.

[11]Lateef F.Hospital design for better infection control.J Emerg Trauma Shock. 2009. 2: 175-179.

[12]Bataille J, Brouqui P. Building an intelligent hospital to fight contagion.Clin Infect Dis. 2017. 65: S4-S11.

[13]Pan American Health Organization. WHO-PAHO Guidelines for the use of foreign field hospitals in the aftermath of sudden-impact disasters. 2003. https://www.who.int/hac/techguidance/pht/FieldHospitalsFolleto.pdf.

[14]Barbisch D, Koenig KL, Shih F-Y. Is there a case for quarantine? Perspectives from SARS to Ebola.Disaster Med Public Health Prep. 2015. 9: 547-553.

[15]Hepburn NC Brooks TJ. An outbreak of chickenpox in a military field hospital-the implications for biological warfare.J R Soc Med. 1991. 84: 721-722.

[16]中国疾病预防控制中心新型冠状病毒肺炎应急响应机制流行病学组. 新型冠状病毒肺炎流行病学特征分析. 中华流行病学杂志, 2020. 41(2): 145-151.

[17]Chan JF-W, Yuan S, Kok K-H et al. A familial cluster of pneumonia associated with the 2019 novel coronavirus indicating person-to-person transmission: a study of a family cluster.Lancet. 2020. 395: 514-523.

[18]Wang D, Hu B, Hu C, et al. Clinical characteristics of 138 hospitalized patients with 2019 Novel Coronavirus–Infected Pneumonia in Wuhan, China. JAMA. 2020. 323(11): 1061-1069.

[19]Chen N, Zhou M, Dong X, et al. Epidemiological and clinical characteristics of 99 cases of 2019 novel coronavirus pneumonia in Wuhan, China: a descriptive study. Lancet. 2020. 395: 507-513.

[20]Silverstein WK, Stroud L, Cleghorn GE, et al. First imported case of 2019 novel coronavirus in Canada, presenting as mild pneumonia. Lancet. 2020. 395: 734.

[21] Bastola A, Sah R, Rodriguez-Morales AJ, et al. The first 2019 novel coronavirus case in Nepal. Lancet Infect Dis 2020. 20: 279-280.

[22]Zhang J, Zhou L, Yang Y, et al. The rapeutic and triage strategies for 2019 novel coronavirus disease in fever clinics. Lancet Respir Med. 2020. 8: e11-12.

[23]姚刚, 张晓祥, 汪火明, 等. 新型冠状病毒肺炎疫情期间方舱医院信息化建设实践与思考. 中华医院管理杂志, 2020. 36(00): E008.

[24]Alahdab F, Albitar B, Muhiedeen K, et al. Field hospitals in Syria. Lancet. 2014. 383: 303.

[25]You J, Mao Q. An improved ward architecture for treatment of patients with Ebola virus disease in Liberia. Am J Trop Med Hyg. 2016. 94: 701–703.

[26]Aimone F. The 1918 influenza epidemic in New York City: a review of the public health response. Public Health Rep. 2010. 125(suppl 3): 71–79.

[27]Lamb LE, Cox A, Fletcher T, et al. Formulating and improving care while mitigating risk in a military Ebola virus disease treatment unit. BMJ Military Health. 2017. 163: 2-6.

二、新型冠状病毒肺炎（COVID-19）危重症患者的临床治疗

徐凯进[1]　徐小微[1]　朱梦飞[2]　李兰娟[1*]
1. 浙江大学医学院附属第一医院 传染病诊治国家重点实验室
2. 浙江树人大学树兰国际医学院附属树兰（杭州）医院

（一）临床表现

2019 年新型冠状病毒肺炎（COVID-19）是由严重急性呼吸综合征冠状病毒 2 型（SARS- CoV-2）感染引起的新发呼吸道传染病，临床表现轻重不一，部分患者可在发病的 7～14 天内病情突然加重，发展为严重急性呼吸窘迫综合征（ARDS）和致命性多器官衰竭[1-5]。典型肺 CT 表现为双肺的局灶性毛玻璃影，多发实变影伴有双肺周围毛玻璃影的"晕征"，病灶内可见网状影和支气管扩张及充气征，以及不同大小网格状高密度阴影[6]。COVID-19 的传染性大于流感[7]。成人是感染率最高的人群，然而，新生儿、儿童也可以感染 SARS-CoV-2。在大多数 COVID-19 研究中，男性病例占比超过一半。关于这种疾病的病死率报道口径截然不同，从小于 0.5% 到超过 7%（平均约 3.8%）[8]不等。有基础疾病的老年男性患者易发展为重症、危重症患者。在患者的呼吸道分泌物、血液和粪便中可以检测到 SARS-CoV-2 核酸[9]。该疾病已成为世界范围内严重的公共卫生威胁[1-5,10]。

最初，中国疾病预防与控制中心等研究单位[11]利用武汉市 10 例确诊病例的暴露数据，估计平均潜伏期为 5.2 天[95% CI 4.1-7.0]。浙江大学传染病诊治国家重点实验室等研究单位[4]利用在武汉以外地区发现的 62 例确诊病例和诊治患者的接触记录和症状发作，估计平均潜伏期为 4 天（95%CI 3-5）。广州医科大学呼吸疾病国家重点实验室等研究单位[2]使用大样本进行估计，提出中位潜伏期只有 3.0 天，但可能长达 24 天。

除呼吸道症状外，COVID-19 患者也可出现胃肠道症状，且胃肠道症状差异很大。来自武汉的数据显示[12]，高达 79% 的患者在发病和随后的住院期间出现腹泻、食欲减退、恶心、呕吐、腹痛和胃肠道出血等胃肠道症状，但第一篇关于 COVID-19 临床特征的文章[3]中提到只有 3% 的患者出现腹泻症状。厌食症是成人最常见的消化道症状（39.9%～50.2%）[12,13]，而呕吐是儿童最常见的症状。

在高致病性冠状病毒重度急性呼吸综合征冠状病毒（SARS-CoV）和中东呼吸综合征冠状病毒（MERS-CoV）感染的研究中发现，患者肝损伤十分常见，且与疾病的严重程度相关[14]。一些研究[15]发现，2%~11%的COVID-19患者出现肝脏的合并证，16%~53%的病例报告丙氨酸转氨酶（ALT）和天冬氨酸转氨酶（AST）水平异常。肝脏损伤症状在重症患者中较轻症病例更为普遍。COVID-19患者的肝损伤可能是由于肝细胞中的病毒感染或其他原因引起的，如药物引起的肝损伤，或细胞因子风暴引起的全身炎症，或肺炎相关的缺氧。已经证明，SARS-CoV存在于肝组织中，尽管病毒滴度相对较低[16]。然而，一例死于COVID-19的患者病理分析报告显示，并未在其肝组织中发现病毒包涵体[17]。

重症、危重症COVID-19患者可表现为肺炎和ARDS引起的呼吸衰竭，伴有或不伴有心源性休克[18,19]，出现心血管损害是COVID-19患者最严重和最具威胁性的并发症之一。严重心脏损伤表现为肌钙蛋白明显升高和心力衰竭[20]。究其原因有几种观点：①SARS-CoV-2和其他冠状病毒一样，需要血管紧张素转换酶2（ACE2）才能进入细胞[21]。而ACE2在肺、肠、心脏和肾脏中高表达，推测病毒通过ACE2进入，直接损伤心肌细胞；②由于ACE2在内皮细胞上表达，它可能诱导内皮细胞脱落和功能障碍，从而导致血管损伤、局部炎症和产生易导致血栓形成的促凝因子，类似于流感感染后观察到的心肌梗死风险增加[22]；③ COVID-19患者凝血参数异常和弥散性血管内凝血（DIC）的发生率增加[23]，导致血栓形成和缺血性事件（可能损害心肌）的风险；④细胞因子风暴所致，已有文献对炎症细胞因子（如TNF-α）下的心肌细胞和内皮细胞死亡进行了详细的阐述[23-25]。

COVID-19感染率在年龄和性别上的差异分布，使人们对不同年龄和性别组病毒暴露下产生的依赖性免疫反应差异产生兴趣。有研究显示，儿童对严重疾病的敏感性较低[26]；性别也被认为在SARS-CoV-2感染的结果中起作用。一项研究表明，与女性相比，老年男性的SARS-CoV-2感染率更高[1]。目前尚无数据支持女性在细胞因子风暴中占优势的论断。

（二）危重症患者的临床治疗方法及效果

1. 以"四抗二平衡"为重点的综合治疗提高治愈率、降低病死率

治疗方案应遵循抗病毒、抗休克、抗低氧血症、抗继发感染、维持水电解质酸碱平衡、维持微生态平衡为核心的"四抗二平衡"原则。

（1）抗病毒治疗及时消除病原体

抗病毒治疗越早，则重症、危重症的发生越少。目前虽然尚无具有明确临床证据的有效抗新冠病毒药物，但根据"诊疗方案"[27]，结合冠状病毒结构特征，可采取的抗病毒策略如下：阿比多尔片200mg口服3次/d，联合洛匹那韦/利托那韦片2片口服1次/12h。使用该方案，浙江大学附属第一医院49例患者出现首次病毒核酸检测阴性平均时间为12d（95%CI 8~15d），持续病毒核酸检测阴性时间（持续2次以上病毒核酸检测阴性且两次间隔24h）为13.5d（95%CI 9.5~17.5d）。对不耐受洛匹那韦/利托那韦的患者可考

虑口服达芦那韦/考比司他（1 片，1 次/d）/法匹那韦（首剂 1600mg，后续 600mg，3 次/d）/羟氯喹（200mg tid）代替。疗程一般为 2 周，或痰液病毒核酸检测结果持续 3 次以上阴性可考虑停用抗病毒药物。

（2）抗休克维持全身器官的有效灌注，抗低氧血症和多器官功能衰竭维持生命体征

当 COVID-19 从重型向危重型发展时，患者可能出现严重低氧血症、细胞因子风暴、继发重型感染，进而发生休克，出现组织灌注障碍，甚至多器官功能衰竭，治疗上以纠正诱发因素和液体复苏为主。人工肝血液净化系统可迅速清除炎症介质，消除细胞因子风暴，并可阻断休克和低氧血症、呼吸窘迫的发生[28]。

a. 人工肝治疗消除细胞因子风暴

人工肝系统集成血浆置换、吸附、灌流，血液/血浆滤过等技术，用于清除炎症介质、内毒素及中小分子有毒有害物质，补充白蛋白、凝血因子等有益物质，调节水电解质、酸碱平衡；李氏人工肝在 2013 年救治重症 H7N9 患者中，能阻断"细胞因子风暴"，纠正休克，减轻肺部炎症，改善呼吸功能；同时有助于恢复机体免疫稳态、改善体内代谢谱紊乱状态、有利于容量精准管理、改善肝、肾等多器官功能，人工肝治疗在 COVID-19 救治中的应用，可以提高重型、危重型患者的救治成功率，降低病死率[29,30]。建议进行血浆置换联合血浆吸附或双重血浆分子吸附、灌流及滤过治疗，血浆置换量建议 2000ml 以上。具体操作方案请参考《人工肝血液净化系统应用于重型、危重型新型冠状病毒肺炎治疗的专家共识》[31]。

b. 酌情使用糖皮质激素

对于重型、危重型 COVID-19 患者，早期、适量、短程糖皮质激素治疗既有利于抑制细胞因子炎症风暴出现，阻止病情进展，缩短病程，又可避免长期大量使用糖皮质激素导致的不良反应和并发症出现。根据炎症损伤程度，甲泼尼龙琥珀酸钠（甲强龙）每天 0.75～1.5mg/kg，分 1～2 次/d 静脉注射。治疗期间每隔 2～3d 复查血常规、C 反应蛋白、细胞因子、生化指标、血糖、肺部 CT 等评估病情及疗效。如病情改善，体温正常，则每 3～5d 激素减半，减至每日 20mg/d 后序贯甲泼尼龙（美卓乐）口服，根据病情确定疗程。

c. 氧疗纠正低氧血症

氧疗同时建议持续氧饱和度监测。首选控制性氧疗如文丘里（Venturi）面罩、经鼻高流量氧疗等，有利于评估氧合指数（PaO2/FiO2）。氧饱和度（SpO2）大于 93%时，若无明显呼吸窘迫症状，无需氧疗，否则给予氧疗；氧合指数小于 200mmHg 转入重症医学科治疗；若出现血流动力学不稳定、呼吸疲劳、氧合指数持续不改善、意识恶化、呼吸频率持续大于 40 次/min、明显酸中毒、大量气道分泌物时，须及时气管插管行有创通气。

d. 机械通气

不推荐对经鼻高流量氧疗治疗失败的患者使用常规无创正压通气；无创正压通气应短期使用（不超过 2h）、密切监测，以防延误气管插管。采用保守氧疗策略，SpO2 目标值为 88%～92%；可根据患者实际情况调整。氧合指数大于 150mmHg 时，须及早减、停镇静剂并撤机拔管。

（3）抗继发感染合理使用抗菌药物

在治疗期间须密切监测患者症状、体征、血常规、C反应蛋白、降钙素原等指标。出现病情变化须临床综合判断，在不能排除继发感染时须第一时间留取合格标本进行涂片、培养，进行核酸、抗原抗体检测以便尽早明确感染病原体。出现下述情况可经验性使用抗菌药物：①咳痰增多、痰液颜色变深，尤其出现黄脓痰；②体温升高，且不能用原发疾病加重解释；③白细胞、中性粒细胞数显著增多；④降钙素原≥0.5ng/mL；⑤病毒感染无法解释的氧合指数恶化或循环障碍及其他提示细菌感染的病情改变。

（4）维持水电解质酸碱平衡促进内环境稳定

部分COVID-19患者有腹泻症状，使用洛匹那韦/利托那韦也可出现腹泻。因此，需警惕水电解质混乱，特别是低钾血症、低钠血症，危重患者需监测24h进出量，监测血电解质，及时发现并纠正；低氧血症易继发代谢性酸中毒，组织灌注不良，易导致乳酸水平升高，需及时纠正，阻断疾病进展，必要时使用连续性肾脏替代治疗或人工肝治疗。

（5）维持微生态平衡减少细菌移位与感染

COVID-19患者由于受到病毒直接侵犯肠道黏膜、抗病毒抗感染等治疗药物影响，部分患者合并腹痛、腹泻等消化道症状。经检测，COVID-19患者存在肠道微生态失衡，表现为肠道的乳酸杆菌、双歧杆菌等有益菌明显减少。肠道微生态失衡可能会导致肠道细菌异位，引起继发感染，因此要重视肠道微生态调节和营养支持对维持微生态平衡的意义。营养支持是维持肠道微生态平衡的重要手段，在有效评估营养风险、胃肠道功能、及误吸风险的基础上，须及时实施营养支持。

2. 预后和转归

截至2020年7月18日，我国累计确诊85 921例，治愈80 519例，治愈率93.77%，死亡4653例，死亡率5.42%。来自武汉的数据显示，死亡病例80%以上为60岁以上的老年人，75%以上合并有心脑血管疾病、糖尿病等一种以上的基础疾病。研究发现，与其他人群相比，合并基础疾病的老年男性病死率更高；重型患者病死率高于普通型和轻型；诊断时间越晚（发病至诊断时间超过5d），死亡风险越高。

疾病总体转归良好，治愈出院患者肺部影像吸收、肺功能恢复、工作能力恢复等几项指标均与一般病毒性肺炎类似。患者治愈后，存在对疾病的有效免疫，但免疫力持续时间与强度变化规律还有待进一步研究。

（三）先进治疗技术的临床应用效果及技术进展

目前，除有大量治疗COVID-19的药物研究进入临床注册外，其他主要集中在恢复期血浆的应用、间充质干细胞治疗及人工肝血液净化治疗的方面，取得较大进展。

1. 恢复期血浆

恢复期血浆因含有高滴度的新冠病毒中和抗体，能中和COVID-19患者体内病毒，有利于患者病情恢复。由于恢复期血浆具备疗效，因此鼓励被用于COVID-19的治疗中，也被写入了《新型冠状病毒肺炎诊疗方案（试行第七版）》[27]。

印度金奈泰米尔纳德邦马德拉斯医学院等研究单位[32]综述了5个输注恢复期血浆的临床研究。该研究共包括27例新冠肺炎患者，其中21例为重症患者，14例患者接受了机械通气，7例患者接受了体外膜肺治疗，除抗病毒、抗菌药物治疗外，经输注200~2400mL不等量的恢复期血浆后，研究中囊括的所有患者均出现症状改善，包括体温正常、肺部病变不同程度的吸收，呼吸窘迫症状缓解。在输血后1~35天不等的时间内，均停止机械通气。27例患者无一例死亡，这提示了恢复期血浆治疗的有效性。

由于恢复期血浆为血液制品，所有血浆供体须明确已完全恢复健康，且无残留新冠病毒。同时，恢复期血浆应符合可用的血液制品要求，包括不含有肝炎病毒、艾滋病毒抗体和梅毒螺旋体抗原等，捐献者必须提供知情同意，表明他们愿意捐赠血浆[33]。

2. 间充质干细胞

间充质干细胞具有强大的抗炎及免疫调节功能，可抑制细胞因子风暴的发生、发展，同时亦有强大的组织损伤修复能力，可发挥减轻肺损伤、降低急性呼吸窘迫综合征等严重并发症发生的风险，进而降低患者的死亡率。目前已启动的多项间充质干细胞治疗COVID-19相关临床研究项目，初步证实其安全性及有效性，提示具有良好的临床应用前景。目前应用的间充质干细胞来源主要有：骨髓间充质干细胞、脂肪间充质干细胞、脐带血间充质干细胞、宫血间充质干细胞[34]。

另有报道称[35]，一例重症COVID-19患者在接受了来自健康供体的人脐带血间充质干细胞治疗2天后，肺功能及有关症状明显改善，治疗7天后恢复并出院。治疗后，其淋巴细胞亚群（CD3+、CD4+、CD8+ T细胞）百分率和计数增加，IL-6、TNFα和C反应蛋白水平明显下降。该报告揭示了人脐带血来源的间充质干细胞作为COVID-19患者，尤其对重症患者具有治疗潜力。

浙江大学传染病诊治国家重点实验室研究团队[36]报道了应用宫血间充质干细胞治疗的2例COVID-19确诊病例。治疗后患者的白细胞介素-6与C反应蛋白下降，淋巴细胞升高，氧合指数升高，吸氧浓度下降，肺部CT双侧肺渗出病变吸收。该报道为宫血间充质干细胞移植治疗COVID-19提供了临床数据，提示宫血干细胞可作为一种治疗COVID-19的潜在方法。

上述已报道的间充质干细胞临床研究病例数少，目前仍有较多的多中心、大样本、随机临床注册研究仍在进行中。

3. 人工肝血液净化治疗

人工肝血液净化系统集成血浆置换、吸附、灌流，血液/血浆滤过等技术，可用于清除炎症介质、内毒素及中小分子有毒有害物质；补充白蛋白、凝血因子等有益物质；调节水电解质、酸碱平衡；能阻断"细胞因子风暴"，减轻肺部炎症，改善呼吸功能；同时有助于恢复机体免疫稳态、改善体内代谢谱紊乱状态、有利于容量精准管理、改善肝、肾等多脏器功能。正因为血液净化能提供安全和有效去除细胞因子的方法并改善细胞因子风暴综合征，从而提高重症COVID-19患者的救治成功率，降低了病死率[37]，此治疗方法在重症病毒性患者中得到了一定的应用,并编入了《新型冠状病毒肺炎诊疗方案(试行第七版)》[27]。

浙江大学传染病诊治国家重点实验室研究团队[38]对 16 例接受血浆置换联合持续血液滤过联合(PE + CVVH)治疗的 H7N9 感染者进行了研究。通过收集并分析入组病例的资料,与健康对照组对比后发现,接受 PE + CVVH 治疗 3h 后,细胞因子/趋化因子水平显著下降,并维持在较低水平。PE + CVVH 治疗还有助于维持体液平衡、矫正心血管功能障碍和代谢紊乱。16 例接受 PE + CVVH 治疗的危重患者中,10 例存活。PE + CVVH 显著降低血浆细胞因子/趋化因子水平。同样,莱克星顿医学中心重症医学研究团队[39]发现,在以肺部炎症为主的脓毒血症患者中,血浆置换组治疗的 28d 死亡率为 47.8%,单独采用标准治疗的 28d 死亡率为 81.3%($p = 0.05$)。血浆置换组 48h 基线 SOFA 评分的改善比单纯标准治疗组更显著($p = 0.001$)。但血浆置换治疗(TPE)并未改善成人感染性休克和多器官衰竭的情况。

将来人工肝血液净化治疗重症新冠肺炎的临床研究仍需针对体外个体化抗凝、治疗时机、疗效评判、治疗频率等问题开展大样本、多中心及随机设计临床研究,以得到更为科学的临床实验结果。

主要参考文献

[1]Chen N, Zhou M, Dong X, et al. Epidemiological and clinical characteristics of 99 cases of 2019 novel coronavirus pneumonia in Wuhan, China: a descriptive study. The Lancet. 2020.395(10223): 507-513.

[2] Guan WJ, Ni ZY, Hu Y, et al. Clinical characteristics of coronavirus disease 2019 in China. The New England Journal of Medicine. 2020.382(18): 1708-1720.

[3] Huang C, Wang Y, Li X, et al. Clinical features of patients infected with 2019 novel coronavirus in Wuhan, China. The Lancet. 2020.395(10223): 497-506.

[4] Xu XW, Wu XX, Jiang XG, et al. Clinical findings in a group of patients infected with the 2019 novel coronavirus (SARS-Cov-2) outside of Wuhan, China: retrospective case series. British Medical Journal. 2020.368: m606.

[5] Zhou F, Yu T, Du R, et al. Clinical course and risk factors for mortality of adult inpatients with COVID-19 in Wuhan, China: a retrospective cohort study. The Lancet. 2020.395(10229): 1054-1062.

[6] Chung M, Bernheim A, Mei XY, et al. CT imaging features of 2019 Novel Coronavirus (2019-nCoV). Radiology. 2020. 295(1): 202-207.

[7] Zhang S, Diao M, Yu W, et al. Estimation of the reproductive number of novel coronavirus (COVID-19) and the probable outbreak size on the Diamond Princess cruise ship: A data-driven analysis. International Journal of Infectious Diseases. 2020. 93: 201-204.

[8] Dong E, Du H, Gardner L. An interactive web-based dashboard to track COVID-19 in real time. The Lancet Infectious Diseases. 2020.20(5): 533-534.

[9] Zheng S, Fan J, Yu F, et al. Viral load dynamics and disease severity in patients infected with SARS-CoV-2 in Zhejiang Province, China, January-March 2020: retrospective cohort study. British Medical Journal. 2020.369: m1443.

[10]Wang C, Horby PW, Hayden FG, et al. A novel coronavirus outbreak of global health concern. The Lancet. 2020.395(10223): 470-473.

[11]Li Q, Guan X, Wu P, et al. Early transmission dynamics in Wuhan, China, of Novel Coronavirus-Infected Pneumonia. The New England a Journal of Medicine. 2020.382(13): 1199-1207.

[12]方丹, 马敬东 官佳轮, 等. 武汉地区新型冠状病毒肺炎住院患者消化系统表现的单中心描述性研究. 中华消化杂志, 2020.40(3): 151-156.

[13]Wang D, Hu B, Hu C, et al. Clinical characteristics of 138 hospitalized patients with 2019 Novel Coronavirus-Infected Pneumonia in Wuhan, China. The Journal of the American Medical Association. 2020.323(11): 1061-1069.

[14]Xu L, Liu J, Lu M, et al. Liver injury during highly pathogenic human coronavirus infections. Liver International : Official Journal of the International Association for the Study of the Liver. 2020. 40(5): 998-1004.

[15]Zhang C, Shi L, Wang FS. Liver injury in COVID-19: management and challenges. The Lancet. Gastroenterology & Hepatology. 2020. 5(5): 428-430.

[16]Chau TN, Lee KC, Yao H, et al. SARS-associated viral hepatitis caused by a novel coronavirus: report of three cases. Hepatology. 2004.39(2): 302-310.

[17]Xu Z, Shi L, Wang Y, et al. Pathological findings of COVID-19 associated with acute respiratory distress syndrome. The Lancet Respiratory Medicine. 2020.8(4): 420-422.

[18]Arentz M, Yim E, Klaff L, et al. Characteristics and outcomes of 21 critically ill patients with COVID-19 in Washington State. The Journal of the American Medical Association. 2020. 323(16): 1612-1614.

[19]Driggin E, Madhavan MV, Bikdeli B, et al. Cardiovascular considerations for patients, health care workers, and health systems during the COVID-19 pandemic. Journal of the American College of Cardiology. 2020.75(18): 2352-2371.

[20]Chen C, Zhou Y, Wang DW. SARS-CoV-2: a potential novel etiology of fulminant myocarditis. Herz. 2020.45(3): 230-232.

[21]Ge XY, Li JL, Yang XL, et al. Isolation and characterization of a bat SARS-like coronavirus that uses the ACE2 receptor. Nature. 2013.503(7477): 535-538.

[22]Kwong JC, Schwartz KL, Campitelli MA, et al. Acute myocardial infarction after laboratory-confirmed influenza infection. The New England Journal of Medicine. 2018.378(4): 345-353.

[23]Tang N, Li D, Wang X, et al. Abnormal coagulation parameters are associated with poor prognosis in patients with novel coronavirus pneumonia. Journal of Thrombosis and Haemostasis. 2020.18(4): 844-847.

[24]Jarrah AA, Schwarskopf M, Wang ER, et al. SDF-1 induces TNF-mediated apoptosis in cardiac myocytes. Apoptosis. 2018.23(1): 79-91.

[25] Clyne AM, Zhu H, Edelman ER. Elevated fibroblast growth factor-2 increases tumor necrosis factor-alpha induced endothelial cell death in high glucose. Journal of Cellular Physiology. 2008.217(1): 86-92.

[26]Lee PI, Hu YL, Chen PY, et al. Are children less susceptible to COVID-19? Journal of Microbiology, Immunology, and Infection. 2020.53(3): 371-372.

[27]中华人民共和国国家卫生健康委员会. 新型冠状病毒肺炎诊疗方案(试行第七版 修正版).

[28]Chen Y, Liang W, Yang S, et al. Human infections with the emerging avian influenza A H7N9 virus from wet market poultry: clinical analysis and characterisation of viral genome. Lancet. 2013.381(9881): 1916-1925.

[29]Gao HN, Lu HZ, Cao B, et al. Clinical findings in 111 cases of influenza A (H7N9) virus infection. The New England Journal of Medicine. 2013.368(24): 2277-2285.

[30]Liu X, Zhang Y, Xu X, et al. Evaluation of plasma exchange and continuous veno-venous hemofiltration for the treatment of severe avian influenza A (H7N9): a cohort study.Ther Apher Dial. 2015. 19(2): 178-184.

[31]国家感染性疾病临床医学研究中心, 传染病诊治国家重点实验室. 人工肝血液净化系统应用于重型、危重型新型冠状病毒肺炎治疗的专家共识. 中华临床感染病杂志, 2020. 13(1): 1-3.

[32]Karthick R, Narayanasamy K, Jayanthi R, et al. Convalescent plasma transfusion for the treatment of COVID‐19: Systematic review. Medical Virology. 2020. 92(9): 1475-1483.

[33]Li Y, Liu SL, Zhang SC, et al. Current treatment approaches for COVID-19 and the clinical value of transfusion-related technologies. Transfusion and Apheresis Science. 2020. doi: 10.1016/j.transci.2020.102839.

[34]鞠秀丽. 间充质干细胞治疗新型冠状病毒肺炎的潜在机制和研究进展. 山东大学学报(医学版), 2020. 58(3): 32-37.

[35]Zhang YX, Ding J, Ren SD, et al. Intravenous infusion of human umbilical cord Wharton's jelly-derived mesenchymal stem cells as a potential treatment for patients with COVID-19 pneumonia. Stem Cell Research & Therapy. 2020. 11(1): 207.

[36] Tang L, Jiang Y, Zhu M, et al. Clinical study using mesenchymal stem cells for the treatment of patients with severe COVID-19. Frontiers of Medicine. 2020. 14: 664-673.

[37]Liu S, Peng D, Qiu H, et al. Mesenchymal stem cells as a potential therapy for COVID-19. Stem Cell Research & Therapy. 2020. 169: 11.

[38]彭真, 宁会彬, 李宽, 等. 人工肝血液净化系统治疗新型冠状病毒肺炎六例的疗效. 中华传染病杂志, 2020. 38(6): 329-332.

[39]Keith PD, Wells AH, Hodges J, et al. The therapeutic efficacy of adjunct therapeutic plasma exchange for septic shock with multiple organ failure: a single-center experience. Critical Care. 2020. 24: 580.

三、新型冠状病毒（SARS-CoV-2）疫苗研究进展

郭映秋　李琦涵
中国医学科学院医学生物学研究所

自 2019 年 12 月以来，一种新型冠状病毒感染引发的肺炎疫情在全球的迅速蔓延成为国际关注的突发公共卫生事件（PHEIC）。2020 年 2 月 11 日，世界卫生组织将新型冠状病毒感染引发的疾病正式命名为"COVID-19"（Corona Virus Disease 2019），国际病毒分类委员会（ICTV）将这种新型冠状病毒命名为严重急性呼吸综合征冠状病毒 2（SARS-CoV-2）。截至 2020 年 7 月 25 日，COVID-19 已经在 214 个国家迅速传播，全球报告 15 581 009 例确诊病例，死亡 635 173 例。这是自 2003 年严重急性呼吸道综合征（SARS）、2012 年中东呼吸综合征（MERS）之后，第三次由冠状病毒引发的人类重大传染病疫情。COVID-19 是全球关注的严重疾病，中国和其他国家采取及早诊断、阻断传播链、加强个人预防措施等策略，在临床上采取了抗病毒治疗、免疫疗法、中药治疗等策略，对于疫情防控起到积极有效的作用。目前仍然缺乏针对 SARS-CoV-2 的特效治疗药物，因此，开发安全、有效、可及的 SARS-CoV-2 疫苗是控制 COVID-19 流行的一个长效解决方案。

（一）SARS-CoV-2 简介

SARS-CoV-2 是一种新型冠状病毒，具有较强的传染性，严重威胁公共卫生和人类健康。值得关注的是，从儿童到老年人的大多数年龄组均表现出对该病毒的易感性，尤其是 65 岁以上的个体或患有合并证（如高血压、糖尿病、心血管疾病和呼吸系统疾病）的个体发病率和死亡率更高。SARS-CoV-2 主要通过呼吸道飞沫传播、密切接触传播、气溶胶传播，但也有可能通过粪口途径传播。根据世界卫生组织发布的病例报告，COVID-19 最常见的症状是发热、干咳、咽痛、疲劳和腹泻，重症患者出现低氧血症性呼吸衰竭并快速进展为急性呼吸窘迫综合征。一些患者容易发生急性心脏损伤和继发性细菌感染等并发症，并造成肾脏、睾丸等多器官损伤。

中国科学家于 2020 年 1 月确定 SARS-CoV-2 的全基因组序列，向世界卫生组织提交并在全球流感共享数据库（Global Initiative on Sharing All Influenza Data，GISAID）发布。随着疫情发展，各国开展了大量的 SARS-CoV-2 基因组测序，截至 2020 年 7 月 15

日，在 GISAID 平台上已共享 67 000 个 SARS-CoV-2 基因组序列数据。SARS-CoV-2 和 SARS-CoV-1、MERS-CoV 同属于β冠状病毒，是有包膜的单股正链 RNA 病毒，基因组序列与 SARS-CoV-1、MERS-CoV 有高度同一性。基因组编码 4 种结构蛋白：刺突蛋白（spike protein，S 蛋白）、核衣壳蛋白（nucleocapsid，N 蛋白）、膜蛋白（membrane protein，M 蛋白）、包膜蛋白（envelope protein，E 蛋白）。根据病毒基因组序列，美国研究人员利用冷冻电镜解析了 SARS-CoV-2 S 蛋白的近原子分辨率三聚体结构，发现该蛋白结构与 SARS-CoV-1 的 S 蛋白结构非常相近，均以血管紧张素转化酶 2（ACE2）侵入靶细胞，而且其与 ACE2 的结合强度比 SARS-CoV-1 的 S 蛋白至少高 10 倍。据以往 SARS-CoV-1 疫苗和 MERS-CoV 疫苗的研究经验，S 蛋白是冠状病毒疫苗的理想靶标，相关研究也明确了 S 蛋白对于 SARS-CoV-2 感染细胞的关键作用，SARS-CoV-2 利用高度糖基化的同源三聚体 S 蛋白进入宿主细胞，S 蛋白在感染细胞初期可酶解为 S1 和 S2 两个亚基——S1 负责受体结合，S2 负责膜融合。基于其重要的功能作用，S 蛋白成为疫苗制备的主要靶点，目前大多数亚单位疫苗、病毒载体疫苗、核酸疫苗等候选疫苗都基于诱导针对 S 蛋白的中和抗体。研究者发现，很多 B 细胞和 T 细胞表位在 SARS-CoV-2 和 SARS-CoV-1 之间具有高度保守性，提供了靶向作用于特定区域的疫苗策略；最近的研究发现，重链可变区的 *IGHV3-53* 基因能够强效识别 S 蛋白受体结合域的分子结构特征，提示 *IGHV3-53* 编码的抗体是病毒免疫反应的关键，在疫苗设计中具有重要的意义。

（二）SARS-CoV-2 疫苗技术平台及疫苗研发进展

1. 疫苗研发平台及技术特点

疫苗被视为抵御病毒全球大流行的终极武器，也是预防传染性疾病最有效、最经济的手段。随着结构生物学、反向遗传学、生物信息学等学科和技术的快速发展，疫苗研发正逐步迈入新抗原发现及免疫原精准设计的崭新阶段。近十余年来，疫苗开发技术取得了长足发展，疫苗平台呈现出多样化特点；同时，同类冠状病毒 SARS-CoV-1 和 MERS-CoV 在病毒灭活、糖蛋白表位和基因重组等的研究为 SARS-CoV-2 疫苗的研发提供了重要参考依据，有利于提高 SARS-CoV-2 疫苗的研发速度。针对 SARS-CoV-2 疫苗研发，我国迅速布局了灭活疫苗、核酸疫苗、重组蛋白疫苗、腺病毒载体疫苗、减毒流感病毒载体疫苗 5 条技术路线。目前，全球至少 7 种疫苗平台应用于 SARS-CoV-2 疫苗开发（表 1）。

不同的疫苗技术平台有着不同的优势和各自的缺点，各种疫苗技术平台的研发结果会给 SARS-CoV-2 疫苗研发提供更直接的、更可信的依据。然而，疫苗研发是一个很复杂、周期长的过程，各种疫苗平台技术特色突出、优势互补，面对这一全新的病毒，疫苗的安全性、有效性和可及性有待深入研究和临床试验的结果。

2. SARS-CoV-2 疫苗研发进展

基于疫情防控形势需求和多种疫苗技术平台的应用，全球在以前所未有的速度加快 SARS-CoV-2 候选疫苗的开发，部分已经进入人体临床试验。据世界卫生组织统计显示，

表 1 SARS-CoV-2 疫苗平台及技术特点

疫苗平台	技术特点	优点	缺点及相关提示	其他疫苗开发情况
减毒活疫苗	利用体外传代或基因重组等方法,病原体减毒后仍保留其抗原性,逐步筛选出毒力高度降低或无毒的、免疫原性良好的减毒株制备疫苗。可通过基因工程技术,使病原体毒力降低或丧失,制备无回复突变或潜在风险的新型减毒活疫苗	①模拟自然感染,有良好的免疫原性,除体液免疫反应外,还可以诱导细胞免疫反应,局部黏膜免疫反应;②免疫力强、免疫持久性保护作用;③成本低廉,相较灭活疫苗易于实现快速生产	①合格的疫苗候选株不易获得,研发时间长;②存在毒力回升风险,具有潜在的致病危险,免疫缺陷者可能诱发严重疾病;③保留一定残余毒力,有可能出现"毒力返祖"现象;④病毒培养存在一定的生物安全风险;⑤冷链保存、运输等条件要求较高	卡介苗、天花疫苗、脊灰减毒活疫苗、麻腮风疫苗、乙脑减毒活疫苗、甲肝减毒活疫苗、水痘疫苗、轮状病毒减毒活疫苗等
灭活疫苗	在细胞基质上对病毒进行培养,然后用高温处理或化学灭活剂将其灭活,失去致病力但保留抗原性	①制备工艺相对成熟和简单;②具有较好的安全性和免疫原性,不存在毒力回升问题;③面对新发传染病,具有研发耗时短、无感染毒力、使用安全等优点	①疫苗研发和生产过程具有生物安全要求;②产能迅速放大存在难度;③可能需要通过增加剂量和接种次数以提供足够的保护力;④可能造成抗体依赖增强效应(antibody dependent enhancement, ADE)	作为传统疫苗,在乙肝、脊灰、乙脑、百白破等疾病预防上体现重要作用;近年来灭活疫苗技术在手足口病、登革热等重大新发传染病疫苗研发中发挥重要作用;SARS疫苗研发亦提示能够促进中和抗体产生
mRNA 疫苗	将体外合成的 mRNA 直接递送到体内,并通过宿主细胞的表达系统合成抗原蛋白,达到激活免疫系统,引起特异性免疫效果	①疫苗可诱导体液免疫和细胞免疫;②制备步骤简单、开发与生产周期短,对流行病疫情可以快速反应;③不会产生感染性颗粒或整合进入宿主基因组中;④通过1~2 次低剂量接种即可能产生抗体;⑤冷链成本低,易于实现人群大规模接种	①mRNA 容易降解;②技术难点是 mRNA 进入宿主细胞并产生具有免疫原性的蛋白质;③可能导致 ADE	迄今尚无人用 RNA 疫苗获批上市,未能在实践中得到证实
DNA 疫苗	直接将编码病毒抗原基因片段的 DNA 序列(常用质粒)注入宿主,病毒的抗原蛋白在宿主体内表达,激活体液免疫和细胞免疫。	①DNA 疫苗开发不需要获得病毒;②具有活病毒的免疫应答机制;③化学合成制备方法简单快速,生产成本低,无生物安全需求,易于规模化生产;④良好的热稳定性;⑤无整合和干扰基因组转录风险	①外来 DNA 可能会与细胞自身的 DNA 整合,存在安全性风险;②可能导致 ADE;③DNA 质粒的长期持久性问题;④用于增强 DNA 免疫原性的细胞因子或共刺激分子的表达可能导致对细胞因子表达和释放的意外不良影响;⑤选择有效的疫苗递送技术是关键	迄今尚无人用 DNA 疫苗获批上市,未能在实践中得到证实
病毒载体疫苗	利用基因工程技术将病毒构建成一个载体,把外源基因插入递送入人体细胞,表达相应蛋白并诱导特异性免疫应答。分别有复制型病毒载体疫苗和非复制型病毒载体疫苗体	①安全性较高,能同时诱导体液免疫和细胞免疫;②载体种类多(如腺病毒、委内瑞拉马脑炎病毒、森林脑炎病毒、痘病毒、副流感病毒等);③递送效率高;④能克服灭活疫苗的效力维持时间短和减毒活疫苗回复突变的弊端	①针对载体产生超强的免疫反应,可能会削弱疫苗本身的有效性;②抗原递送技术相对复杂;③存在减毒病毒载体的不良反应和病毒复制后残留病毒的风险	以腺病毒为载体的乙肝疫苗、以腺病毒为载体的埃博拉疫苗等
重组亚单位疫苗	通过基因重组技术,把编码疫苗抗原蛋白的基因转到特定微生物或传代细胞上,进行大量培养,再从微生物或传代细胞培养液中将疫苗抗原蛋白提纯出来,辅以特定疫苗佐剂制备疫苗。重组亚单位疫苗由病毒刺激机体产生免疫力的有效抗原制成,病毒样颗粒疫苗属于其中一种	①疫苗开发速度相对快;②保留病毒的抗原性而无致病性,具有免疫原性高、安全性好的特点;③易于规模化生产	①选择适合的表达系统,提高表达量是目前的技术难点;②免疫原性相对较弱,需要添加佐剂合用才能产生好的免疫效果	乙型肝炎表面抗原疫苗、戊肝疫苗、宫颈癌(HPV)疫苗、带状疱疹疫苗等。此外,针对诺如病毒、流感病毒、人类免疫缺陷病毒等病原体的病毒样颗粒疫苗已进入不同阶段的临床试验

截至 2020 年 7 月 15 日，共有 23 种 COVID-19 候选疫苗进入临床试验阶段，140 种 COVID-19 候选疫苗处于临床前阶段（表2）。近期，陆续发布 SARS-CoV-2 疫苗的临床试验数据，包括：全球首个重组 SARS-CoV-2 疫苗（Ad5-nCoV）的 II 期临床试验数据，结果显示该疫苗安全，一针接种即可引起显著免疫反应；英国牛津大学的黑猩猩腺病毒载体疫苗能诱导人体免疫系统出现较强免疫应答，且不会引起严重副作用；美国 mRNA-1273 疫苗的 II 期临床试验显示其激发人体对病毒的免疫反应，未报告严重不良反应；俄罗斯、德国等国的科研人员也公布了有关疫苗的临床初步数据。另外，我国三个 SARS-CoV-2 灭活疫苗 I / II 期临床试验阶段性揭盲，显示了疫苗接种后良好的安全性和免疫原性，初步提示疫苗安全有效。

表2 世界卫生组织统计的进入临床试验阶段的 SARS-CoV-2 候选疫苗（2020 年 7 月 15 日发布）

平台	候选疫苗	开发机构	临床试验阶段
灭活	灭活（明矾）疫苗	科兴中维	III 期 NCT04456595 I / II 期 NCT04383574 NCT04352608
非复制型病毒载体	黑猩猩腺病毒载体疫苗 ChAdOx1-S	牛津大学/阿斯利康（英国）	III 期 ISRCTN89951424 II b /III期 2020-001228-32 I / II 期 PACTR202006922165132 2020-001072-15
非复制型病毒载体	重组新型冠状病毒疫苗 （腺病毒载体）（'Ad5-nCoV'）	康希诺生物/中国军事科学院军事医学研究院生物工程研究所	II 期 ChiCTR2000031781 I 期 ChiCTR2000030906
蛋白质亚基	重组新型冠状病毒疫苗 RBD - 二聚体抗原 （加佐剂）	安徽智飞科马生物制药有限公司/中国科学院微生物研究所	II 期 NCT04466085 I 期 NCT04445194
RNA	mRNA-1273 疫苗 脂质纳米颗粒（LNP）包裹	Moderna（美国）/国家过敏症与传染病研究所（美国）	III 期（尚未招募） NCT04470427 II 期 NCT04405076 I 期 NCT04283461
DNA	DNA 质粒疫苗 （电穿孔）	Inovio Pharmaceuticals（美国）/国际疫苗研究所（韩国）	I / II 期 NCT04447781NCT04336410
DNA	DNA 质粒疫苗+佐剂	大阪大学/ AnGes（日本）/ Takara Bio（日本）	I / II 期 NCT04463472
DNA	DNA 质粒疫苗	Cadila Healthcare（印度）	I / II 期 CTRI / 2020/07/026352 （尚未招募）
灭活	灭活疫苗	武汉生物制品研究所	I / II 期 ChiCTR2000031809
灭活	灭活疫苗	北京生物制品研究所	I / II 期 ChiCTR2000032459
灭活	全病毒灭活	Bharat Biotech（印度）	I / II 期 CTRI / 2020/07/026300
蛋白质亚基	全长重组 SARS-CoV-2 糖蛋白纳米颗粒疫苗（Matrix-M 佐剂）	Novavax（美国）	I / II 期 NCT04368988

续表

平台	候选疫苗	开发机构	临床试验阶段
mRNA	mRNA 疫苗（BNT162b1）脂质纳米颗粒（LNP）	BioNTech（德国）/ 复星医药（中国）/辉瑞（美国）	Ⅰ/Ⅱ期 2020-001038-36NCT04368728
DNA	DNA 疫苗（GX-19）	Genexine Consortium（韩国）	Ⅰ期 NCT04445389
灭活	灭活疫苗	中国医学科学院医学生物学研究所	Ⅰ期 NCT04412538
非复制型病毒载体	腺病毒载体疫苗	Gamaleya Research Institute（俄罗斯）	Ⅰ期 NCT04436471NCT04437875
蛋白质亚基	S-三聚体重组蛋白亚基疫苗	三叶草生物制药有限公司（中国）/GSK/Dynavax（美国）	Ⅰ期 NCT04405908
蛋白质亚基	重组 S 蛋白（Advax-SM 佐剂）	Vaxine Pty Ltd（澳大利亚）/ Medytox	Ⅰ期 NCT04453852
蛋白质亚基	"分子钳"稳定 S 蛋白（Mf59 佐剂）	昆士兰大学/ GSK / Dynavax（美国）	Ⅰ期 ACTRN12620000674932p
RNA	LNP-nCoVsaRNA	伦敦帝国理工学院（英国）	Ⅰ期 ISRCTN17072692
RNA	mRNA 疫苗	Curevac（德国）	Ⅰ期 NCT04449276
RNA	mRNA 疫苗	中国军事科学院军事医学研究院/苏州艾博生物科技有限公司/云南沃森生物技术股份有限公司	Ⅰ期 ChiCTR2000034112
VLP	植物来源病毒样颗粒（GSK 或 Dynavaxadjs 佐剂）	Medicago Inc.（加拿大）	Ⅰ期 NCT04450004（尚未招募）

（三）SARS-CoV-2 动物模型及其在疫苗评价中的应用

人类病毒感染动物模型对于模拟患者的临床症状，研究病毒传播途径、致病机理、宿主免疫反应及评估潜在的疫苗效力等具有重要作用。由于 COVID-19 的病理复杂，涉及严重的急性呼吸道感染、超免疫反应和凝血病，且尚无批准用于该疾病的治疗药物或疫苗，迫切需要建立理想的动物模型。

1. 非人灵长类动物

非人灵长类动物与人类的遗传物质具有高度同源性，在生理、形态和机能上与人类高度近似，被认为是人类疾病基础研究和临床前研究的理想动物模型。研究者用恒河猴、食蟹猴、狨猴、非洲绿猴对 SARS-CoV-2 的病毒溯源、发病机制和疫苗评价等开展了相关研究。据研究证实，恒河猴可以感染 SARS-CoV-2，病情相对轻微，无发热症状，但肺部 X 射线检测显示出类似人类 COVID-19 临床症状；在恒河猴动物模型上发现感染康复后能抵抗再次感染，在动物实验上证实了感染后的免疫应答具有保护性。在不同年龄组的 COVID-19 恒河猴模型研究中，发现 SARS-CoV-2 引起的老年猴间质性肺炎比幼猴严重。基于三种非人灵长类动物 SARS-CoV-2 感染的比较动物模型研究，恒河猴最容易受到 SARS-CoV-2 感染，其次是食蟹猴和狨猴；另外，非洲绿猴动物模型研究显示了支持高水平的 SARS-CoV-2 复制，并发展为明显的呼吸道疾病。

还有研究用 SARS-CoV-2 感染的恒河猴模型评估了病毒学、免疫学和病理学特征，以及疫苗接种后的保护作用。①据报道，SARS-CoV-2 的灭活疫苗、腺病毒载体疫苗和

DNA 疫苗均能保护恒河猴免受 SARS-CoV-2 感染。4 月 19 日，首次公布的 SARS-CoV-2 候选灭活疫苗临床前实验数据，显示能诱导小鼠、大鼠和非人灵长类动物产生 SARS-CoV-2 特异性中和抗体，并有效中和 10 个代表性 SARS-CoV-2 毒株，提示其可能对全球流行的 SARS-CoV-2 具有广泛的中和能力，并未观察到 ADE；②腺病毒载体疫苗 ChAdOx1 nCoV-19 的动物实验表明，单次疫苗接种即诱导了恒河猴的体液和细胞免疫反应，试验组恒河猴的支气管肺泡灌洗液和呼吸道组织中的病毒载量显著降低，在接种疫苗的恒河猴中未观察到肺炎，亦未观察到病毒攻击后免疫增强疾病的证据；③SARS-CoV-2 S 蛋白 DNA 候选疫苗的恒河猴动物模型评价显示，接种疫苗的动物会产生体液免疫和细胞免疫反应，中和抗体效价与恢复期病人抗体效价相当，攻击病毒后降低了支气管肺泡灌洗液和鼻黏膜中的病毒载量，在非人灵长类动物实验中证明了 SARS-CoV-2 疫苗的保护作用。

2. 转基因小鼠

小鼠是人类疾病常用的动物模型，已有研究表明由于 ACE2 受体存在物种特异性差异，SARS-CoV-2 不能感染普通的实验小鼠。我国研究团队率先建立了 SARS-CoV-2 感染的 *hACE2* 转基因小鼠模型，观察到体重减轻和间质性肺炎，确认 SARS-CoV-2 对 *hACE2* 小鼠的致病性，建立了全球首个新冠动物模型。研究者利用基因编辑等手段不断开发新的小鼠模型，筛选小鼠适应株或使用其他病原体将 *hACE2* 基因表达进小鼠体内，包括构建一种重组病毒（SARS-CoV-2 MA）并可以在所有 BALB / c 小鼠的上、下呼吸道中复制，在 *hACE2* 转基因小鼠中，高龄小鼠的疾病更为严重，并表现出更多临床相关表型；使用 CRISPR/Cas9 基因编辑技术生成了表达 *hACE2* 的小鼠模型，鼻内极易感染 SARS-CoV-2 并在肺、气管和脑中维持高病毒载量，经胃注射也可引起感染并发生肺部病理变化；建立适应性 SARS-CoV-2（MASCp6）感染小鼠模型，评估了基于 RBD 的亚单位疫苗的保护效果，认为 RBD-Fc 亚单位疫苗能够有效保护被免疫的小鼠免受 SARS-CoV-2 感染；据正在开展人体临床试验的 mRNA-1273 疫苗的研究报道，其可诱导有效的中和抗体和 CD8 T 细胞反应，提示疫苗保护小鼠免受 SARS-CoV-2 感染。

3. 仓鼠

叙利亚仓鼠是一种使用广泛的实验动物模型，有报道称其支持 SARS-CoV-1 的复制，不支持 MERS-CoV 的复制，肺部早期表现出活跃的 SARS-CoV-2 病毒复制现象，并具有明显的肺部病理学特征。研究发现，叙利亚仓鼠可能持续感染 SARS-CoV-2，并观察到呼吸急促、体重减轻、肺泡弥漫性损害和肺病毒载量高。在针对 4～5 周龄雄性仓鼠的 SARS-CoV-2 感染、发病机制和接触传播性研究中，通过接种和自然感染的仓鼠均表现出明显的体重减轻，病毒在鼻黏膜和支气管上皮细胞中可有效复制，7d 内迅速清除传染性病毒，表明叙利亚仓鼠的 SARS-CoV-2 感染与人类轻度感染 SARS-CoV-2 的特征相似，实验中 SARS-CoV-2 通过直接接触和气溶胶传播的现象也有助于了解病毒传播。最近的一项研究发现，SARS-CoV-2 在叙利亚仓鼠的肺中能够有效复制，并引起肺部严重的病理损伤，类似于通常报道的 COVID-19 肺炎患者的影像学特征；被 SARS-CoV-2 感染的仓鼠会产生抗 SARS-CoV-2 的抗体以保护它们免受再次感染，而利用恢复期血清治疗可以将病毒复制限制在肺部。

4. 雪貂

雪貂是常用的病毒感染实验动物模型，既往研究提示了流感病毒、呼吸道合胞病毒等多种呼吸道病毒感染雪貂后均能观察到病毒的有效复制，并引起雪貂出现与人相似的症状。研究表明，SARS-CoV-1 能够有效感染雪貂并引起轻度症状，SARS-CoV-2 可以通过直接接触和空气传播感染该动物。在雪貂对 SARS-CoV-2 的易感性研究中，SARS-CoV-2 可以在雪貂的上呼吸道复制，但无法在其他脏器中复制，SARS-CoV-2 可在雪貂体内复制长达 8d 而未引起严重的疾病或死亡，受感染的雪貂表现出体温升高并有病毒复制的指征，如感染后 2～12d 出现咳嗽，8d 内一直通过鼻腔清洗液、唾液、尿液和粪便排出病毒。雪貂间接触感染实验则表明 SARS-CoV-2 可以通过空气传播，肺组织在感染后 4d 出现轻微炎症。有意思的是，年幼雪貂被 SARS-CoV-2 感染后无症状，但年老雪貂被感染后可能会引起更严重的症状，且死亡率达 93%，这和目前观测到的临床结果类似，提示年龄是 SARS-CoV-2 致病性的一个重要指标。

（四）SARS-CoV-2 疫苗研发的关注点和面临的挑战

1. 该病毒准种的进化研究

SARS-CoV-1 和 MERS-CoV 疫苗研发数据有限，基本停留在实验室阶段或 I 期临床试验。作为一个全新的病毒，对 SARS-CoV-2 的认识还需进一步深入，尤其是其在人群传播过程中抗原特征的相关变化等问题还有待进一步研究。目前，大多数 SARS-CoV-2 候选疫苗均以 S 蛋白作为主要成分，这样的抗原模式能否提供足够免疫保护效果仍需要进一步的研究证实，后续有可能联合其他候选蛋白多靶点研究更有效的疫苗抗原模式。此外，病毒的变异速度及其是否会影响抗原性，从而影响疫苗的免疫保护效果这一重要问题仍不清楚，因此需要不断监测病毒在持续流行中的基因组变异情况。而更多候选疫苗抗原的选择要进一步考虑使用合适的包含保守表位的抗原结构。有报道称，在 103 株 SARS-CoV-2 测序毒株的基因组中鉴定出 149 个突变位点，该病毒已进化为 L 和 S 两种亚型，研究表明这两种亚型在地理分布、传播能力和疾病严重程度方面显示出很大差异，这给疫苗设计及应用增加了更多的挑战。

2. 疫苗安全性评估

安全是疫苗开发考虑的首要问题，而 ADE 一直是流行病学和疫苗开发的关注重点，这是 SARS-CoV-2 疫苗研究中尚未确证但必须重视的问题。在 SARS-CoV-1、登革病毒等研究中，出现细胞免疫病理和 ADE 的潜在风险，动物在免疫后再次暴露于病毒时，疫苗免疫产生的非中和抗体或较低的抗体水平可能会引起 ADE 而发生更严重的症状，SARS-CoV-2 与 SARS-CoV-1 具有相似的 S 蛋白结构和感染机制，因此提示存在着 ADE 风险。另外，S 蛋白作为 SARS-CoV-2 疫苗开发的重要候选抗原，其还可能存在除受体结合和膜融合以外的其他生物学活性引起相应的免疫病理潜在风险，已有研究表明，全长 S 蛋白可导致严重的肝损伤并可能导致 ADE；基于此，在疫苗设计、动物实验、临床试验中应加以关注和跟踪。然而，关于 SARS-CoV-2 灭活疫苗的动物实验结果显示，没有观察到 ADE 现象。

3. 免疫持久性问题

从历史上看，冠状病毒疫苗开发一直存在诸多困难。冠状病毒疫苗在动物模型研究中通常表现具有免疫原性，但并没有明确的临床证据显示该免疫反应可有效预防疾病的发生。有研究表明，SARS-CoV-1 感染后的 1~3 年，动物体内可检测到 IgG 和中和抗体，疫苗诱导的保护效力能够维持多长时间则没有临床数据，是否需要多次免疫也仍属未知。对 COVID-19 康复患者的研究显示，感染后数月内出现抗体的显著下降，三个月后仅 17% 的受试者体内抗体仍具有相同效应，重症患者体内的抗体水平稍高并可维持较长时间，而轻症病人在三个月末几乎检测不到任何抗体。SARS-CoV-2 抗体比 MERS 等其他冠状病毒的抗体消失得更快，后者的免疫反应持续了几年。恒河猴 SARS-CoV-2 感染可诱导体液免疫应答和细胞免疫应答，并且对 SARS-CoV-2 再次感染具有保护效果，提示了免疫记忆的形成更具有意义，但这样一个免疫记忆的形成需要什么样的疫苗抗原模式仍需进行更多的临床研究，并在确定人类自然感染的免疫反应模式，及接种 SARS-CoV-2 疫苗所引起的免疫反应机理后，加以临床试验观察，才能确定疫苗的免疫应答持续性。

4. 免疫接种策略考虑

疫苗应用的最终策略都必须考虑到最脆弱和最需要的人群。临床研究提出，SARS-CoV-2 感染 60 岁以上人群易引起急性呼吸道疾病和多器官衰竭等严重的病理反应，最终导致死亡，其原因尚不完全清楚，该临床特征提示应重点关注疫苗对于特殊人群的保护性。通常，随着年龄增长，一些保护性免疫功能随着生理和解剖结构的变化而下降，导致老年人对传染病的易感性增高，接种疫苗后的免疫效果不理想。因此，SARS-CoV-2 疫苗接种需要基于年长人群免疫功能失调的分子机制，制定适当的策略，使得老年人接种疫苗后能够具有良好的免疫原性。

面对 COVID-19 疫情暴发和蔓延的情况，以及 SARS-CoV-2 具有潜伏期长、传染性强和重症率高的特点，且很有可能在人类社会中长期存在，快速研发安全有效的 SARS-CoV-2 疫苗是当前的迫切需求。然而，疫苗研发有其自身的客观规律并存在很多不确定因素，SARS-CoV-2 疫苗研发任重道远，全球应继续加强合作与共享，让安全、有效、可及的疫苗为有效防控 COVID-19 做出积极贡献。

注：本综述完成时间为 2020 年 7 月 25 日。

主要参考文献

[1] Coronavirus disease (COVID-19) Situation Report-175 Data as received by WHO from national authorities by 10: 00 CEST, 25 July 2020.

[2] Malik YS, Kumar N, Sircar S, et al. Coronavirus Disease Pandemic (COVID-19): Challenges and a Global Perspective. Pathogens. 2020. 9(7): E519.

[3] 67, 000 viral genomic sequences of hCoV-19 shared with unprecedented speed via GISAID [2020-7-15]. https://www.gisaid.org/.

[4] Wrapp D, Wang NS, Corbett KS, et al. Cryo-EM structure of the 2019-nCoV spike in the prefusion conformation. Science. 2020. 367(6483): 1260-1263.

[5] Xu X, Chen P, Wang J, et al. Evolution of the novel coronavirus from the ongoing Wuhan outbreak and modeling of its spike protein for risk of human transmission. Sci China Life Sci. 2020.63(3): 457-460.

[6] Salvatori G, Luberto L, Maffei M, et al. SARS-CoV-2 SPIKE PROTEIN: an optimal immunological target for vaccines. J Transl Med. 2020. 18(1): 222.

[7] Grifoni A, Sidney J, Zhang Y, et al. A sequence homology and bioinformatic approach can predict candidate targets for immune responses to SARS-CoV-2. Cell Host Microbe. 2020.27(4): 671-680.

[8] Yuan M, Liu H, Wu NC, et al. Structural basis of a shared antibody response to SARS-CoV-2. Science. 2020. 369 (6507): 1119-1123.

[9] 范红, 于振行, 苏月, 等. 疫苗技术的研究进展和分析. 中国新药杂志, 2019. 28(14): 1665-1666.

[10] 陶黎纳. 新冠疫苗研发五大技术路线全解析. 北京科技报, 2020-04-06(009).

[11] 吕鹏, 李登峰, 刘刚. 冠状病毒的致炎机制研究进展及疫苗研发特点. 厦门大学学报(自然科学版), 2020. 59(3): 347-353.

[12] Ghaebi M, Osali A, Valizadeh H, et al. Vaccine development and therapeutic design for 2019-nCoV/SARS-CoV-2: Challenges and chances. J Cell Physiol. 2020. 235(12): 9098-9109 .

[13] Khuroo MS, Khuroo M, Khuroo MS, et al. COVID-19 Vaccines: a race against time in the middle of death and devastation!. J Clin Exp Hepatol. 2020.doi: 10.1016/j.jceh.2020.06.003.

[14] Callaway E. The race for coronavirus vaccines: a graphical guide. Nature.2020.580: 576-577.

[15] 田靖. 新型冠状病毒疫苗研发的现状与展望. 生物技术通讯, 2020. 31(2): 196-203.

[16] Rauch S, Jasny E, Schmidt KE, et al. New vaccine technologies to combat outbreak situations. Front Immunol. 2018. 9: 1963.

[17] Draft landscape of COVID-19 candidate vaccines, [2020-6-16]. https://www.who.int/publications/m/item/draft-landscape-of-covid-19-candidate-vaccines.

[18] 综述: 新冠疫苗临床试验数据密集发布多国取得进展. [2020-7-23]. http://www.xinhuanet.com/world/2020-07/21/c_1126267354.htm.

[19] 重磅! 中国生物新冠灭活疫苗Ⅰ/Ⅱ期临床研究揭盲. [2020-7-23]. https://www.cnbg.com.cn/content/details_12_5545.html.

[20] 国药集团中国生物北京生物制品研究所新冠灭活疫苗Ⅰ/Ⅱ期临床揭盲仪式举行. [2020-6-28]. https://www.cnbg.com.cn/content/details_12_5568.html.

[21] DRAFT landscape of COVID-19 candidate vaccines-23 candidate vaccines in clinical evaluation. [2020-7-15]. https://www.who.int/publications/m/item/draft-landscape-of-covid-19-candidate-vaccines.

[22] Singh A, Singh RS, Sarma P, et al. A comprehensive review of animal models for coronaviruses: SARS-CoV-2, SARS-CoV, and MERS-CoV. Virol Sin. 2020.35(3): 290-304.

[23] 李茂. 非人灵长类动物模型的应用研究进展//中南地区实验动物科技交流会. 2009.

[24] Shan C, Yao Y, Yang X, et al. Infection with novel coronavirus(2019-ncov)causes pneumonia in the *Rhesus macaques*. Cell Research. 2020. 30: 670-677.

[25] Bao LL, Deng W, Gao H, et al. Reinfection could not occur in SARS-CoV-2 infected rhesus macaques. bioRxiv.2020. doi: 10.1101/2020.03.13.990226.

[26] Yu P, Qi F, Xu Y, et al. Age-related rhesus macaque models of COVID-19. Animal Model Exp Med. 2020.3(1): 93-97.

[27] Lu SY, Zhao Y, Yu WH, et al. Comparison of SARS-CoV-2 infections among 3 species of non-human primates .bioRxiv. 2020. doi: 10.1101/2020.04.08.031807.

[28]Prasad N, Krystle N As, Daniel J. D, et al. Establishment of an African green monkey model for COVID-19 Courtney Woolsey. bioRxiv. 2020. doi: 10.1101/2020.05.17.100289.

[29]Gao Q, Bao LL, Mao HY, et al. Rapid development of an inactivated vaccine for SARS-CoV-2. bioRxiv.2020. doi: 10.1101/2020.04.17.046375.

[30]van Doremalen N, Lambe T, Spencer A, et al. ChAdOx1 nCoV-19 vaccination prevents SARS-CoV-2 pneumonia in rhesus macaques. bioRxiv. 2020. doi: 10.1101/2020.05.13.093195.

[31]Yu J, Tostanoski LH, Peter L, et al. DNA vaccine protection against SARS-CoV-2 in rhesus macaques. Science. 2020. 369(6505): 806-811.

[32]Hassan AO, Case JB, Winkler ES, et al. A SARS-CoV-2 infection model in mice demonstrates protection by neutralizing antibodies. Cell. 2020.S0092-8674(20)30742-X.

[33]Bao L, Deng W, Huang B, et al. The pathogenicity of SARS-CoV-2 in hACE2 transgenic mice. Nature.2020. 583: 830-833.

[34]Dinnon KH, Leist SR, Schäfer A, et al. A mouse-adapted SARS-CoV-2 model for the evaluation of COVID-19 medical countermeasures. Preprint. bioRxiv. 2020. doi: 10.1101/2020.05.06.081497.

[35]Sun SH, Chen Q , Gu HJ, . et al. A mouse model of SARS-CoV-2 infection and pathogenesis. Cell Host & Microbe: 2020. doi: 10.1016/j.chom.2020.05.020.

[36]Gu HJ, Chen Q, Yang G, et al. Rapid adaptation of SARS-CoV-2 in BALB/c mice: Novel mouse model for vaccine efficacy. bioRxiv. 2020. doi: 10.1101/2020.05.02.073411.

[37]Corbett KS, Edwards D, Leist SR, et al. SARS-CoV-2 mRNA vaccine development enabled by prototype pathogen preparedness. bioRxiv. 2020. doi: 10.1101/2020.06.11.145920.

[38]Chan JF, Zhang AJ, Yuan S, et al. Simulation of the clinical and pathological manifestations of Coronavirus Disease 2019 (COVID-19) in golden Syrian hamster model: implications for disease pathogenesis and transmissibility. Clin Infect Dis. 2020. doi: 10.1093/cid/ciaa325.

[39]Sia SF, Yan L, Chin AWH, et al. Pathogenesis and transmission of SARS-CoV-2 in golden hamsters. Nature.2020. 583: 834-838.

[40]Masaki Imai, Kiyoko Iwatsuki-Horimoto, Masato Hatta, et al. Syrian hamsters as a small animal model for SARS-CoV-2 infection and countermeasure development. Proceedings of the National Academy of Sciences. 2020. 117(28): 16587-16595.

[41]Richard M, Kok A, de Meulder D, et al. SARS-CoV-2 is transmitted via contact and via the air between ferrets. Nat Commun. 2020.11(1): 3496.

[42]Kim YI, Kim SG, Kim SM, et al. Infection and rapid transmission of SARS-CoV-2 in ferrets. Cell Host Microbe. 2020.27(5): 704-709.

[43]Shi J, Wen Z, Zhong G, et al. Susceptibility of ferrets, cats, dogs, and other domesticated animals to SARS-coronavirus 2. Science. 2020. 368(6494): 1016-1020.

[44]Zhang J, Zeng H, Gu J, et al. Progress and prospects on vaccine development against SARS-CoV-2. Vaccines(Basel). 2020.8(2): 153.

[45]Privor-Dumm LA, Poland GA, Barratt J, et al. A global agenda for older adult immunization in the COVID-19 era: A roadmap for action. Vaccine. 2020. S0264-410X(20): 30885-30889.

[46]Nikolich-Zugich J, Knox KS, Rios CT, et al. SARS-CoV-2 and COVID-19 in older adults: what we may expect regarding pathogenesis, immune responses, and outcomes. GeroScience.2020.42: 505-514.

[47]刘昌孝, 伊秀林, 崔涛, 等. 新型冠状病毒疫苗研发与评价. 药物评价研究, 2020. 43(7): 1421-1433.

[48]新冠疫苗免疫持久性遭质疑, 疫苗开发道阻且长. [2020-7-20]. https://tech.sina.com.cn/roll/2020-07-20/doc-iivhvpwx6410892.shtml.

[49]Hotez PJ, Corry DB, Bottazzi ME. COVID-19 vaccine design: the Janus face of immune enhancement. Nat Rev Immunol. 2020.20(6): 347-348.

四、新型冠状病毒肺炎（COVID-19）的医院感染防控实践

李春辉 黄 勋 任 南 吴安华

中南大学湘雅医院医院感染控制中心

截至2020年8月15日，全球新型冠状病毒肺炎（COVID-19）病例数已超过2100万，死亡人数超过76万，其中美国确诊人数550万，病亡人数超过17万[1]。COVID-19的全球发病率仍然呈明显上升趋势，尽管在中国COVID-19大规模暴发早已得到控制，但在不同区域仍时有聚集性疫情，如黑龙江哈尔滨、吉林舒兰、辽宁大连和新疆乌鲁木齐等，COVID-19医院感染防控时刻面临挑战。目前数据显示，COVID-19大部分为轻型和普通型，少部分发展到重型甚至危重型导致病人病亡，新型冠状病毒（SARS-CoV-2）既可以在社区广泛传播，也容易在医疗机构传播导致医院感染暴发。从目前的文献报道看，在疫情早期，由于对这种新的传染病认识不足，对SARS-CoV-2的传播方式不了解或/和医务人员的防护意识薄弱，防护用品短缺，中国武汉部分医院发生了医院感染暴发，其中，一项研究调查的单所医院的138例住院患者中，医院获得性感染占41.3%（包括29%的医务人员及12.3%的住院患者）[2]。另外，尽管一些国家或地区执行了医院感染的防控措施，但由于防控不力或警惕性不够，导致医院感染暴发的情况仍在不断发生。一项来自英国10家医院和意大利1家医院的研究涵盖了1564名患者，收集了截至2020年4月28日住院患者的结果，其中12.5%的COVID-19患者是在医院感染的，425例（27.2%）COVID-19患者死亡；一项法国医院老年科的调查发现有20%的医院发生了COVID-19医院感染，而其原因也是警惕性及防护意识不够[3,4]。医务人员在医院感染COVID-19的情况更严重，美国疾病预防和控制中心（CDC）报告的315 531例COVID-19病例（2月12日至4月9日）中有49 370例标注了是否为医务人员（HCWs），其中9282例被确定感染，占19%。而香港的一项报道称，由于执行了警惕性的防控措施，49名患者和71名医护人员在普通病房接触了1名COVID-19重症肺炎患者，未发生COVID-19医院感染[5]。从上述数据及中国的实践来看，尽管COVID-19传染性比较强，但仍然是可防可控的，中国在社区以及医院感染防控方面做了大量工作，形成了一套完整的防控体系，从政府、医院到普通民众，每一个人均发挥了积极的作用。其中驰援湖北的42 600名医务人员"零感染"是COVID-19中国医院感染防控的重要标志性成果。本文作者参与了湖北武汉、吉林舒兰、黑龙江哈尔滨、辽宁大连、湖南省，以及非洲津巴布韦及赤道几内亚的疫情防控工作，积累了大量防控经验。

（一）COVID-19传播链的特征与社区感染管控

1. COVID-19传播链的特征

COVID-19患者是SARS-CoV-2的主要传染源，无症状感染者如隐性感染者和潜伏期中后期患者也可成为传染源。COVID-19主要通过呼吸道飞沫传播和密切接触传播；如果长时间暴露在相对封闭的含有高浓度SARS-CoV-2的气溶胶环境中，也可经气溶胶传播。由于人群对该新型冠状病毒均无免疫性故普遍易感。COVID-19的传播受到自然

因素与社会因素的影响，在医院内的传播同时还受到医务人员感染防控意识和医院内感染防控条件的影响。采取隔离患者、疑似患者及无症状感染者等措施管理传染源，采取戴口罩、手卫生、保持社交距离和通风等方式切断传播途径，保护易感者的综合预防措施，提高防控意识和改善防控条件，加强对有发热和/或呼吸道症状患者的监测与管理，做到"早发现、早报告、早隔离、早治疗"，控制疫情传播，降低发病率与病死率。

2. 社区感染管控的作用

做好COVID-19的社区管控在控制疫情方面发挥了巨大作用，能极大减轻医院负担，避免医院资源被挤占。我国通过社区动员、社区隔离、社区排查等，及早在全社会形成了正确认知和推动了公民自觉行动，主流媒体提供舆论引导支持，深入宣传防控政策，引导公众正确理性看待新冠疫情。推动倡导科学消毒，全面普及戴口罩、勤洗手、常通风、保持一米距离等最简单、最有效的大众防护措施。自觉推动形成包括政府机构、企业、社会组织、基层社区、志愿者群体，以及家庭和个人为一体的全民抗疫大局，提升公民自律高度，使社会防控部署和措施得以全面落实。减少社区传播，减少确诊病例，无疑明显减轻了医院负担，节约了医疗资源，为医院感染防控措施能够有效落实提供了保障。

（二）COVID-19的医院防控措施

1. 健全组织体系，遵循防控指南

我国医院感染防控组织体系比较健全[6]，国家要求每一家二级以上医疗机构均设立独立的医院感染控制部门，在疫情期间医院感染防控措施落实较好。感染控制部门具体负责实施医院相关感染防控措施，遵循国家发布的新冠肺炎防控指南并制定相关标准操作程序（SOP），医务人员按照SOP执行。本次疫情暴发初期，我国成立了由国务院统一指挥的新冠肺炎联防联控机制，下设多个部门，其中医疗救治组专设了感染控制组，很快发布了针对此次疫情的医院感染防控技术指南[7-10]，包括《关于印发医疗机构内新型冠状病毒感染预防与控制技术指南（第一版）的通知》《新型冠状病毒感染的肺炎防控中常见医用防护用品使用范围指引（试行）》《新型冠状病毒感染的肺炎防控中居家隔离医学观察感染防控指引（试行）》《国家卫生健康委办公厅关于进一步加强疫情防控期间医务人员防护工作的通知》等多个技术性文件，并确立了参与医疗救治等工作的医务人员及相关人员"先培训再上岗"的原则，在援鄂医疗队中标准配置医院感染防控专职人员，这在保证医护人员"零感染"中发挥了至关重要的作用。

2. 根据风险差异分区管理，严防医疗机构内的交叉感染

在疫情严重时期，国家设立COVID-19定点收治医院、方舱医院，收治确诊患者，但同时，全国所有综合医院仍然在执行COVID-19疑似患者排查任务，在这些非定点收治COVID-19疑似患者的医疗机构，既要排查早期诊断COVID-19患者，又要收治普通患者，在实际工作中防控COVID-19医院内传播和暴发的压力更大。在本次疫情流行期间，COVID-19患者与季节性流感、其他发热疾病患者混杂在一起，就诊时若在同一发热门诊就诊，会增加交叉感染的风险。在非定点医院做好按风险高低的分区管理十分重

要[11]，以中南大学湘雅医院为例[12-14]，在疫情期间，设立了预检分诊、独栋的发热门诊、隔离病房，与普通医疗大楼分隔开，有效地保证了普通医疗区的安全。为避免发热门诊的交叉感染，又按照发热患者COVID-19感染的风险高低，将发热就诊患者分为：高度疑似患者、低度疑似患者、建议关注患者。同时，将发热门诊及隔离病房进行分区接诊和收治，严防交叉感染，对隔离排查区实行严格的独立病栋分区管理，各区均设有单独出入口，单独医疗团队、诊疗设备等。具体分为：① 新冠区，设发热门诊，接诊COVID-19高度疑似患者；设隔离病房，临时收治 COVID-19 高度疑似患者和确诊患者；② 排查区，即低度疑似待排查患者，以及建议关注患者中的重症患者接诊、排查及救治的区域；③ 建议关注患者接诊区，接诊轻症"建议关注患者"。在普通医疗大楼，设置严格的进入措施，预检分诊和凭健康码预约就诊；门诊及普通病区要做好三级排查工作，所有患者在进入就诊大厅前，做好流行病学史询问和体温测量工作，尽最大可能减少确诊或疑似患者进入普通就诊区；对自行前往发热门诊后被分流至普通门诊的就诊患者保持高度关注；需收治入院的患者充分评估其患 COVID-19 可能性，再考虑是否收入院。尽管已经过严格排查，在普通门诊和普通病房，医务人员还需按接诊患者风险高低，配置合适的个人防护用品。对于需要紧急手术和限期手术的患者，在进行手术前应充分评估，以便根据是否考虑患有 COVID-19 决定防护隔离措施。

3. 预检分诊与早发现、早诊断、早隔离

早期发现疑似病例，早期确诊 COVID-19 是降低医务人员和病人陪同人感染风险的有效措施[15,16]。及时发现疑似病例，及时采取隔离措施，及时采集标本进行 COVID-19 病原学检查，能够及早确诊 COVID-19 和减少其他人员暴露风险。此时感染风险主要集中在预检分诊、急诊和发热门诊及有关医务人员，避免了其他区域医务人员（如住院部病房的医务人员）存在暴露风险，与早期诊断有关的医务人员也能得到有效及时提示，采取有效防护措施，如 CT 检查室的医务人员等。因此建立由经验丰富的护士和医师组成的预检分诊站特别重要，将发热患者分诊至发热门诊，由有经验的医师接诊并及时取样进行 COVID-19 核酸检测，有利于早期发现病例。同时通过多种宣传、海报、信息推送等手段让急性发热患者直接到发热门诊就诊。门诊和急诊均须设置体温检测点，建立预检分诊台（站）。提高医务人员对 COVID-19 病例的敏感性及早期诊断能力，不仅是门诊、急诊、发热门诊；即便是普通病房医务人员，尽管看起来似乎和 COVID-19 无关的病房，医务人员也必须提高及时发现 COVID-19 或疑似 COVID-19 病例的意识和能力，有疑问的病人先就地隔离，尽快会诊与检测。

4. 隔离病房设置及环境与工程控制措施[6,17]

设置隔离留观病房与隔离病房，在与发热门诊相连区域设置隔离留观病房，留观疑似病例进行诊断与治疗，留观疑似病例时必须一人一间隔离，防止交叉感染。确诊患者及时收住隔离病区或按当地政府要求及时转定点医院收治，有效避免与其他患者之间交叉感染，也有效避免其他医务人员暴露，降低感染风险。有条件的医院，将 COVID-19 收入负压病房隔离治疗，尤其是需进行可产生气溶胶操作的患者，如气管切开、气管插

管、心肺复苏、开放吸痰的患者，将进一步降低医务人员感染风险。隔离病区的设置须符合有关要求，设置三区两通道，不同区之间设置缓冲间。

新建隔离病房或综合医院病区改造的隔离病区或隔离监护病区，在建筑布局上需要符合传染病医院的建筑要求，通过物理屏障起到隔离效果；行为隔离同等重要或更重要，硬件条件的物理隔离不能代替医务人员的行为隔离。严格、认真地落实每个病房门随手关闭、定时开窗通风、正确佩戴防护用品、严格的手卫生等行为隔离措施非常重要。对于综合医院中由普通病区改造的隔离病区只要分区合理，各区域人员的行为隔离按要求落实良好，同样能达到较好的隔离效果。

采用环境与工程控制措施，强调医疗机构基础设施建设，目标是医疗机构所有部位恰当通风，环境清洁，所有病床床间距至少 1m。隔离病房建筑布局合理，清洁区、潜在污染区、污染区之间有实质屏障，有患者通道和医务人员通道，并设置缓冲间。中央空调和机械通风须有应急预案并进行演练，应对呼吸道传染病，如何既满足空调通风需要，又不造成呼吸道传染病播散。在新建医疗机构时，适当配置负压病房和负压手术室，以备呼吸道传染病流行或暴发时的需要。

5. 普通病区与重症监护病房（ICU）COVID-19 医院感染防控[18]

设置缓冲病室或过渡病室。非定点医院的普通区在疫情期间不时出现关联或需排除 COVID-19 诊断的患者，因此，在普通病房及普通 ICU 内均应至少配备 1 个单间病室（房），该单间用于需排查 COVID-19 患者的临时隔离，一旦疑似或确诊应转移至 COVID-19 隔离病房。

ICU 应配备足量的、方便取用的个人防护用品，如医用外科/医用防护口罩、帽子、手套、护目镜、防护面罩、隔离衣等。非 COVID-19 患者的安置与隔离：①应将感染、疑似感染与非感染患者分区安置；②在标准预防的基础上，应根据疾病的传播途径（接触传播、飞沫传播、空气传播），采取相应的隔离与预防措施。警惕 COVID-19 疑似症状患者。手卫生要求：应配备足够的非手触式洗手设施和速干手消毒剂，洗手设施与床位数比例应不低于 1:2，单间病房应每床 1 套。应使用一次性包装的皂液。每床应配备速干手消毒剂。物体表面清洁消毒方法如下：保持物体表面清洁，被患者血液、体液、排泄物、分泌物等污染时，应随时清洁并消毒；医疗区域的物体表面应每天清洁消毒 1~2 次，达到中水平消毒；一般性诊疗器械（如听诊器、叩诊锤、手电筒、软尺等）尽量做到单人专用并做好清洁和消毒；普通患者持续使用的医疗设备（如监护仪、输液泵、氧气流量表等）表面，应每天清洁消毒 1~2 次；普通患者交叉使用的医疗设备（如超声诊断仪、除颤仪、心电图机等）表面，直接接触患者的部分应在每位患者使用后立即清洁消毒，不直接接触患者的部分应每周清洁消毒 1~2 次；地面应每天清洁消毒 1~2次。安装空气净化系统的 ICU，空气净化系统出、回风口应每周清洁消毒 1~2 次，使用空调系统时应咨询空调管理维护部门，避免不同房间、房间与走廊的空气交叉污染。

6. 环境清洁与消毒

SARS-CoV-2 抗力一般，对热（56℃，30min）及紫外线敏感常用消毒剂如乙醇、含氯消毒剂、过氧乙酸等消毒剂常规浓度即可灭活病毒，单纯氯己定消毒剂无效；医疗器械、医用织物、餐饮服务和医疗废物管理按甲类传染病管理要求进行。按照《国家卫生健康委办公厅关于印发消毒剂使用指南的通知》要求[19]：COVID-19 疫情防控期间，应合理使用消毒剂，加强隔离病区、患者住处进行随时消毒和终末消毒；密集场所的环境物体表面增加消毒频次；高频接触的门把手、电梯按钮等加强清洁消毒；垃圾、粪便和污水进行收集和无害化处理；做好个人手卫生。不宜对室外环境开展大规模的消毒；不宜对外环境进行空气消毒；不宜直接使用消毒剂（粉）对人员进行消毒；不得在有人条件下对空气（空间）使用化学消毒剂消毒；不宜用戊二醛对环境进行擦拭和喷雾消毒；不宜使用高浓度的含氯消毒剂（有效氯浓度大于 1000mg/L）做预防性消毒。

7. COVID-19 相关医疗废物管理

做好 COVID-19 医院感染防控，需加强发热门诊、隔离病房或疑似患者医疗废物管理。按照《国家卫生健康委办公厅关于做好新型冠状病毒感染的肺炎疫情期间医疗机构医疗废物管理工作的通知》要求[20]：①医疗机构在诊疗新型冠状病毒感染的肺炎患者及疑似患者发热门诊和病区（房）产生的废弃物，包括医疗废物和生活垃圾，均应当按照医疗废物进行分类收集，在离开污染区前应当对包装袋表面采用 1000mg/L 的含氯消毒液喷洒消毒（注意喷洒均匀）或在其外面加套一层医疗废物包装袋。②医疗废物专用包装袋、利器盒的外表面应当有警示标识，并标注"新冠医疗废物"，在盛装医疗废物前，应当进行认真检查，确保其无破损、无渗漏。应当使用双层包装袋盛装医疗废物，采用鹅颈结式封口，分层封扎。③盛装医疗废物的包装袋和利器盒的外表面被感染性废物污染时，应当增加一层包装袋。④医疗废物中含病原体的标本和相关保存液等高危险废物，应当在产生地点进行压力蒸汽灭菌或者化学消毒处理，然后按照感染性废物收集处理。

（三）医务人员标准预防及合理使用防护用品

1. 知晓医务人员是 COVID-19 感染高危人群

不要认为只有发热门诊、隔离病房的医务人员才具有感染的高风险性，在其他区域甚至包括普通区的医务人员同样面临感染的可能性，因为 COVID-19 的传染源包括 COVID-19 患者和无症状感染患者。无症状感染者可以是处于潜伏期的患者，也可以是隐性感染者，都和确诊患者一样具有传染性，但无症状感染者难以识别，增加防控工作的难度。COVID-19 患者在潜伏期中后期和起病初期，传染性最强。最重要的传播途径是经呼吸道飞沫传播，其次是密切接触传播，仅在相对封闭空间长时间暴露于高浓度的含有 COVID-19 病毒的气溶胶时才可能通过气溶胶传播[21]。COVID-19 患者及无症状感染者在咳嗽、打喷嚏、说话尤其是大声喧哗时可以喷出含有病毒的飞沫，若飞沫进入易感者口腔、鼻腔或被易感者吸入呼吸道就可使易感者感染；医务人员个人防护主要是防止 COVID-19 病毒经过口、鼻等进入呼吸道。医务人员不仅上班时处于医疗环境每日接触各类人员包括发热呼吸道症状患者较多，医务人员下班后同样面临社区感染的风险包括家庭聚集性感染的风险，因此医务人员是 COVID-19 的高危人群之一。

2. 加强医务人员培训

对医务人员进行COVID-19基本理论、基本知识与基本技能培训，包括理论培训与实践培训。理论培训介绍COVID-19的基本知识，如病原学、COVID-19传播三个环节（传染源、传播途径、易感者），以及影响因素（感染防控意识与感染防控条件）、临床表现、诊断与鉴别诊断、隔离与治疗，报告与出院标准等内容，同时介绍政策和法律法规标准规范的要求、医院感染预防与控制、个人防护理论等。实践培训主要是个人防护用品的选择与使用技巧、穿戴和脱摘流程、注意事项等，尤其是正确选择与佩戴口罩与手卫生[6,15,16]。实践培训还包括穿戴和脱摘防护用品的训练，要求人人考核合格。

3. 医务人员掌握个人防护技术及正确使用个人防护用品

医务人员需掌握COVID-19的个人防护用品，包括口罩（外科口罩、医用防护口罩）、手卫生用品、防护服或隔离衣、手套、帽子、眼罩、面屏、鞋套、正压头套等的作用，让医务人员知晓每一样防护用品的防护原理、如何穿戴、穿戴和脱摘顺序等。医疗机构不同工作岗位医务人员和工作人员，需按照接触COVID-19的风险性和实际情况穿戴防护用品[12]。恰当防护具有最好防护效果，防护不足与防护过度都可造成感染或身体不适，甚至呼吸困难。

口罩分医用外科口罩与医用防护口罩（具有一定防液体喷溅作用的N95口罩）；医用外科口罩可以阻止 $3\mu m$ 以上颗粒物透过与被吸入，可以预防经呼吸道飞沫传播传染病的传播；医用防护口罩可以阻隔 $0.3\mu m$ 以上颗粒透过口罩被佩戴者吸入，当然也可以阻隔飞沫，既可以预防经空气（气溶胶）传播疾病，也可以预防经呼吸道飞沫传播的疾病；口罩的作用完全是物理阻隔作用[12]。世界卫生组织（World Health Organization，WHO）指南在预防 COVID-19 时一般情况下推荐医用外科口罩，在进行可能产生气溶胶的操作时推荐 N95 以上级别的口罩[16]；美国 CDC 推荐在预防 COVID-19 时使用 N95 以上级别的口罩[15]。

掌握防护服的使用方法和适用范围[22]，在应对传播途径未知的新发传染病，以及对传染病患者进行可能产生气溶胶或可能接触患者血液、体液、分泌物、排泄物等诊疗操作时，医务人员通常会穿医用防护服。《医院隔离技术规范》（WS/T311-2009）要求，临床医务人员在接触甲类或按甲类传染病管理的传染病患者时，接触经空气传播或飞沫传播的传染病患者时，以及可能受到患者血液、体液、分泌物、排泄物喷溅时穿医用防护服[22]。国家卫生健康委办公厅发布的《新型冠状病毒感染的肺炎防控中常见医用防护用品使用范围指引（试行）》要求，在隔离留观病区（房）、隔离病区（房）和隔离重症监护病区（房）使用防护服[7]。进入污染区域或进行诊疗操作时，应穿工作服外加防护服，并对特定人群的防护给出了建议，其中建议对疑似、临床诊断病例、确诊病例和无症状感染者调查的流行病学调查人员，隔离病区工作人员及医学观察场所工作人员，病例和无症状感染者转运人员，尸体处理人员，环境清洁消毒人员，标本采集人员和实验室工作人员应穿防护服。

隔离衣是用于保护医务人员避免受到血液、体液和其他感染性物质污染，或用于保护患者避免感染的防护用品[12]。一次性隔离衣通常由无纺布材料制成，应能遮住躯干和全部衣服，以构成微生物和其他物质传播的物理屏障。《医院隔离技术规范》（WS/T311-2009）中对隔离衣的使用指征进行了归纳[23]，包括以下情形：①接触经接触传播的传染性疾病患者如多重耐药菌感染患者时；②对患者实行保护性隔离时，如大面积烧伤患者、骨髓移植患者的诊疗、护理时；③可能受到患者血液、体液、分泌物、排泄物喷溅时。隔离衣被用作标准预防和接触预防措施的一部分，以保护医护人员的衣服和手臂。当采取标准预防措施时，仅在预期会接触血液或体液的情况下才穿隔离衣；采用接触预防时，在所有患者接触过程中以及在患者环境中都应穿隔离衣。

目前 WHO 及美国 CDC 在救治 COVID-19 患者时，仍然推荐使用长袖隔离衣，根据已有对 COVID-19 传播途径的了解，使用长袖隔离衣也是可行的。

手卫生用品包括流动水洗手设施如洗手池、水龙头、洗手液、干手纸等，含酒精速干手消毒剂等。洗手是通过洗手液和手的机械摩擦作用加上流动水的冲刷作用去除手表面污染的细菌、病毒等微生物，或通过使用含酒精的手消毒剂搓揉双手将手表面的细菌或病毒等微生物杀死，洗手时须注意搓揉及冲洗时间至少 40s，用含酒精手消毒剂搓揉双手时需注意手消毒剂的量要够，保持完成 6 步搓揉 20s 手上的消毒剂仍未完全干。

鞋套的作用是防止通过鞋底污染造成不同区域之间的污染。面屏或眼罩的作用是预防喷溅物或飞沫污染眼部。隔离衣或防护服是预防接触患者时自身衣物被污染。正压头套的作用是通过高效过滤空气营造头套内的正压环境，预防吸入空气中的飞沫与气溶胶。手套预防手部皮肤被病原体污染。

医务人员必须掌握个人防护用品的使用技术，才能最大限度发挥防护用品的作用。如外科口罩的佩戴，必须按照产品说明书的要求，完全遮盖口和鼻部，双手同时按压鼻梁部塑形条让其四周与面部皮肤贴合良好，防止漏气；松紧适度，适当紧一点可以更好地保持四周与面部的贴合性，防止佩戴过程中口罩松脱移位。按说明书佩戴医用防护口罩，尤其注意鼻梁上端口罩部分的塑形，每次佩戴必须进行密合性试验，检测和调整口罩四周的密合性，保持四周贴合良好，有条件时根据自己的脸型选择适应的口罩。按推荐流程逐件穿戴防护用品，脱摘防护用品时尤其要注意技巧，防止脱摘时外层防护用品污染自身皮肤与衣物，最后摘口罩，摘口罩前做好手卫生；摘眼罩时闭眼，摘口罩时屏住呼吸，最大限度防止脱摘时吸入飞沫或气溶胶。

4. 对在岗医务人员进行发热呼吸道症状或 COVID-19 监测

疫情期间，医疗机构必须开展医务人员发热呼吸道症状等感染监测，建立工作制度与流程，指定责任部门及责任人员，监测记录可追溯。监测目的：一是及时发现发热呼吸道症状医务人员等便于早期诊断和治疗，二是预防再因医务人员感染导致 COVID-19 传播甚至暴发。监测方法包括每日自我报告是否有发热及呼吸道症状或其他身体不适，每日测量体温等。如在 COVID-19 疫情期间，若有医务人员出现发热呼吸道症状，首先考虑是否为 COVID-19，需及时进行隔离和检查，否则若在医务人员中很快传播，后果严重，甚至可能波及患者，造成医院感染暴发。如果发现医务人员感染 COVID-19，必须及时隔离治疗，对密切接触的医务人员按要求采取隔离医学观察及核酸检测，以便早期发现感染者，预防感染播散。

医务人员有发热呼吸道症状时必须及时就诊和休息，无论是主动的还是被动的带病坚持工作都应当制止，反对带病坚持工作。提倡医务人员互相关心，及时提醒医务人员有发热呼吸道症状时不能上班。疫情期间，医务人员参加发热门诊、隔离病区工作的，原则上统一安排生活起居，既避免家庭聚集性社区感染，又避免医源性家庭聚集性感染。同时要保证医务人员营养充足，保证足够睡眠时间。

（四）COVID-19患者发生多重耐药菌（MDRO）等医院感染的防控。

COVID-19患者大多为轻症患者，获得医院感染风险相对较小，但重症患者特别是使用呼吸机的危重症患者，由于患者各种侵入性操作多及机体免疫力降低，环境污染、使用抗菌药物等因素，均增加MDRO感染的风险。COVID-19患者发生各种类型的医院感染的可能性明显增加[24]，包括MDRO导致的呼吸机相关性肺炎（VAP）、导尿管相关尿路感染（CA-UTI）、血管导管相关血流感染（CLABSI）等；部分患者由于免疫力下降，使用糖皮质激素等免疫抑制剂等，真菌感染的风险也在增加；感染既可以是内源性也可以是外源性。对于多重耐药菌感染必须强调预防感染是第一位的，可以综合采取以下措施[25]：①严格掌握用药指征，合理使用抗菌药物，尽量减少耐药菌产生，提高疗效；②加强病原体检查与多重耐药菌感染监测，使抗感染治疗更有针对性。优化抗菌药物使用方法，提高疗效；③阻断耐药菌传播，前面已经提到的措施包括手卫生、接触隔离、环境清洁与消毒。

COVID-19医院感染防控主要是基于早期发现和及时有效隔离感染源，包括预检分诊、发热门诊、核酸检测和医务人员感染监测等；采取各种措施切断传播途径，如设置隔离病区、标准预防、正确选择和佩戴口罩、手卫生、避免人员聚集、做好环境清洁与消毒、通风换气等工程和行为措施；目前保护易感者主要依靠隔离感染源和切断传播途径，恰当的个人防护对保护医务人员具有关键作用。期待疫苗早日应用到医务人员和广大民众。

主要参考文献

[1] Johns Hopkins University Coronavirus Resource Center. [2020-8-15]. https://coronavirus.jhu.edu/map.html.

[2] Wang D, Hu B, Hu C, et al. Clinical characteristics of 138 hospitalized patients with 2019 novel coronavirus-infected pneumonia in Wuhan, China. JAMA. 2020. 323(11): 1061-1069.

[3] Wee LE, Conceicao EP, Sim XYJ, et al. Minimizing intra-hospital transmission of COVID-19: the role of social distancing. The Journal of Hospital Infection. 2020. 105(2): 113-115.

[4] Vanhems P. Fast nosocomial spread of SARS-CoV2 in a French geriatric unit Lyon Study Group on covid-19 infection. Infection Control and Hospital Epidemiolgy. 2020. 1-4.

[5] Wong SCY, Kwong RT, Wu TC, et al. Risk of nosocomial transmission of coronavirus disease 2019: an experience in a general ward setting in Hong Kong. The Journal of Hospital Infection. 2020. 105(2): 119-127.

[6] 吴安华, 黄勋, 李春辉, 等. 医疗机构新型冠状病毒肺炎防控中的若干问题. 中国感染控杂志, 2020. 19(2): 99-104.

[7] 国家卫生健康委办公厅. 关于印发新型冠状病毒感染的肺炎防控中常见医用防护用品使用范围指引(试行)的通知. [2020-01-27]. http://www.nhc.gov.cn/yzygj/s7659/202001/e71c5de925a64eafbe1ce790debab5c6.shtml.

[8] 国家卫生健康委办公厅. 新型冠状病毒感染的肺炎防控中居家隔离医学观察感染防控指引(试行)(国卫办医函〔2020〕106号). [2020-02-04]. http://wwwgovcn/zhengce/zhengceku/2020-02/05/content_5474688htm.

[9] 国家卫生健康委办公厅.关于进一步加强疫情防控期间医务人员防护工作的通知(国卫办医函〔2020〕146 号). [2020-02-19]. http://www.nhc.gov.cn/xcs/zhengcwj/202002/75c6e88ecbeb42a9a26acb538383e2fc.shtml.

[10]国家卫生健康委办公厅.关于印发医疗机构内新型冠状病毒感染预防与控制技术指南(第一版)的通知(国卫办医函〔2020〕65 号). [2020-01-23]. http://www.nhc.gov.cn/yzygj/s7659/202001/b91fdab7c304431eb082d67847d27e14.shtml.

[11]Xiao Y, Tan C, Duan J, et al. An effective model for the outpatient management of COVID-19. Infection Control and Hospital Epidemiology. 2020. 41(8): 986.

[12]李春辉, 黄勋, 蔡虻, 等. 新冠肺炎疫情期间医疗机构不同区域工作岗位个人防护专家共识. 中国感染控杂志, 2020. 19(3): 199-213.

[13]吴静, 黎杨芬, 雷光华, 等. 大型综合医院新型冠状病毒肺炎防控工作实践与体会. 中国感染控制杂志, 2020. 19(4): 293-296.

[14]龚瑞娥, 曾烂漫, 李春辉, 等. 大型综合医院在突发公共卫生事件中平战结合改建实证与反思. 中南大学学报(医学版), 2020. 45(5): 489-494.

[15]Interim Infection Prevention and Control Recommendations for Patients with Suspected or Confirmed Coronavirus Disease 2019 (COVID-19) in Healthcare Settings. Centers for Disease Control and Prevention website. https://wwwcdcgov/coronavirus/2019-ncov/hcp/infection-control-recommendationshtml.Accessed March 15, 2020.

[16]WHO. Infection prevention and control during health care when novel coronavirus (nCoV) infection is suspected (Interim guidance). https://wwwwhoint/publications-detail/infection-prevention-and-control-during-health-care-when-novel-coronavirus-(ncov)-infection-is-suspected-20200125.

[17]李六亿, 吴安华. 新型冠状病毒医院感染防控常见困惑探讨. 中国感染控制杂志, 2020. 19(2): 105-108.

[18]重症监护病房医院感染预防与控制规范(WS/T 509-2016). http://wwwnhcgovcn/wjw/s9496/201701/1f9de66563304061a4fcd7f54a9399fbshtml.

[19]国家卫生健康委办公厅. 关于印发新型冠状病毒肺炎防控方案(第六版)的通知. [2020-02-04]. http://www.nhc.gov.cn/xcs/ zhengcwj/202003/4856d5b0458141fa9f376853224d41d7. [2020-02-04] shtml.

[20]李晔, 蔡冉, 陆烨. 应对新型冠状病毒肺炎防护服的选择和使用. 中国感染控制杂志, 2020. 19(2): 117-122.

[21]医院隔离技术规范 (WS/T311-2009). http://wwwnhcgovcn/wjw/s9496/200904/40116/files/3f2c129ec8d74c1ab1d40e16c1ebd321pdf.

[22]国家卫生健康委办公厅. 关于印发消毒剂使用指南的通知. [2020-02-19].http://www.nhc.gov.cn/xcs/zhengcwj/202002/b9891 e8c86d141a08ec45c6a18e21dc2.shtml.

[23]国家卫生健康委办公厅.关于做好新型冠状病毒感染的肺炎疫情期间医疗机构医疗废物管理工作的通知. [2020-01-28]. http://www.gov.cn/zhengce/zhengceku/2020-01/28/content_5472796.htm.

[24]Rawson TM, Moore LSP, Zhu N, et al. Bacterial and fungal co-infection in individuals with coronavirus: A rapid review to support COVID-19 antimicrobial prescribing. Clinical Infectious Diseases, 2020. 1-10.

[25]黄勋, 邓子德, 倪语星, 等. 多重耐药菌医院感染预防与控制中国专家共识. 中感染控制杂志, 2015. 14(1): 1-9.